The Right to Die

死ぬ権利

カレン・クインラン事件と生命倫理の転回

—The Quinlan Case and the Transformation of American Bioethics—

香川知晶

Kagawa Chiaki

keiso shobo

はじめに

本書は、一九七五年に裁判となったクインラン事件から、一九九〇年のクルーザン事件まで、主に裁判事例を中心にして、米国での治療停止をめぐる問題の推移を追ったものである。米国では、クインラン事件に始まり、紆余曲折を経ながら、治療停止が裁判でしだいに認められるようになっていく。そうした一連の裁判は「死ぬ権利」を求めた裁判と呼ばれてきた。「死ぬ権利」は、「尊厳ある死」や「自然（な）死」、あるいは「治療の停止や差し控え」、さらには「消極的安楽死」といった言葉でい い換えられることもある。日本語なら、「尊厳死」という言葉の方がなじみやすいかもしれない。しかし、それではいささか上品にすぎるだろう。クインラン事件で詳しく見るように、事態は死というきわめて個人的な問題を権利として主張せざるをえないような激しさと痛切さをもっていた。それに、この権利の主張はいわゆる尊厳死にとどまるものではない。安楽死という言葉を使えば、もともと積極的安楽死を肯定する主張とは地続きの主張である。本書が扱う範囲内では、中心はあくまでも治療停止、消極的安楽死の問題にある。しかし、問題の潜在的な広がりを考えた場合、「死ぬ権利」といういささか奇妙で、かなり曖昧だが、強い響きをもついい方をするのがふさわしい。そうした「死ぬ権利」がどうして米国で議論されるようになったのか、そして、議論はどのように展開し、また、それに対して生命倫理がどのように関与したのか、その仔細を明らかにすることが本書の主題である。「死ぬ権利」は、制度的にようやく成立したばかりの米国の生命倫理にとって、その新たな対応を促すことになる問題だった。治療停止をめぐる裁判を七五年から九〇年まで追うことは、成立期以降の米国生命倫理の展開を追うことでもある。

クインラン事件は、わが国でも普通カレン事件と呼ばれ、よく知られてきたものだろう。事件は米国の人々に鮮烈な印象を残し、米国人共通の経験、共通の言葉の一部をなすといわれるまでになる。クインラン事件の以前と以後とでは、何かが大きく変わったのである。それは「死ぬ権利」を人々に強く意識させることになった事件であり、影響は消えることなく今日に及んでいる。実際、カレン・アン・クインランという不在の主人公をめぐって争われた裁判には、「死ぬ権利」にかかわる問題のすべてが含まれているといってよい。本書で最初の一〇章を割いて、この事件を詳しく分析することになるのも、そのためである。

本書は次のような構成をとる。まず、クインラン裁判の開始を告げる訴状が提出されたときの話から始め（第一章）、事件と生命倫理との関係をめぐる代表的な解釈をあらかじめ押さえておく（第二章）。第三章から第八章までは、最初に裁判が行われたニュージャージー州高等裁判所における審理過程に沿いながら、事件に含まれている多様な論点を歴史的な背景分析とともに洗い出す作業にあてる。カトリックの道徳神学、脳死の問題、プライバシー権、安楽死とナチス、現代の医療技術が生み出すモンスター、そして死ぬ権利が各章の主題となる。その整理の後で、第九章では第一審の判決の内容とそれに対する主に生命倫理学者たちの反響を見ることにし、次の第一〇章で第二審のニュージャージー州最高裁判所判決を検討する。残る第一一章以降は、画期的とされるクインラン判決以後の動きを追ったものである。第一一章は判決直後に生れたさまざまな現実的対応の動きと、七七年のサイケヴィッチ事件を扱う。サイケヴィッチ判決は、クインラン判決とともに、米国の「死ぬ権利」裁判の枠組みとなるもので、その二つの判決の間をぬう形でその後の裁判は進行していく。そうした裁判のうち、第一二章では、いわゆる法的に無能力な患者の治療停止をめぐる事例をまとめて紹介する。この一連の「死ぬ権利」裁判は、しだいに裁判所の外にも強い反応を生み出していくものだった。第一三章はその点を見るために、有能力患者の問題から始め、ベビー・ドゥ規則をめぐる一連の動きとクルーザン事件の推移を追うことで、問題が司法の争いから政治の争いに移っていく過程を跡づけることにする。最後に、クインラン事件以降の死ぬ権利の問題と生命倫理の展開ないし転回との関係について触れる（第一四章）。話題は多岐にわたり、論述は歴史的な先後関係をたどりながら、行きつ戻りつして進むことになる。そのため、各章を幾つかの節に分け、小見出しをつけることにした。

では、「死ぬ権利」をめぐってどのようにして事態が進行していくのか、クインラン事件の訴状の提出から、本文を始めることにしよう。

死ぬ権利

カレン・クインラン事件と生命倫理の転回

目次

I　カレン・クインラン事件

第一章　事件の始まり

1　一九七五年九月一二日、提出された訴状

一九七五年九月一二日金曜日、弁護士ポール・アームストロングは、ニュージャージー州モリス郡の州高等裁判所に一通の「民事訴訟状」(*Briefs* I, 1-3)[(1)]を提出した。原告は同州ランディング在住のジョゼフ・トーマス・クインラン、五〇歳。現在、妻ジュリアとの間の養女、一九五四年三月二九日生まれのカレン・アン・クインランがデンビルのセントクレア病院の集中治療室に入院しており、その「生命活動は自動人工呼吸装置、MA-1レスピレータという通常以上の(extraordinary)手段によって人工的に維持されている」。カレンの「この状態はほぼ六カ月続いている」。

カレンは、四月一五日、原因不明の昏睡状態でニュートン記念病院の集中治療室に運ばれた。その後、四月二四日にセントクレア病院に転院した。原告のジョゼフは、妻ジュリア、息子ジョン、娘メ

アリー・エレンの三人の家族、それに宗教や医学や法律の専門家たちに相談し、訴訟を起こす決心をした。原告は、「カレン・アン・クインランが精神の不調のために精神的に無能力であると認定し、原告に対して後見人資格を認め、その娘であるカレン・アン・クインランの生命活動を維持している通常以上の手段すべての停止を許可する明示的権能を付与する判決を下す」ように求めていた。

訴状には、原告のジョゼフと、カレンを診ていた二人の医師、主治医のロバート・モースとレジデント［有給の専門研修医］でレスピレータ担当のアーシャド・ジェイヴドによる、計三通の「宣誓供述書」(*Briefs* I, 4–10) も付されていた。その中で、モースは「この二一歳の女性は……除皮質体位で、異常な眼球運動を示し、生命維持のためにMA–1レスピレータを必要としている……彼女は話したり、聞いたり、書いたりといったコミュニケーションはできない。患者が自分自身のことを処理できるとは思わない」と述べている。除皮質体位とは、動物実験で脳皮質を除去した際に見られるのと同様に、脳の器質性病変によって四肢が屈曲、硬直した状態をさす。また、ジェイヴドによれば、これまでの経過からすれば、「患者の状態が改善する見込みはまったくない」。

この訴状の提出をもって、有名なクインラン事件裁判が開始されることになった。

2　カレンの事故

昏睡状態となったカレン　クインラン夫妻は娘が倒れたことを、四月一五日の午前二時にニュートン記念病院からの電話で知らされた。最初二人は、交通事故かと思った。数日前に息子のジョンがたいした怪我はなかったものの、車を大破させる事故を起こしたばかりだったからである。しかし、病院に着いてみると、担当のポール・マギー医師から、カレンが原因不明の昏睡状態にあり、きわめて危険だと知らされる。

病院にカレンを連れてきたのは、トム・フレンチとガール・フレンドのテリー・オニールだった。当時、カレンはフレンチとビル・ジウォットが借りていた家の一部屋に引っ越したばかりだった。カレンは家族に、男性二人と一緒でも大丈夫、部屋を借りるのは五月にフロリダに旅行するまでの間だからといっていた。

フレンチの説明では、前日の一四日の夕方、カレンたち三人は、家の近くのレストランでオニールの誕生日パーティーを開いた。そこで夕食をとった後、カレンの様子がおかしくなり、失神しそうに見えた。飲みすぎたのかもしれないと思ったので、夜の一二時近くに、カレンを連れて家に戻り、二階のベッドに寝かしつけた。しかし、しばらくたって様子を見に行くと、カレンが息をしていない。あわてて救急車を呼び、フレンチが口移しの人工呼吸を試みた。「彼女は息を吹きかえしそうになかった。顔色がだんだん青くなっていった。二、三分したら警官がきて、階段を駆けのぼってくるなり、彼女をベッドから床に移しました。それから警官が口移し法をしたら、彼女が息をしはじめて、顔色がもとにもどってきたのです」(*Karen*, 12 [25])。カレンは、一五日の午前一時頃に、近くのニュートン記念病院に運ばれた。

フレンチによると、飲みすぎたと思ったとはいっても、その日カレンが飲んだのはジン・トニックがせいぜい三杯だった。「そこで、われわれも疑問に思ったのです」と立ち会っていたマギー医師が口をはさんだ。そして、カレンが何かドラッグをやっていなかったか、知らないかとクインラン夫妻に質問した。ジュリアは質問にむっとし、ドラッグをやるような娘ではないといい返した。医師は昏睡の原因を突き止めるには、嫌な質問もしなくてはいけないのだと詫びながら、口を開けたばかりの精神安定剤バリアムの壜がカレンのバッグに入っていたことを告げた。「バリアムがアルコールと混じると非常に危険なのです」と、医師は夫妻に説明した。病院の集中治療室の記録には、「四月一五日、三時〇〇分、入院。［体温・呼吸数・血圧といった］バイタル・サイン、正常。……瞳孔反射なし。患者は強い痛み刺激にも反応せず。脚は硬直し、ねじれている。印象としては、未知の薬剤の過剰服用による脳の除皮質状態」と記されていた（*Briefs* I, 312）。

　入院して三日後に、セントクレア病院の神経科医モースがレジデントのジェイヴドをともなってやってきた。モースはマギー医師の相談役を務めており、カレンの詳しい検査をするためにニュートン記念病院を訪れたのだった。モースもすぐに昏睡状態はおそらく脳の除皮質が原因だろうと推測する。その際、一両日の経過で回復する可能性があるのかどうか分るだろうという印象をもったという（cf. *Briefs* I, 217）。だが、検査を重ね、さまざまな可能性を検討したものの、原因の特定には至らなかった。たしかに、バリアムを飲んではいた。それに検査ではキニーネ[2]の反応も出たが、これはジン・トニックのためだと考えられる。いずれにせよ、検査で見つかった薬剤の量はごく少量で、ただちに昏睡状態を引き起こすほどのものではなかった。ハード・ドラッグを使用していた痕跡は見出されなかった。ただいえるのは、薬とアルコールが混じったために、昏睡が起きたらしいということだった。フロリダ旅行を計画していたカレンが水着を着るためにダイエット中だったことも、悪かったと考えられた。医療陣からすれば、明確な原因が特定できなければ、積極的な治療を試みることは不可能である。ただ経過を見守るしかなかった。

薬については、裁判が始まり、メディアの注目が集まると、友人たちのさまざまな話が報道される。たとえば、フレンチはメディアに、カレンは両親が思っているような人間ではなく、「自暴自棄の生活を送り、手に入る薬は何でも試し」、しょっちゅう酒を飲みすぎていたと語っている。また、時々マリファナにも手を出し、精神安定剤を常用していて気分が変わりやすかったとか、ニュージャージー州の悪の世界ではよく知られている人物から薬をもらっていたとかいう話もメディアには登場する(cf. FILENE, 14)。フレンチの談話を載せた『ニューズウィーク』(CLARK, 44) によれば、カレンが「中流の郊外居住者の平均的な人物」で、高校では特に教師の印象に残るようなところはなかった。しかし、その後、高校を出て両親の家を離れてからの生活については、人々の証言は大きく食い違ってくる。フレンチのような証言もあれば、あまりアルコールは飲まなかったし、ハイな気分になるために薬に手を出すことはあったかもしれないが、ハード・ドラッグなどには無縁だったはずだという友人の証言もあった。どちらの証言が正しいのか、確定的なことはわからない。『ニューズウイーク』がいうように、「カレン・アン・クインランには謎の部分が残る」。

カレンが倒れた四月の終わりに、南ベトナムの首都サイゴンの陥落、あるいは解放が来る。時代がそうしたベトナム戦争末期だったことを考えると、ニューヨーク近郊の若者が薬に手を出しても、さほど奇異なことではなかったのかもしれない。ただし、その後、裁判の経過とともに、マイナス・イメージを伴うような話はしだいにメディアから消えていく。残るのは、両親や家族の語るカレンのイメージ、ドラッグどころかアルコールもほとんど飲まず、活動的であっても不品行とは無縁な、どこにでもいる普通の善良な女の子というイメージだった。ともかく、両親の家を出た後のカレンがどのような生活を送り、なぜ意識不明になったのか、この肝心な点はついに明かされぬままに終わる。確かなことは、一人の若い女性が昏睡状態で集中治療室のベッドに横たわっているということだけだった。

レスピレータの装着　電話で慌ててニュートン記念病院に駆けつけたクインラン夫妻が集中治療室に案内されたとき、ベッドのカレンには、黒いマウスピースが挿入されており、その先には小型のレスピレータがつながっていた。その日の午後、両親はマギー医師から気管切開の承諾を求められる。もっと大きなレスピレータを装着する必要があるというのだった。緊急を要するというので、集中治療室で気管切開が行われ、そこにプラスチックのチューブが挿入された。こうして、裁判で焦点となる大型のMA–1レスピレータが動き出した。

訴状が述べていたように、カレンは、四月二四日にデンビルのカトリック系のセントクレア病院の集中治療室に転院する。入院三日目に診察したモース医師が、両親にもっと設備の整った自分の病院に入院し、さらに検査することを勧めたからである。セントクレアは、カレンの命を救ってくれたことのある病院だった。生後一月でクインラン夫妻の養子となったばかりの頃、カレンは赤痢で死にかけた。最初に診た小児科医がもう手遅れだろうといったのを、セントクレア病院が助けてくれたのである（*Karen*, 42–3〔53–4〕）。そこに今度は昏睡状態のまま、カレンは再び入院することになった。

3　アームストロング、最初の記者会見

弁護士アームストロング　弁護士のアームストロングがカレンのことを知ったのは、訴状を提出するよりも一月ほど前の八月六日のことだった。勤務先のモリスタウン法律扶助協会からの紹介だった。ジョゼフは、娘が無職で収入がなかったので、扶助協会の助けを得ようとしていた。

アームストロングは三〇歳で、弁護士開業の実地研修を終えたばかりだった。ジョゼフの話を聞くとすぐに、裁判になれば大きな反響を呼ぶだろうと予測がついた。事件にかかりきりにならざるをえないし、他の仕事はできなくなるだろう。そのため、相談を受けたときには、経済的な問題もあって、いったんは断ることも考えた。しかし、依頼者と二週間ほど話し合いを続けた後、カレンの病床を訪れ、最終的にこの裁判を無料で引き受けることを決意する。そして、扶助協会を辞して事件に専念し、調査を重ね、九月一二日に訴状を提出したのだった。

アームストロングは、裁判所に訴状を提出したその足でモリス郡検察官のドナルド・コレスターの事務室に出向き、あらかじめ連絡してあった報道陣と初の記者会見を開いている（*Karen*, 143–6［151–4］)。事務室には三紙の記者が集まっていた。会見は検察官の提案によるものだった。この最初の記者会見でのやりとりは、その後の裁判での争点を予示するものとなった。

アームストロングはこの裁判が前例のないものであることを強調した。たしかに、治療の拒否や強制をめぐっては、信仰を理由とする輸血拒否の問題として、すでに裁判の先例がある。ニュージャー

ジー州でも、一九七一年に、州最高裁によるジョン・F・ケネディ記念病院対ヘストン事件判決が出されたばかりだった。

死を選ぶ憲法上の権利

ヘストン事件(3)は、エホバの証人の輸血拒否をめぐる裁判である。二二歳の女性ヘストンが交通事故をおこし、病院に運ばれた。ヘストンはショック状態で、意識がなかった。脾臓が破裂しており、緊急輸血が必要であると判断された。ヘストンの信仰するエホバの証人では、信仰上の理由から輸血を禁じている。そのため、同じ信者だった母親は輸血せずに手術することを求め、手術同意書にサインするのを拒んだ。そこで、病院側は、午前一時半に州高等裁判所判事に電話連絡し、輸血に同意する後見人の指名を求めた。その指名を受けて、輸血とともに手術が行われ、ヘストンは命をとりとめる。しかし、その後、回復したヘストンが判事の緊急命令は法的に無効であったとして訴訟を起こした。

ヘストンの訴えは、すでにヘストンが救命されている以上、いわゆるミュート、つまりもはや解決ずみで裁判を行う実質的意味を欠くと考えられるものだった。しかし、高等裁判所は問題が重要な公共的利益にかかわるものだと認め、裁判所の判断を示すことにし、原告の請求を却下した。この高裁判決を州最高裁が判事の全員一致をもって追認したものが、一九七一年のジョン・F・ケネディ記念病院対ヘストン事件判決だった。

裁判の原告側は、自殺と受動的に死に従うことを区別し、病院側の対応は受動的に死に従う個人の自己決定と信仰の自由を侵害するものだと主張していた。これに対して、州最高裁は原告側の区別を否定し、問題を自殺にかかわるものと見なし、次のように指摘した。まず、自殺はコモン・ローでも、ニュージャージー州でも犯罪だと考えられている。そのため、州が自殺を防止しようと努めても個人の人権の侵害にはあたらない。さらに、この事件のように、輸血しなければおそらく死が伴うと判断される緊急時では、医療陣の救命努力が優先されるべきである。州最高裁によれば、そもそも、「死を命じる個人の宗教的信仰を考慮して確立される憲法上の権利といったものは存在しない。宗教的信念は絶対的であるが、宗教的信念に従う行為が完全に政府による制限を免れるわけではない」。宗教的信念の絶対性は承認されるものの、その信念に基づく行為のすべてが社会的に認められるわけではないのである。こうして、州最高裁は「死を選ぶ憲法上の権利はない（there is no constitutional right to choose to die）といって正しいと思われる」と結論した。

望みのない生命　こうしたヘストン判決に対して、アームストロングは、判決がカレンの場合にはあてはまらないと主張した。ヘストン事件をはじめ、従来の治療拒否事件では、いずれの患者にも完全な健康を取り戻す可能性があった。しかし、カレンは「決して健康を取り戻せません。法はこれまでこの問題に取り組み、いつわれわれ社会が法的、道徳的に、望みのない生命（a hopeless life）を維持している技術機械を切るという決定を下すことができるのか、と問うたことは一度もないのです」。「望みのない生命」をめぐる前例のない裁判が争われようとしている。その点をアームストロングは強調しようとした。

この説明に、同席していた検察官のコレスターは疑義をはさんだ。「望みのない生命」とはどのようなものなのか。死の判定には、一般的に、脳波の消失と心臓の停止という二つの方法が認められている。「カレン・クインランが脳死の状態ではないとすると、法律によって、レスピレータの取外しは殺人罪になる」。そう、コレスターは指摘した。これに対し、アームストロングも、カレンが現在のところ脳死ではないことは認める。それに、ここで脳死は問題ではない。「医療科学が法を追い越してしまったのです。私たちが問うているのは、患者が科学によって人工的に維持されるのではなく、尊厳をもって死ぬ権利（the right to die with dignity）があるかどうかなのです」。

では、安楽死、あるいは慈悲殺が求められているのだろうか、と記者が質問した。そこで、アームストロングは教皇ピウス一二世の言葉を引きながら、カトリック教会の立場を説明した。クインラン家の人々は敬虔なカトリック信者だったからである。アームストロングによれば、カトリックは、安楽死を不道徳で、違法だと考えている。しかし、教皇も認めるように、安楽死と「通常以上の手段（extraordinary means）」の停止とは同じではない。「カレン・クインランのレスピレータは、現状から見ますと、通常以上の治療だと私たちは考えているのです」。アームストロングによれば、「通常以上の治療」を停止することは、消極的安楽死にあたるのではなく、「醜い死に抗すること」、ラテン語でいう「アンティディスサナシア（antidysthanasia）」なのである。

通常の治療と通常以上の治療　アームストロングの言及した教皇の判断は、一九五七年に示されたものだった[4]。きっかけは、インスブルック大学病院の麻酔科主任ブルーノ・ハイドが教皇に送った質問状にあった。ハイドの質問は、三つあった。最初の質問は、「すべての深昏睡患者に対しては、たとえ専門の医師がまったく望みがない（completely hopeless）と診断した者であっても、麻酔科医はレスピレータという人工的な現代的装置を家族の意向に逆らってまでも使用する権限あるいは義務があるのか」（REISER 2, 503）というものだった。第二は、レスピレータなしにはすぐに亡くなるような深昏睡の患者からレスピレータを外すことは許されるのかという質問であり、第三は、人工的に生命を維持された深昏睡の患者は、一定時間回復しなければ、死亡していると見なせるのかという質問だった。

教皇は、問題の背景に医療技術の進歩があることを指摘している。教皇によれば、現代の麻酔科医は蘇生術にも携わっているために、医学的のみならず哲学的な意味も含む問題に直面しているのである。従来、対処方法のなかった窒息患者はほどなく心臓が停止し、死に至った。しかし、医療技術の進歩によって、窒息にも対応が可能となり、多様な原因による窒息患者を治療することが麻酔科医の仕事となってきた。一見したところ絶望的に見えた患者が、レスピレータなどを使う麻酔科医の救命努力によって、家族も驚くほどの回復を見せることもある。しかし、脳の損傷がきわめて深刻で、回復の見込みのない患者もいる。そうした場合、いったん使い始めたレスピレータは、「魂がすでに身体を離れてしまった可能性があるにもかかわらず」、装着し続けるべきなのだろうか。家族が、患者はすでに潜在的には亡くなっているのだから、機械を止めて平和に逝かせてほしいと求めたら、医師はどう応えるべきなのか。こうして、今や蘇生法の価値と意味を問わざるをえない。それが、教皇によれば、ハイドが質問状を送ることになった背景である。

ハイドの質問に対して、ピウス一二世は、通常／通常以上（ordinary/extraordinary）という区別を用いて答えている。この区別は義務と義務でないものとの区別であり、通常以上の手段は英雄的あるいは人工的手段とも呼ばれる（cf., *Deciding*, 82–3）。教皇によれば、原則的には、義務となるのは生命を維持するための通常の手段に限られる。逆に、レスピレータが通常以上の手段となる場合、患者の事前の願いや家族の同意を基に停止することもできる。こう述べた教皇は、死の判定そのものについては、宗教的権威ではなく医師が決定すべき事実問題であると認めていた。

アームストロングは、ハイドの第一の質問を引用しながら、「死につながるのは、通常以上の手段の中止ではありません。病気です。それは自然の成り行きに任せることなのです」と述べている。カトリックの立場からすれば、レスピレータの停止は通常以上の手段の停止なのであって、消極的安楽死にはあたらない。それが、アームストロングの説明した原告の立場だった。

問題の提示　記者会見は、さらにカレンの状況、家族や医師たちについての質問を受ける形で続いた。最後に、コレスター検察官は、「このような問題を裁くのは誰かという重大問題を含めて、すべての問題を法廷に提出したい」と述べ、「これは殺人なのか、それに何をもって死というのか」という問いが根本的であることを指摘した。これに対して、アームストロングは「これは痛ましい個人的な家庭の悲劇（a painful private family tragedy）」であると答えて、会見を終えている。

このフィリス・バッテルが要約した最初の記者会見には、その後のクインラン裁判の主な争点のほとんどが出そろっている。治療の拒否権をめぐって死を選ぶ憲法上の権利はないとした判決との関係、死の判定、望みのない生命と安楽死の関係、通常の手段と通常以上の手段の区別、カトリック教会の権威と医学的判断との関係などの問題である。また、裁判の当事者たちの基本的立場もすでに予示されている。アームストロングは「尊厳をもって死ぬ権利」を主張することで家族を個人的な悲劇から救うように求めた。これに対して、検察官はあくまでも公的な法の立場を堅持する姿勢を示した。

こうしたさまざまな論点をめぐって、クインラン事件の裁判は争われていく。これは、米国の生命倫理にとってきわめて大きな意味をもつ出来事だった。事件は世間の注目を集めただけではなく、成立したばかりの生命倫理に転回を促すことになるからである。それがどのような転回であったのか、それを明らかにするべく、本書では、クインラン裁判の経過を詳しく見たうえで、米国における「死ぬ権利」問題の展開を一九九〇年代まで追うことにする。

第二章　二つの解釈：ロスマンとスティーヴンス

1　分水嶺としてのクインラン事件

「私は若いうちに死ぬわ。歴史に名を残すの」。カレン・クインランは、事件の一年ほど前に、唐突にいい出し、ボーイ・フレンドのリー・スウォートを戸惑わせたという（*Karen*, 68［79］）。それは多感な若者なら思いつきそうな言葉だし、軽い冗談だったのかもしれない。しかし、アームストロングが訴訟状を提出することで、予言は現実のものとなっていく。

裁判の結果そのものはよく知られている。一九七五年一一月一〇日、ニュージャージー州高等裁判所は判決を下し、娘の後見人指名を求めた父親の訴えを退けた。しかし、翌年の三月三一日、州最高裁判所は第一審の判断を覆し、レスピレータ停止を求める父親の訴えを認めた。これは日本でも尊厳死を認めた判決として大きく報道された（cf., 大谷, 96ff.）。当時を知る世代なら、高校時代に撮影された髪の長いカレンの写真を記憶している人も多いだろう。その写真は事件が話題になるたびに、カレンが息を引き取ったことを報じる一九八五年の報道に至るまで、絶えず使われることになるほとんど唯一のものだった（cf., FILENE, 161）。「カレンの謎めいた高校時代の写真は偏在するイメージとなった」（STEVENS, 110）。事件が残した印象は強烈だった。

クインラン事件が米国社会に及ぼした影響の大きさを指摘する論者は多い。たとえば、ジャーナリストのマリリン・ウェッブは、アメリカ人の死に対する態度の変容を追った大著のなかで、事件を「全国民的な分水嶺」、「巨大な里程標」と呼んでいる。裁判が進行するにつれ、人々はカレンのような状態になったとき、どのようなことが起こるのかを知ることになった。そのことが、米国において、医療の場面での意思決定のあり方を決定的に変えることになった。そう、ウェッブは説明する（WEBB, 128）。また、「カレン・アン・クインランの遺産」という生命倫理関係の雑誌の特集でも、「歴史家が二〇世紀後半の影響を評価しようとすれば、カレン・アン・クインラン事件に対するニュージャージー州最高裁の判決はおそらく新たな生物医学テクノロジーの適切な使用と制限を定義しようとする戦いにおける分水嶺と見なされるべきだろう」（McINTYRE, 7）と述べられている。特集を組んだ生命倫理学者ラッセル・マッキンタイアにとって、事件は医療技術のコントロールという文脈における決定的な「分水嶺」だった。

クインラン事件は、たしかに、米国社会、それに生命倫理にとって分水嶺となる歴史的出来事だった。いうまでもなく、分水嶺という言葉の意味は、事件のどこに焦点を合わせるか、事件をどのような文脈に位置づけるかで、少しずつ変わってくる。事件に先立つ出来事の分析に力点を置いていけば、分水嶺は歴史的な到達点、総決算という意味を獲得する。そうした歴史的総決算と見る解釈の好例は、デイヴィッド・ロスマンとティナ・スティーヴンスにある。本章では、クインラン裁判の経過を追う前に、まずそのきわめて対照的な二つの解釈を押さえておくことにしたい。

2　デイヴィッド・ロスマンの解釈

ロスマンが一九九一年に刊行した『ベッドサイドの見知らぬ他人（邦訳：医療倫理の夜明け）』は米国の生命倫理に関する初の本格的歴史書として、すでに一定の評価を得ている。ロスマンはその著作で「法と生命倫理がどのようにして医療における意思決定のありかたを変えていったのか」を丹念に跡づけようとした。米国では、一九六〇年代半ばあたりから、医療・医学の倫理的問題をめぐる議論に医療の専門家以外の人々が徐々に参加してくる。まず焦点となったのは、人体実験の問題だった。その問題は、哲学者のハンス・ヨナスがいったように、医学研究の外にいる者も何事かを語らざるをえなくなるような類の問題だった（香川 2, 74ff.）。人体実験を主題に戦わされた議論、そしてその結果生み出された制度的対応によって、米国の生命倫理は成立する。その点をロスマンの著作は説得的に明らかにした。

そのロスマンの著作はクインラン事件の分析で締めくくられている。「見知らぬ他人をベッドサイドに立たせる十年に及ぶ変化の総決算として登場したのが、カレン・アン・クインラン事件である。……クインラン事件以降、医療における意思決定が公けの領域に移り、かつて支配していた専門職が今や支配される側に回ったことは紛れもない事実となった」(ROTHMAN, 222〔305〕)のである。ロスマンにとって、クインラン事件は、医療における意思決定の主体の変動、つまりは生命倫理成立の行程の最後に来て、それを仕上げる出来事だった。

ロスマンも、クインラン事件には多様な側面があることは認める。しかし、ロスマンによれば、事件の核心は、往々にしていわれるように、患者の「死ぬ権利」の問題にあるのではない。むしろ問題は、はるかに特殊だが、いっそう基本的な問題、つまり、「誰がベッドサイドを支配するのか」という問いにある。「従来、患者の利益を代弁するのは、医師たちだと想定されていた。それが、クインラン事件によって、驚くべきことに、弁護士と裁判官の役割へと移ったのだ」。新たに登場しつつあった生命倫理学者(バイオエシシスト)たちも、同じ役割の一部を担うことになる。米国の生命倫理は人体実験の問題をメイン・テーマとして始まり、クインラン事件をもって成立する。生命倫理の成立を画する分水嶺、そうした見方をロスマンは提示した。最初に触れたウェッブの解釈も、基本的にはこのロスマンの見方を受け継いでいる。

たしかに、米国における生命倫理の形成過程を考えると、ロスマンの解釈はある意味でごく自然に見える。事件はレスピレータをめぐる治療方針の決定を、裁判という公けの場で争ったものである。アームストロング弁護士の記者会見の際に、事件担当の郡検察官は「このような問題を裁くのは誰か」ということが「重大問題」であることを指摘していた。それに、設立間もないケネディ研究所やヘイスティングズ・センターの研究者たちが、アームストロングに助言を与えた事実もある(ROTHMAN, 223, 243–44〔307, 339〕)。しかし、ロスマンの解釈がクインラン事件判決にあてはまるかといえば、かなり疑わしい。その点を衝いたのが、同じく歴史家スティーヴンスの解釈だった。

3　ティナ・スティーヴンスの解釈

ロスマン批判　スティーヴンスも、ロスマンと同じように米国の生命倫理の成立過程を追いながら、クインラン事件を解釈しようと試みている。その著『米国の生命倫理、起源とカルチュラル・ポリティクス』も、最後にクインラン事件の分析を置いている。しかし、スティーヴンスは、「おそらく事件についての相変わらず続いている最大の誤解、それはニュージャージー州最高裁判決が医療専門職の裁量権を減少させ、患者の権利を増大させたというものである」(STEVENS, 138) と述べ、ロスマンの解釈を真っ向から否定した。

生命倫理に対するスティーヴンスの見方は、かなり皮肉で、否定的である。スティーヴンスによれば、「生命倫理の現代のルーツ」(STEVENS, xi) は、「責任科学運動 (responsible science movement)」にある。米国では、一九五〇年代から六〇年代にかけて、科学技術と権威とを批判する「責任科学運動」が展開されていた。思想的な支柱は、ルイス・マンフォード、ジャック・エリュール、それにヘルベルト・マルクーゼである。背景には原爆開発や新しい遺伝学研究をめぐる道徳的混乱があった。運動は科学技術の政治性に対して根本的な批判を突きつけるものだった。しかし、批判は七〇年代半ばまでに既成の体制に吸収されてしまう。残ったのは、個別的な社会問題の法的プロセスと道徳的性質をめぐる議論だけだった。その変質を担ったのが、新たに登場してきた生命倫理学者たちである。彼らは、根底的批判が退潮していく間隙を縫って体制内に入り込み、批判すべき既成の医学的権力の動きを側面から援護することで生き延びる。生命倫理はそのルーツたる「責任科学運動」の志向を歪曲することによって成立した。スティーヴンスはこうした解釈を確認するために、「責任科学運動」を概観した後、ヘイスティングズ・センター設立の背景から始めて、その後の経過をクインラン事件に至るまで追おうとした。

スティーヴンスはまず、クインラン事件にまとわりつくイメージの多くが誤解であることを強調する。誤解が誤解を生み、クインラン事件は、新しい医療技術とそれを無制限に使い続ける医療専門職に対する一般の人々の恐れを象徴するものとなった。その結果、ニュージャージー州最高裁判決はカレンを医療技術の桎梏から解放し、不当な医学的権威に抗して患者の権利を称揚したものだとする誤認が生じた。しかし、実際の判決は新しい医療技術の犠牲者を救済するようなものではない。裁判所が認めたのは、父親にカレンをレスピレータから解放するように医師に依頼できるということにすぎなかった。カレンをレスピレータから外すことは、医師にとっての義務とはいえない、ただし、外しても医師が罪に問われることはない。それが実際の判決である。「現実の判決はカレン・クインランのような患者を技術から解放するのではなくて、医学専門職を法的責任から解放するものだった」(STEVENS, 111–2)。

ロスマンは、最高裁判決が医療専門職の裁量権を覆すものとして、多くの医師たちの敵意を呼び起こすものであったと述べ、二つの証言を引いていた(ROTHMAN, 228–9〔315–6〕)。しかし、スティーヴンスによれば、医療専門職が集団として判決そのものに警戒心をもったという証拠はほとんどない。

ロスマンがあげた証言も州高等裁判所の判決さえ出ていなかった時期のものだし、ひとつは医師のものではない。実際には、判決への警戒感を示すような論説は、医学専門誌には見あたらない。むしろ、判決は専門職にとっては歓迎すべきものだったのである。

死の再定義　では、なぜ医師たちはレスピレータの停止を拒否したのか。停止によって罪に問われることを恐れていたからである。スティーヴンスは、クインラン事件が医療過誤裁判の危機[6]の時代に起こったことを強調する。医療専門職にとっての問題は、医師の裁量権が制限されることではなく、裁判で法的責任を問われることにあった。その点で、事件は一九六八年にハーバード大学が出した脳死判定の基準、ヘンリー・ビーチャーを長とする「ハーバード大学医学部脳死の定義検討のための特別委員会」による報告書「不可逆的昏睡の定義」(Definition) に結びつく。その観点から見れば、「カレンは新しく登場した技術の犠牲者というよりも、医療専門職の新しい二つの政策、一九六八年の死の再定義と医療行為が犯罪と見なされかねないのではないかという恐れをめぐる政策の犠牲者だった」。

スティーヴンスによれば、「不可逆的昏睡の定義」の真の狙いは、移植用臓器の供給の問題にあった (cf., STEVENS, 75–108)。もしかりに生命維持装置を外すことだけが問題であったのなら、死を再定義する必要はなかったはずである。現実には、専門家が無益だと判断して治療を断念することはすでに普通の医療行為の一部を成し、慣行となっていた。しかし、臓器移植が目的となれば、それではすまない。治療停止は、犯罪とみなされかねない。法を犯すことなく治療を停止し、臓器を摘出するためには、患者は死んでいなければならない。そのことを示すために、不可逆的昏睡が死として定義されることになった。その定義は臓器摘出を治療の文脈から死の文脈へと移し変え、訴訟を生みかねない事態を回避するための方便だった。

こうした脳死をめぐる医学専門家たちの動きによって、臓器提供者となる可能性のある脳死患者については生命維持装置の停止が法的に問題ではなくなることを意味することとなった。しかしそれは、皮肉なことに、カレンのような場合には、生命維持装置の停止は、医師にとってより危険なものとなることでもあった[(7)]。従来普通に行われてきた医療行為の一部であったものが、脳死基準に外れるために、殺人となりかねない。裁判を回避するために登場した脳死概念が、連続する生と死の移り行きを区切ることで、新たな裁判の可能性を生み出した。たとえば、エデリン事件である。一九七三年、ボストン市立病院の産科のレジデント主任ケネス・エデリン医師は、一〇代の少女に頼まれて中絶をした後で、胎児を窒息死させたとして故殺の容疑で裁判にかけられた。

医師の刑事責任　エデリン事件は中絶だけではなく、中絶胎児をめぐる実験の問題や人種問題なども関与しており、複雑な背景をもつ。グレゴリー・ペンス（PENCE, 175–80［1, 264–71］）によると[(8)]、中絶を依頼したのは一七歳の学生で、病院に来たときは、妊娠二二週ないし二四週だった。正確な在胎齢は市立病院に満足な設備がないこともあって確定できなかった。裁判での医師たちの証言も分かれたが、中絶が行われたのが、いわゆる三期説でいう妊娠第二期の非常に遅い時期であったことは間違いない。最初、エデリンは食塩水注射による中絶を考えたが、胎盤の状態から患者の安全のために帝王切開による中絶に切り替えた。そして、子宮壁から胎盤を切り離し、三分ほど待って、エデリンは死んだ胎児を取り出した。これが、故殺、つまり未必の故意によって人を死に至らしめた犯罪として告発された。地区検事によれば、胎児は胎盤が切り離された時点で人格となったと考えられる。胎児（新生児）は、外気に触れなければ自力で呼吸を開始できない。にもかかわらず、エデリンは胎児をすぐに取り出さず、窒息死させた。これは未必の故意による殺人にあたるというのだった。

エデリン事件は中絶容認派と反対派が激しく対立したこともあって、メディアの注目を集めた。胎児は母体外に取り出されたときに生きていたのか、またエデリン医師は胎児を取り出すのを遅らせて胎児を死なせたのか。そうした争点は、結局、裁判でも曖昧なままに終わる。にもかかわらず、マサチューセッツ州高等裁判所は、一九七五年二月一五日、有罪宣告を下した。エデリンには一年間の保護観察処分がいい渡された。判決が確定すれば、エデリンの医師免許は失効しかねなかった。判決は、医療専門職にとって、医療行為が罪に問われる可能性が現実的問題であることを痛感させるものだった。当然、多くの医師たちは判決を批判し、医療専門家の判断に基づく裁判の実施を要求した。

クインラン事件は、このマサチューセッツ州高裁判決のわずか七ヵ月後に起った。医師たちはまだエデリン事件判決のショックから立ち直ってはいなかった。そのことがカレンの問題が裁判所にもちだされる背景をなしていた。クインラン事件を報じた『ニューズウィーク』の記事のなかで、医師で弁護士のハロルド・ハーシュは、「エデリン事件以後、医師たちは本当に怯えている。医療専門職の中には刑事責任に対する強い懸念が存在している」（CLARK, 43）と語っている。法的責任に関する医師たちの懸念が、裁判所による決着を求めさせた。そうして得られた判決は、脳死判定基準を法的基準として承認するとともに、カレンのような場合に関しては、医師の裁量権をはっきりと認めるものだった。「クインラン事件判決は、脳死ではなくて、遷延性植物状態の患者の場合について《プラグを抜いても》訴追されないことを明らかにした。その意味では、クインラン事件は、不可逆的昏睡あるいは《脳死》の基準を受容させようという、一九六八年に開始された医学研究の異論の多い努力が勝ち得た成功を示している」(STEVENS, 113)。スティーヴンスにとって、クインラン事件は法的責任の免除と脳死概念の承認を求めた医療専門職の勝利を画する出来事だった。

生命倫理の延命　では、クインラン事件は生命倫理に対してどのような意味をもったのか。スティーヴンスによれば、クインラン事件は生命倫理を「専門」領域として確立し、成長させる大きなきっかけとなった。一九六八年に脳死基準が作られたとき、移植研究の専門家たちは生命倫理による後押しを必要とした。医学の専門家が登場しつつあった生命倫理に期待したのは、「臓器の収穫」に対する恐怖感を和らげ、人々にハーバード基準を受け入れさせることだった。生命倫理はまずその期待に応えることで、既成の医学的権威の体制内に入り込む。しかし、そのことで生命倫理は強固な基盤を一挙に獲得できたわけではない。当時、生命倫理が存続しうる保証は何もなかった。設立間もないへイスティングズ・センターはたびたび消滅の危機に瀕していた。そうしたところに、一九七五年、クインラン事件が登場し、生命倫理学者にアドバイザーの役割が与えられることになったのである。この事件以降、メディアは生命倫理学者のコメントを争って載せるようになる。生命倫理学者に期待されたのは、人間の生と死の尊厳を脅かす医療技術の脅威を確認し、技術に対する警戒を説くことだった。不安を呼び起こすテクノロジーのコントロール、それを論じる専門分野として、生命倫理は自らの地歩を確保する。本章の最初に引いた生命倫理学者のマッキンタイアも、クインラン事件判決を「おそらく新たな生物医学テクノロジーの適切な使用と制限を定義しようとする戦いにおける分水嶺と見なされるべきだろう」と述べていた。

しかし、スティーヴンスからすれば、生命倫理の語る技術のコントロールは、科学技術に対する根本的批判にはほど遠く、既成の権威を脅かすものではありえない。むしろ、それは、人々の恐怖感にあわせた反応をすることで、事件のもつ政治性を覆い隠し、結局は、既存の権力体制を温存する。クインラン事件という分水嶺は、生命倫理がメディアの期待とメディアが生み出した不安に応えることでその生命をながらえることを可能にした。それは、生命倫理が責任科学運動という自らのルーツの発した問いを忘却することによって成立したことを象徴する。事件によって生命倫理は専門分野に昇格し、その延命が可能になった。スティーヴンスの解釈はあくまでも生命倫理に対して否定的である。

4　死の問題へ

スティーヴンスのこうした解釈は、米国の生命倫理が「規制の倫理」として成立してきた経緯を考えれば、たしかに成り立つ余地がある。生命倫理に透徹した科学技術批判の期待をかけるとすれば、期待はずれで、全面的な否定を投げかけたくなっても不思議ではない。しかし、生命倫理にそうした期待をすることが適切なのかどうか、大いに疑わしい。生命倫理の「規制の倫理」は全面的な否定も全面的な肯定もいえないような場面を縫って進んでいく（香川 2, 177, 179）。そうした議論にも、限定された役割を見出せるのではなかろうか。スティーヴンスには、生命倫理の果たしうる役割についてある種の過大評価をしておいて、批判を先鋭化させているところがある。その生命倫理批判はあまりに否定的で一面的である。しかも、スティーヴンスのいう科学技術に対する根本的な批判の内容そのものは、必ずしも明確ではない。解釈は刺激的だが、生命倫理批判は的外れのところも多い。

しかし、かといって、生命倫理学者のアルバート・ジョンセンの書評（JONSEN4）のように、スティーヴンスの全面否定も同じ轍を踏むものだろう。ジョンセンは、スティーヴンスの著作は生命倫理に「教訓」を垂れようとして、歪んだイデオロギー的テキスト解釈を展開した「致命的欠陥」をもっており、とても人に勧められるようなしろものではないとしている。たしかに、ジョンセンのように完全に生命倫理の内部にいる者からすれば、こうした生命倫理の全面否定には露骨な嫌悪感を示したくなるのはわからないではない。しかし、スティーヴンスの解釈には、正鵠を得ている点も多いことは素直に認めるべきである。たとえば、スティーヴンスが批判するように、この事件をもって医療における意思決定主体の変動が完成するというロスマンの解釈には、明らかに無理がある。少なくともスティーヴンスの解釈は、医療専門職の法的責任や脳死の問題などの論点を明示しており、事件を考える際に見落としてはならない要素を教えてくれている。

ここでは、そうした点に留意しつつ、裁判の経過を順に追いながら、さまざまな論点を確認して行くことにしたい。マッキンタイアがいったように、「たったひとつの出来事が米国民の意識を結晶化させるような影響をもちえたことを理解するには、このひとりの女性の悲劇的物語が起るまでのさまざまな出来事をそれなりに分析しなければ、難しい」(McINTYRE, 7)。目指すのは、ロスマンやスティーヴンスのように、この事件を生命倫理のひとつの到達点としてではなく、むしろ次の展開への出発点として理解することである。そうすることによって、本書は、二人の歴史家が誤った通説的理解として退けようとしたクインラン事件の側面、つまり、死ぬ権利をめぐる議論へと関心を集中して行くことになろう。

ジョゼフ・クインランは、州高等裁判所で訴えを斥けられた後、バッテルに事件の報道のスクラップ・ブック作りについて説明しながら、次のようにいったという。

「しかし、こうして新聞でいろんな人のいい分を読むと、今度のようなことが起るのを人々は必要としていたことに、わたしたちは気づいた。みんなも死について語りうることが必要だったのだとね。死について考える、じゅうたんの下に隠すようなことはせずにね」（*Karen*, 224–225〔229〕）

どのような形で、クインラン事件は問題をじゅうたんの下から引きずり出すことになったのか。次章から、事件を詳しく見て行くことにしよう。

クインラン事件年表

1975年 4月15日	カレン・アン・クインラン（21歳）、ニューヨーク近郊のニュージャージー州ランディングで昏睡状態となり、ニュートン記念病院集中治療室に運ばれ、大型レスピレータMA-1を気管切開にて装着する

4月24日　カレン、デンビルのセントクレア病院へ転院
5月31日　レスピレータ担当医ジェイヴド、父親の要請でレスピレータからのカレンの「乳離れ」を試みる
7月12日　前日の主治医たちとの話し合いを受け、クインラン家、レスピレータ停止を最終的に決断
7月31日　クインラン家とセントクレア病院、レスピレータ停止の書類作成
8月28日　クインラン家の弁護士アームストロング、担当医のモースとジェイヴドの宣誓供述書を作成
9月12日　ニュージャージー州モリス郡の州高等裁判所に、原告ジョゼフ・クインラン側弁護士ポール・アームストロング、民事訴訟状提出
9月15日　訴訟後見人にダニエル・コバーン指名される
9月16日　原告側、追加の訴状提出
9月22日　州高裁、予審聴聞会
10月20日　州高裁で事実審理が始まり、冒頭陳述、主治医たちモース、ジェイヴドの証人尋問が行われる
10月21日　州高裁、事実審理2日目、原告側証人医師コライン、父親ジョゼフの証人喚問
10月22日　州高裁、事実審理3日目、トラパッソ・カカヴァレ両神父、母親ジュリア・妹メアリー・エレン・友人ロリー・ガフニー、及び医学専門家が証言
10月23日　州高裁、事実審理4日目、引き続き、医学専門家が証言
10月27日　州高裁、最終弁論
11月1日　ニュージャージー州パタースン司教区ローレンス・B・ケイシイ司教、クインラン家の決

定を支持する見解を発表

11月10日　ニュージャージー州高等裁判所ミューア判事判決、ジョゼフ・クインランの請求を退ける

11月17日　クインラン家、州最高裁に上訴状提出

12月10日　州高裁が指名した後見人コバーンが辞任し、新たにカーティンが後見人に指名される

1976年

1月26日　ニュージャージー州最高裁で事実審理、4時間で終了

3月31日　ニュージャージー州最高裁判決、父親ジョゼフを後見人として認める

5月15日　セントクレア病院の医師たち、カレンのレスピレータからの乳離れを試み始める

5月22日　セントクレア病院での乳離れ、完全に成功し、カレン、集中治療室から一般病棟へ移される

6月9日　カレン、モリスビュー・ナーシングホームへ転院

1980年

4月15日　「カレン・アン・クインラン希望センター」開設

1985年

6月11日　カレン、モリスビュー・ナーシングホームで肺炎のため息を引きとる

第三章　訴訟への道：カトリックの教えと医療過誤

1　家族の葛藤から訴訟へ

事件報道の反響　一九七五年九月一三日土曜日、弁護士のアームストロングが訴状を提出した翌日から、マスコミによるクインラン事件の報道が開始された（cf., *Karen*, 155ff.［163ff.］; FILENE, 24）。報道の反響は大きく、訴状提出二週間後には、クインラン家やセントクレア病院に、米国の内外からそれぞれの立場を支持する多数の手紙が届き始める。さらには、奇跡によってカレンを治療すると称する人たちがクインラン家や病院へ押しかけたりもする。報道はしだいに過熱し、裁判の事実審理が始まったときには、米国だけではなく、日本やフランスなど外国のメディアも含め、大勢の報道陣がモリスタウンのニュージャージー州高等裁判所を取り囲んだ。

大きな騒ぎになることは、クインラン夫妻もある程度は予想していた。裁判になれば、マスコミが取り上げるので、一家は好奇の目にさらされるだろうし、激しい論争に巻き込まれる可能性もある。そうジョゼフは、弁護を依頼したときにアームストロングから聞かされていた。しかも、裁判に勝てる保証があるわけではない。しかし、夫妻からすれば、事態はもはや先例のない裁判を起こす以外には手がないところに来ていた。バッテルの物語るところ（*Karen*, 79–128［90–138］）にしたがって、夫妻が訴訟に至った経緯を見ておこう。

セントクレア病院でのカレン　カレンは倒れてから一〇日後の四月二四日にセントクレア病院に転院した。モースは「回復の約束はしなかったが、見通しにはかなりの自信をもっている」ようだった。実際、ニュートン記念病院側の転院時の記録にも、おそらく回復するだろうとモースは記していた（*Karen*, 79［90］）。それに、セントクレアは幼いカレンの命を救ってくれたカトリック系の病院で、夫妻の自宅からも近かった。転院の話を聞いたとき、ジョゼフには、モース医師が「ほとんど神のように思われた」。

病院の集中治療室でレスピレータを担当していたのは、ジェイヴド医師である。家族は、ジェイヴドから、調子がよければ、カレンがレスピレータを「助ける」こともできるのだと教えられる。装着されていたMA-1レスピレータは自発呼吸がなかったり自発呼吸では不十分な時に、空気を自動的に調節して肺に送り込む仕組になっていた。ジェイヴドは、自発呼吸をしている時間の記録をとりながら、カレンの様子を観察しているのだと説明した。カレンには看護婦たちが三交代で付き添った。体温・脈拍・血圧などのバイタル・サインを記録しながら、感染症に気を配っていた。床ずれ防止のために二時間おきに体の向きを変えることも看護婦たちの仕事だった。カレンの四肢が硬直し曲がっていたので、理学療法師が毎日病床を訪れ、矯正を試みてもいた。

カレンは時々自発呼吸をして「レスピレータを助ける」こともあった。だが、昏睡状態から回復する兆しは見られなかった。それどころか、ほどなくカレンは覚醒と睡眠のサイクルを繰り返すようになる。日中には目を開け、夜になると目を閉じるのである。これは昏睡がより深いものへと移行し、そこで安定してしまったことを意味する。昏睡状態を脱する望みは薄くなったと、医師たちは判断した。そのため、転院してから一二日目の五月六日には早くも、モース医師は、長期療養が可能な受け入れ施設がないかどうか、問い合わせるよう、病院のソーシャル・ワーカーに指示を出している。

モースの判断は五月の下旬に家族に伝えられた。カレンが昏睡状態を脱するのは難しいだろう。この予測を聞いて、父親のジョゼフは激しく動揺した。「モースはもはや神ではない」。しかし、望みは捨てなかった。「神のみが神だ。そして、神がカレンを治してくださるだろう」。対照的に、母親のジュリアは、医師の説明を受けるとすぐにカレンが「わたしたちのところへ戻ってくる見込みはない」とはっきり悟ったという（*Karen*, 86–7 [96–7]）。もはや無益な治療を続けるべきではない。もともとジュリアはカレンにつけられている点滴のチューブやレスピレータが嫌いだった。レスピレータの作動音にはいつもたまらない気持ちにさせられていた。それに、医師たちの話では、カレンの脳は通常の人間の経験するような痛みも感じられないほど悪くなっているという。だとすれば、あらゆる手を尽くして行われる治療が何のためなのか。もう終わりにするべきだとジュリアは考えた。

トラパッソ神父の助言　母親の相談相手になったのは、湖の聖母マリア教会の司祭で五〇歳になるトーマス・トラパッソ神父だった。トム神父は一九四九年に「無原罪の御宿り神学校」を出て司祭に任命され、アメリカ・カトリック大学を卒業していた。この教会には四年前に着任し、それ以来、クインラン家とはごく懇意にしてきた（cf., *Briefs* I, 401）。夫妻は自宅の庭に聖母マリア像を置くような敬虔なカトリック信者だった。[9]そのうえ、ジュリアは教会のロザリオ会の会長を務め、長年、神父の秘書の仕事もしており、ほとんど毎日神父に会っていた。神父はカレンが昏睡状態になった日に連絡を受け、それ以降、夫妻の相談役を務めていた。ジュリアは神父にカレンが回復の見込みがないこと、そのことを夫が受け入れられていないことを打ち明けた。そして、回復に見込みがないままレスピレータによって生かし続けられることなど、カレンは決して望んでいないはずだと思っていることも伝えた。

ジュリアの話を聞いた神父は、驚きながらも、カレンに回復の見込みがなくなったという状況を神学的に考えてみるべきだと提案する。「道徳的、神学的な観点からすれば、カレンの場合は、助かる望みのない生命（a hopeless life）を通常以上の手段によって不必要に長らえさせている典型的な事例」である。そうした場合、「カトリックの信仰では、生命を延長するために通常以上の手段を使用する道徳的責務はない」と説明した（*Karen*, 90–1［101］）。このことをトラパッソ神父は、三〇年も前、神学校での修道時代に学んでいたという。[10]通常と通常以上の治療を区別した一九五七年のピウス一二世のハイド医師に対する解答も、そうしたカトリックの信仰に沿ったものにほかならない。医療技術が生物学的機能を維持しているにすぎないとすれば、生命の尊厳はもはや存在しない。神父はその点をジュリアに説明した。こうして、もう終わりにするべきだと考え始めていたジュリアには、カトリックの教えによる支えが与えられることになった。

家族の決断　五月末、ジュリアは「カレンを機械から自由にするほうが人道的行為であるという決断を下した」（*Karen*, 92〔102〕）。この決断は徐々に家族に伝えられていく。そして、まずカレンの妹メアリー・エレンが、ついで、六月半ばすぎには、弟のジョンが母親の決断を支持するようになる。しかし夫のジョゼフは、ジュリアによれば、「違う世界に」いる人だった（*Karen*, 96〔107〕）。

ジョゼフはモースからカレンに回復の見込みがないとはっきりと聞かされた後も、妻とは別のことを考えていた。何とか娘を自宅に連れて帰れないか。レスピレータを外せば、娘は自分で呼吸できるはずで、そうなれば家族で旅行することもできるだろう。そう考えたジョゼフは、カレンをレスピレータから「乳離れさせる（wean）」相談をジェイヴド医師に持ちかけた。一度に二、三分、レスピレータを外して、自分で呼吸できるかどうか試すことはできないだろうか。この願いを聞いたジェイヴドは「乳離れ」には多少の危険があることを説明した。それでも、ジョゼフはあえて危険を冒すことを望んだ。バッテルの物語にしたがえば、ニュージャージー州最高裁判所の判決が出た後にセントクレア病院の医師たちが試みるカレンの「乳離れ」は、そのはるか前に父親によって試みられていたことになる(11)。父親は奇跡を信じていた。

乳離れは、五月三一日から六月一日にかけて試みられた。覚醒サイクルにあるときには、カレンに自発呼吸が認められた。しかし、睡眠に入るとすぐにレスピレータを装着しなければならなかった。それでも計八時間近く、カレンは乳離れすることができた。とはいえ、早くも二日目には乳離れの試みは中止される。覚醒サイクルが訪れなくなったからである。ジェイヴドは、六月一日の診療記録に、「全体的な病状に変化なし。自発呼吸期に十分な耐性が見られない。MA-1から乳離れさせる見込みなし」（*Karen*, 107〔117〕）と書き込んだ。

乳離れが断念された翌日、カレンはベッドを変わることになった。部屋の中央のベッドから、カーテンで仕切られたすみのベッドに移されたのである。病院側は、心臓の働きをモニターする必要がなくなったからだと説明した。カレンがもはや回復を目指す救急医療活動の対象ではなくなったことは明らかだった。そして、家族は、ほどなく、州の医療補助局が推薦してきた他の病院への転院を打診される。しかし、ジョゼフは憤然として拒否する。そこは患者の扱いで評判の悪い州立の精神病院だった。カレンは相変わらずレスピレータをつけたまま、集中治療室のすみに留まることになる。

六月半ば、ジョゼフは、覚醒サイクルにあるカレンの様子に新たな変化を見出したように思った。そのことをジョゼフはモース医師に勇んで告げた。しかし、医師から返ってきたのは、苛立ちを含んだ冷たい言葉だった。「あなたは奇跡を求めているのですよ、ジョー。よしんば神が奇跡を行い、カレンがこの昏睡状態から脱したとしても、脳の損傷が広範囲にわたっているため、一生病院で過ごすことになります」（*Karen*, 102〔112〕）。

こうして次々と期待を打ち砕かれ、ジョゼフも妻の決断に近づいていく。レスピレータが嫌だったのは、乳離れを試みたジョゼフも同じだった。昏睡状態から回復することのないカレンをレスピレータにつないだままにしておくわけにはいかない。

七月一一日、夫妻と娘のメアリー・エレンは、病院でジェイヴドとモースの両医師に面会する。メアリー・エレンによれば、最初に話し合ったジェイヴドは、「することはただ一つ、カレンからレスピレータを外すことだ」と述べたという。[12] ジェイヴドは前日の病院記録に、こう記していた。「家族と七月一一日にこの件を話し合う予定。呼吸の状態は安定しているが、神経学的には回復の見込みなし。この状態で集中治療によるレスピレータによるケアを継続することが賢明かどうか、誰かが疑問を提起する必要あり」(*Karen*, 110〔120〕)。ジェイヴドが父親にレスピレータを外すように何度も繰り返しているところに、出先から遅れてモースが到着する。いきなりモースはカレンを転院させようとしないとして、父親を非難し始めた。しかし、話し合われていたのがレスピレータの停止だとわかると、モースは語調を改め、ジェイヴドとは違って、まだカレンを動かすべきではないと述べた。ジュリアの証言によれば、レスピレータを外すことには「絶対に反対だ」(*Briefs* I, 442) というのがモースの意見だった。ただしモースは、いずれにしても家族の決定に従うつもりだし、ジョゼフの許可なしには何もしないと家族に約束した。

ジョゼフが決心を固めたのは、医師たちと話し合った翌日だった。その日の朝、ジョゼフは妻にそれまでも相談していた家族用の墓地の場所を決めることにしようといい出す。そして、ようやく自分も妻や神父がいっていたことがわかったのだと打ち明けた。話に娘のメアリー・アンと息子のジョンも加わり、ジョゼフは最後にこの決心をしたのが自分であることを知る。「ということは、私が最終的な決定を下さなければならないのだ。そして、それはわたしにとっては大変な責任だった。わたしにはどうしてもトム神父の助言が必要になった」。

家族は墓地の場所を見に行く前に、全員でカレンのもとを訪れた。「その朝のカレンは苦しそうでひどく汗をかき、三八度の熱を出していた。看護婦が発疹の炎症で赤くなった左側の臀部にホームラバーを当てていた。カレンの目はベッドのそばの白いカーテンを見つめたままだった」。家族は、それから、墓地の場所を決め、家に戻った。急いで昼食をとったジョゼフはトラパッソ神父に会いに教会へ出かけ、レスピレータの撤去を求める決心をしたことを告げた。神父は、「あなたがカレンの死に決定を下すからといって心配しないでいいのです。神様が彼女の死ぬことをお決めになったのですから。あなたはただ神の決定に従っているだけです」といったという（*Karen*, 112［123］）。ジョゼフは、翌週の月曜日にセントクレア病院に電話し、病院付きのパスカル・カカヴァレ神父に家族の決心を伝え、主治医たちと七月三一日の夕方に会うことにした。「主人はいったん決心すると、カレンが自然な状態（a natural state）にもどるべきだということに、もう少しの迷いもなかったのです」、とジュリアは述べている（*Karen*, 115［124］）。

家族が葛藤の末、ひとつの決断に辿り着いたことは間違いない。しかし、後の同種の事件と比べると、カレンが倒れてから家族の決断（それに判決）が確定するまでの時間はきわめて短いものだった。

2　カトリック医療倫理の伝統

医療倫理とカトリック道徳神学　バッテルは、クインラン家の人々がカレンの治療停止を求める決意に至るまでの過程を苦しみながらも、信仰に支えられていた人々の物語として描き出した。たしかに、クインラン夫妻は敬虔なカトリック教徒だった。後にジョゼフは、報道陣の問いに対して、「わたしが望んだのはただ娘を自然の状態に戻し、主の御手に委ねることなのです」と答えている。その言葉は人々に素直に受け取られる説得力をもっていた（cf. CLARK, 42）。こうしたクインラン家の人々を、カトリックのトラパッソ神父が支えていた。その霊的指導の背景には、カトリックの医療倫理の伝統があった。

生命倫理が登場する以前を考えた場合、医療倫理についてのまとまった考察はもっぱらカトリックの道徳神学者によって担われていた。「医療ケアの道徳に関するカトリックの文献が専門的な細部にわたって広範かつ詳細であるのに対して、プロテスタントとユダヤ教の文献は実際には存在しない」。一九五四年にこう述べたのは、プロテスタントの聖公会に属していたジョゼフ・フレッチャーの『道徳と医学』である（FLETCHER1, 16［15］）。フレッチャーのいうこの「専門的な細部にわたって広範かつ詳細」な考察は、さかのぼればキリスト教カズイストリの伝統に結びつく。ジョンセンとスティーヴン・トゥールミンが『カズイストリの濫用』で注目することになる伝統、特に一五世紀に独立した分野として成立した道徳神学のなかで組織されていった伝統である。ジョンセンとトゥールミンの分析によれば、カズイストリとは「道徳問題の分析方法で、典型例と類比を基礎とする推論手続きを用いながら、個別的な道徳的義務の有無と厳格さについて専門的な見解を定式化し、それを規則や格言にまとめあげるものである。ただし、その規則や格言は、うまく確実にあてはまるのは典型的な行為者の条件や行為の状況の場合だけなので、一般的ではあるが、普遍的であるわけでも、不変であるわけでもない」（JONSEN4, 257）とされる。道徳的問題を含む個別的な事例の分析方法が、カズイストリである。そこではすでに、医療をめぐる道徳的問題が組織的な分析の対象となっていた（JONSEN4, 140ff）。米国のカトリックでは、そうした素地を利用しながら、一九世紀後半以降、医療倫理が活発に論じ始められる。カトリック系の病院の増加にともなって、「神学者たちがカトリック系の医師、看護婦、聖職者、患者に対して医療問題に関して教義的に正しい考え方の指針を与えるようになった」(JONSEN3, 93) からである。また、長期にわたってローマ教皇を務めたピウス一二世(在位一九三九―五八) が果たした役割も大きい。ピウス一二世は、それまでの教皇とは違い、医療問題に関して積極的に発言した。第一章で触れたように、クインラン事件では、教皇の一九五七年の書簡が議論の焦点のひとつになる。しかし、その「通常以上の手段」を論じた書簡は、医療倫理に関する教皇の膨大な発言のごく一部を成すにすぎなかった (JONSEN2, 36)。そうした教皇の発言がカトリック内部に医療倫理への強い関心を生み出したのである。

ともかく、事件が起きたとき、カトリックの「専門的な細部にわたって広範かつ詳細」な考察は、すでに十二分に蓄積され、大きな伝統を形成していた。ジョンセンは、「生命倫理の時代の幕が開くと、カトリックの神学者たちはそうした伝統に挑戦するような形で新しい生物学と新しい医学について反省をし始めることになった」(JONSEN2, 37) と述べている。いうまでもなく、米国における生命倫理の誕生を担った人たちの多くやヘイスティングズ・センターやジョージタウンのケネディ研究所などの研究機関はカトリックにルーツがあった。そうなった理由のひとつは、蓄積されていたカトリック道徳神学の医療倫理が新しい問題を論じる際の参照枠となりえたことに求められるだろう。ただし、その点は、人体実験という米国生命倫理の最初の主題が論じられていた頃には、必ずしも表面には現れていなかった。カトリックの「広範かつ詳細」な議論は個別的な事例に向けられており、医学研究に対する社会的なコントロールを目指すものではなかったからである。人体実験の規制に関しては、別種の議論が必要だった。後に『キリスト教生命倫理の基礎づけ』を書くことになるH・トリストラム・エンゲルハートも、まずは非宗教的多元論的な『生命倫理の基礎づけ』を書かなければならなかった[13]。

それが、クインラン事件以降、大きく変化していく。それは生命倫理の議論が宗教的となっていくということでは必ずしもない。重要なことは、生命倫理の議論の対象が性格を変えたことにある。クインラン事件を境にして、主な問題が個別的事件、事例として提起され、カトリック道徳神学のカズイストリの伝統を直接参照することが可能となる。クインラン事件は伏在していた伝統的考察を新しい生命倫理の議論として仕立て直していく動因となるものだった。ここにクインラン事件が米国の生命倫理に対してもつことになる意味のひとつがある。

ケリー神父の『医療道徳の諸問題』　それでは、カトリックの医療倫理ではどのような議論が展開されていたのか。「一九五〇年代に権威」(JONSEN3, 93) となっていたイエズス会士ジェラルド・ケリー神父の著作によって、クインラン事件に関係する論点を簡単に見ておくことにしたい[14]。

ケリー神父の『医療道徳の諸問題』(KELLY) は「米国カナダ・カトリック病院協会」の一九四九年から五五年に至る一連のブックレットをまとめたものである。中心は、司教が採択した「カトリック病院倫理宗教指令」の解説[15]に置かれ、多岐にわたる問題が論じられている。そこには、クインラン事件以降、生命倫理で活発に論じられていく主題がすべて出そろっているといえるほどである。

冒頭の第一章「基本概念と原則」は、「神の法 (divine laws)」から「二重結果の原則 (the principle of the double effect)」まで、六つの概念・原則をあげ、カトリックの基本的な自然法思想を説明している。さらに第一章は人間の生命の原理 (principle) が「霊的で不死なる」霊魂にあり、それが「身体的な全一性（bodily integrity）」の原理であることを確認するとともに、「全体性の原則（principle of totality）」によって身体の「切除（mutilation）」が正当化される場合について論じている。ここには、自然法から出発し、幾つかの「指令（directives）」を立て、その適用によって具体的な問題に解答を与えようとする方向がはっきりと示されている。その方法は、米国の生命倫理の主流を成す原則アプローチに重なる。「非宗教的多元論」を標榜して登場した生命倫理が、実は、方法論的に見ると、このカトリックの医療倫理に源泉をもつことは強調しておくべき事実である。

さて、クインラン事件で焦点となる「通常以上の手段」は、ケリー神父の著作でも論じられている。というよりも、「通常／通常以上」という区別は、カトリックの医療倫理ではおなじみのものだった。それは麻酔術のない時代の外科手術をめぐる議論で登場した区別である。当時は、麻酔もなしに外科手術を受けることを患者が拒否する場合、それが自殺にあたるのかどうかということが問題だった（cf. WEIR3, 159）。それが、『医療道徳の諸問題』では、「生命を維持する通常の手段を提供しないことは安楽死にあたる」という「カトリック病院倫理宗教指令」の「指令二二」との関係で議論されている。

問題は、何を「通常（ordinary）」とし、何を「通常以上（extraordinary）」とするのかにある。「神学者のいう生命維持の《通常の》手段とは、患者への利益が適切に期待でき、過度の出費や苦痛をはじめとする不都合なしに入手、使用できるあらゆる薬剤、治療、手術を指す」（KELLY, 129）。他方、「生命維持の《通常以上の》手段とは、患者や他の人々に対する過度の出費や苦痛をはじめとする不都合なしに入手、使用することができず、使用されても、患者に対する利益の合理的な期待（a reasonable hope of benefit to the patient）が望めないようなあらゆる薬剤、治療、手術を指す」（KELLY, 135）。区別は医療手段そのものの性質ではなくて、患者への利益に相関的である。ある時点で医療慣行として医療専門家が認めている標準的医療が通常の手段であるわけではない。同一の手段であっても、通常と見なされる場合もあれば、通常以上と見なされる場合もある。区別には、神学者による考察が必要である。そこに、トラパッソ神父が、母親のジュリアからカレンに回復の見込みがなくなったことを聞き、驚きながらも、その状況を神学的に考えてみるべきだと提案した理由があった。

ケリー神父によれば、通常／通常以上の区別は、道徳神学者たちが「善をなし、悪を避ける」という明確な基準に立って作り出した。通常の手段は提供することが万人の義務であり、提供しない場合、自分自身に対してなら自殺になるし、他者に対してなら安楽死になる。いずれも絶対に避けるべき悪である。他方、生命保持は善である。しかし、「善をなすという義務は普通は一定の制限をもつ」（KELLY, 132）。通常以上の手段が区別されるのも、そのためである。生命維持の手段といえども、それが不都合を伴い、利益が期待できないために通常以上の手段となる場合には、絶対的な義務を構成しないのである。

このように見ると、通常と通常以上の区別をめぐる一九五八年のピウス一二世の書簡は当時のカトリックの道徳神学者たちの大方の見解を踏まえたものだったことがわかる。トラパッソ神父がクインラン夫妻を支持する形の助言を与えたのも不思議ではない。

カトリックの支持　州高等裁判所で事実審理が開始された一〇月二〇日の夜、バチカンは神父の見解を否定しているという報道が流れる。その報道はクインラン家側の人たちを驚かせたが、トラパッソ神父の見解に対しては、カトリック内部にも異論があったのである。

まず、バチカン・ラジオが放送したローマ・カトリック大学の救急医療専門医コッラード・マンニのインタビューである。マンニは、カレンのレスピレータを外すことはきわめて危険であり、医師たちはこの間接的な慈悲殺に手を貸すべきではないと語っていた。それに続いて、バチカンの日刊紙がジーノ・コンチェッティ神父の論説を載せた。その論説は、「《尊厳死》の権利の主張を支持することはできない。死への権利は存在しない。……生命への愛が、生命がたとえ《残骸》となっている場合であっても、できる限りのケアをもって生命を保護するように駆り立てるのである」と述べていた(*Time2*, 58)。

結局、最初に伝えられたのとは違って、反対はバチカンの教皇庁の公式表明ではなく、一部の神学者の発言にすぎないことが判明する。しかし、生命維持をめぐるカトリック内部の議論は、ケリー神父も「意見の異なる余地がある」(KELLY, 140)と認めていたように、細部に至るまで一枚岩であったわけではなかった。ただ、地元のカトリックの聖職者たちの多くは、トラパッソ神父の主張に好意的だった。カトリック内部の反対意見が報道されると、神父の上司に当たるパターソン教区大司教はただちに支持を表明する。(16) こうしたカトリックの反応は、クインラン事件の起こった七〇年代の米国の雰囲気をよく伝えるもので、後の九〇年のクルーザン事件の場合とは際立った相違を見せるものだった。

3　医療過誤事件の影響

免責証書の作成　七月三一日、クインラン家の人々は、レスピレータ撤去の希望について病院側と話し合うことになった。その話し合いには、クインラン夫妻と娘のメアリー・エレンが出向いた。病院側からはカカヴァレ神父とモース医師、それに集中治療室の看護婦が出席した。全員がカトリックだった。まず、カカヴァレ神父がピウス一二世の声明を引用し、カトリックの立場を確認した。それは、裁判での証言によれば、回復の見込みがない場合、レスピレータのような近代的装置を使用することは、道徳的責務ではないというものだった（cf., *Briefs* I, 413）。続けて、モース医師がカレンは脳の不可逆的なダメージが広範囲に及んでおり、神経学的に見て回復の見込みがないことを再確認する。その説明を受けてクインラン家側は、カレンを「レスピレータから外して、自然な状態に戻して欲しい」という決心と希望を述べた。こうして、病院側は書類を作成することになった。その書類は、病院側が通常以上の治療を停止することを認めるとともに、家族が病院側の「いっさいの法的責任を免責する」と規定していた（*Briefs* I, 552; *Karen*, 117［126］）。書類に署名した夫妻はカレンと自分たちの苦しみが終わるだろうと思いながら、病院を後にしたという。しかし、この書類は苦しみの終わりではなく、裁判への道のりの実質的な始まりを意味した。[17]

態度を変えた主治医と病院　翌八月一日の午前、[18]モース医師がジョゼフのオフィスに電話をかけてくる。「道徳的な問題がある」ので、自分の指導教授だったニューヨークのマウント・サイナイ病院のモリス・ベンダー医師に相談しようと思うということだった。相談した結果については、早速次の日に電話があった。モースの態度は一変していた。「医学の伝統を破るわけにはいかないのですよ」(cf., *Briefs* I, 264)。レスピレータは外さないことにしたというのである。七月一一日に家族が面会したときのことを考えると、そういい出す可能性はなかったわけではないようにも見える。ジェイヴドとは違って、モースはレスピレータを外すことに「絶対に反対だ」といっていたからである。しかし、夫妻からすれば、モースの拒否はまったく予想もしていなかった。病院の免責証書作成に同意したジョゼフに「あなたは正しい決断(a right decision)をしたと思いますよ」といったのは、モースだった(*Karen*, 116〔126〕)。夫妻は慌ててセントクレア病院に行き、説明を求めた。病院側は即答を避け、翌日の責任者の会議で検討してから回答すると夫妻に伝えた。

翌日の院長室での夫妻への説明には、病院側から、モース、ジェイヴドの両医師とカカヴァレ神父に加え、院長のケネス・クーリー、副院長のジョゼフィン・ロヴィンスキー、それに病院の顧問弁護士セオドア・アインホーンが出席した。そのときすでに病院側は、対応を決していた。院長は法律的な問題があるといい、顧問弁護士に説明を促した。アインホーンがいったのは、ジョゼフの署名した書類が法的に有効ではないということだった。カレンは二一歳の成人なのだから、父親だからといって自動的に法的な後見人となるわけではない。書類が法的に有効となるためには、ジョゼフがまず裁判所で後見人に指名してもらう必要がある。しかし、アインホーンは、病院側としては、たとえジョゼフが後見人に指名されたとしても、その要求に応じるとは保証できないことも付け加えた。ここでの書類が通常病院で作成される人命を救うためのものとはまったく逆のものだというのが、その理由だった。ともかく、ジョゼフは、法的後見人になるために、裁判所へ行かなければならない。「それがまず第一歩です」と夫妻は告げられた。そのとき、ジョゼフはこう悟ったという。「こうなると、もはや簡単な問題ではなかった。医学の問題でもなければ、道徳の問題でもなかった。今やすべて法律の問題だった」（*Karen*, 122〔131〕）。

こうして、夫妻は自分たちの決定を実現するために、まず弁護士を探すことになった。ジョゼフは、病院側の説明を受けた数日後の八月六日に、法律扶助協会でアームストロングを紹介される。そして、そのほぼ一月後の九月一二日に、アームストロングはニュージャージー州高等裁判所に訴状を提出し、事件はマスコミを通じて人々に知られるところとなったのである。

医師の法的責任の問題　クインラン夫妻が裁判に訴えたのは、病院に強いられた結果だった。病院側がいったん作成した免責書類を取り消し、家族に裁判所の確認を得るように要請した背景には、医療における生命至上主義的見方が指摘できるかもしれない。モース医師はクインラン家の人々と最初にレスピレータを外すことについて話し合ったとき、危険性があるので外すことには賛成できないという態度を示していた。延命のためには可能なことはすべてしなければならない。患者の救済を第一の目標として掲げる医療にあっては、延命が徹底的に追及されるのは当然のことである。医学教育では医師となる者に生命を維持し、助けることが叩き込まれる。その意味では、モース医師の慎重な態度は不思議なものではない。実際、クインラン事件の裁判の過程では、主治医たちや病院側は伝統的な医の倫理の立場から、レスピレータを外すことはできないと繰り返すことになる。(19)

しかし、他方では、逆の指摘も可能である。この事件で問題となったような治療の停止は、実際の医療現場ではすでに珍しいものではなかったのではないか。たとえば、積極的安楽死を擁護するジョゼフ・フレッチャーは、一九七三年の論文で、「生命維持処置のたんなる差し控えによって《患者を死ぬにまかせる》という安楽死の受動的ないし否定的形態は、……現代医学ではすでに既成事実である」と述べ、「消極的安楽死についての問題は倫理的に解決ずみである」と主張していた（FLETCHER3, 113-4〔135-6〕）。

フレッチャーのいう既成事実化は、資料的にも裏づけられる。一九六九年、米国医学部教授協会と米国内科医協会は会員全員を対象に、医療における幅広い変化をめぐる調査を実施した。その調査の安楽死についての質問では、回答した医師の八〇％が消極的安楽死を実施した経験があると答えている。それを宗教別に見ると、最も多いプロテスタントで八八％、最少のカトリックでも六二％にのぼっている。その結果を紹介したワシントン大学医学部のロバート・ウィリアムズは、それでも実施されている消極的安楽死の件数は患者や家族が望むよりははるかに少ないだろうと論評している。そして、「死そのもののおぞましさに対する大きな恐怖心を減らす努力が必要である。死は時に大きな慰めなのである」と、述べている（WILLIAMS, 236）。

また、一九七三年五月には、米国心臓学会と国立科学アカデミーの後援で設置された「蘇生術適用のスタンダードを設定する全米会議」は、「心停止を遅らせることが無益な蘇生努力になるような場合」、「蘇生術を行うことは、尊厳をもって死ぬ個人の権利（an individual's right to die with dignity）を著しく侵害する恐れがある」（DOUDERA, 294）とする声明を採択している。

このように、七〇年代初頭には、心肺蘇生術を適用しないことを医療チームに知らせるためのいわゆる「ノーコード（治療禁止命令）」という習慣がすでに生まれつつあった。それを考えると、治療の停止に対する医師たちの抵抗感はかなりの程度少なくなっていたというべきである。クインラン夫妻が、セントクレア病院との七月三一日の話し合いで大きな反対もなく、書類に署名できたのもそのためだったと考えられる。

では、なぜ病院側は態度を一変させたのか。ジョゼフ・クインランは裁判の弁護をアームストロングに依頼した際、裁判に訴える理由を次のように説明していた。自分が裁判所でカレンの後見人に指名されれば、「お医者さんたちも助かると思うのです。判事さんが正式に合法だと認めたとすれば、心配したり、罪悪だと感じたりしないですむわけです。判事さんが、先生、つまりモース先生に機械を取り外しても大丈夫だといえば、私のような男の口から同じことを聞くのとは、かなり違います。いってみれば、それでお医者さんたちは責任を免れるわけです」(*Karen*, 126–7［136］)。ジョゼフは、裁判の背景に医師の法的責任の問題を感じていた。

前章で触れたように、ティナ・スティーヴンスは、医療専門職の裁判への懸念がハーバード大学の脳死判定基準が出されることによって逆に強まったことを指摘していた。その点は、クインラン事件以前の法的状況を検討したピーター・フィリーンも指摘している (FILENE, 56)。「死が心肺機能の停止の問題であった時代には、判事による判決の必要性はほとんどなかった」。しかし、不可逆的昏睡が新しい死として定義され、「死の定義が曖昧になると、亡くなった患者の家族が医師たちを殺人罪で告発し始めた」のである。その例としてフィリーンがあげたのは、「ハーバード基準」が発表される直前に起ったタッカー事件だった。

タッカー事件

タッカー事件はバージニア州リッチモンドで起こった[20]。一九六八年五月二四日の夕方、当時五四歳の黒人労働者ブルース・タッカーは卵詰めの工場での仕事を終え、ガソリンスタンドに立ち寄り、友人と一杯やっていた。そのときタッカーは誤って転倒し、頭をコンクリートに打ちつけてしまい、午後六時すぎに救急車でバージニア医科大学病院に運ばれた。頭蓋骨骨折による硬膜下出血で脳幹挫傷だと診断され、夜の一一時から手術が行われた。手術は翌日の午前二時すぎに終わり、タッカーは回復室に移された。点滴で栄養と薬剤が投与されていたが、診察した医師の記録によれば、「回復の見込みはゼロで、死が切迫している」状態だった。にもかかわらず、正午近くなってタッカーにレスピレータが装着され、治療が続行されることになった。

タッカーが運ばれたバージニア医科大学病院は、デイヴィッド・ヒュームが率いる心臓移植チームで世界的に有名だった。タッカーの事故と病状を聞いた州医学監察官代理は、ヒュームに近親者の承諾を得て、移植臓器を摘出するように求めた。その後、午後一時過ぎに脳波がとられ、平坦であることが確認され、タッカーの脳が死んでいると宣告された。ただし、体温・血圧・呼吸数といったバイタルサインは正常だったことが確認されている。この年の八月に発表されることになるハーバード大学の「不可逆的昏睡の定義」の草稿は、すでにこの年の初めから専門家の間で回覧されていた。バージニア大学のチームがそれを読んでいたかどうかはわからない。ともかく、この大学で使用されていた判定基準はハーバード大のものほど厳密ではなかった（VEATCH2, 22)。脳の死が宣告された後、タッカーは午後三時前には心臓と二つの腎臓を摘出するために手術室に移されている。麻酔がかけられ、臓器の鮮度を保つため酸素が補給されていた。そして、三時半にレスピレータが外され、五分後に死亡が宣告された。ヒュームの指揮の下、四時すぎには、タッカーの心臓は摘出され、病院に入院していた白人のジョゼフ・クレットに移植された。後の裁判の記録では、心臓が摘出される直前までバイタルサインは正常だったとされる。

バージニア州法では、身元不明の遺体は、近親者に連絡をするために二四時間待ってから、臓器提供病院へ移すことが義務づけられていた。しかし、タッカーの場合、移植は連絡なしに行われた。タッカーの財布にはすぐ近くの靴工場で働いていた弟の名刺が入っており、そこには電話番号が印刷されていた。しかし、弟はその日外勤だったために、病院は三度電話をかけたが、連絡を取れなかったという。それにしても、レスピレータの装着のされ方に不自然さが残るし、少なくとも移植は性急にすぎた。バイタルサインの記録からすれば、医師がレスピレータを切ったとき、タッカーはまだ生きていたことになるのではないか。こうして、弟のウイリアム・タッカーが移植チームは兄の生命を不法に終わらせたとして訴訟を起こすことになった。原告側の代理人を務めたのは、後にバージニア州初の黒人知事となる州上院議員ダグラス・ワイルダーだった。

この「不法な死」をめぐる裁判では、死をめぐる医学的定義と法的定義の対立が焦点となった。医師たちはタッカーが移植の数時間前に「神経学的に死亡」しており、機械的手段で心肺機能が維持されていたにすぎないと主張した。これに対して、ワイルダーは、タッカーはまだ死亡していなかったと反論した。根拠は、死を伝統的な仕方で定義していたバージニア州法だった。州法の定義によれば、死とは生命の停止であり、血流の完全な停止とその結果生じる呼吸や脈拍といった生命機能の停止を意味した。バイタルサインからすれば、タッカーは生きていたことになる。しかし、リッチモンド市裁判所の判事は明確な死の定義を示さなかった。医学的定義と法的定義のいずれを使うかは、陪審員たちにまかされた。陪審員たちの票決はわずか七七分で決まり一九七二年の判決となった。判決は、移植医たちの主張を認めたものだった。陪審員のひとりは、脳機能なしに人間は生きられないことが明確に証明されたからだと説明した。ヒューム医師は、「これは法が医学的見解に一致することになっただけだ」とコメントした。しかし、弟のウィリアム・タッカーは、「医師たちは誰も兄を殺したのではないと信じさせてくれるようなことは少しもいってくれなかった」と述べている。判決は、ロバート・ヴィーチの評によれば、一方では黒人社会を中心に心臓摘出が早すぎたという激しい抗議を生みだしたものの、他方ではヒュームという著名な仲間が免訴になったことで医学界を安堵させるものだった（VEATCH2, 23–4）。

タッカー事件は脳死裁判として大きく報道された。判決は、ハーバード大「不可逆的昏睡の定義」が出された後の米国において、「脳死」の受容をうながす役割を果たすことになる。事件を伝える記事に、『ニューヨークタイムズ』は「バージニア州の陪審員、死は脳が死ぬときに起ると裁定」という見出しをつけ、『ワシントンポスト』は「心臓移植で《脳死》是認」という見出しをつけたという（VEATCH2, 24）。医学や法学の専門誌でもタッカー事件は脳死の概念を認めたものとして注目された。

しかし、臓器移植をめぐる裁判がすぐになくなるわけではない。法と医学的見解の対立は、タッカー事件の後も続き、移植医たちはジョージア州やカリフォルニア州などでも殺人罪で訴えられる（cf. FILENE, 58）。たしかに、脳死を人の死とする法律制定の動きはすでに始まっており、最初のカンザス州法は一九七〇年に成立していた。しかし、カンザス州法は、「人が医学的および法的に死亡しているると見なされるのは……自発的な呼吸および心臓の機能の欠如……あるいは（or）、……自発的な脳機能の欠如」と規定していた（cf., *Deciding*, 62: *Briefs* I, 140）。臓器移植に関しては脳死、それ以外の場合は従来の基準という形で、二つの死の定義が「あるいは」で結ばれ、並列されているだけだった。どのように解するかは「医療実践の通常の標準」にまかされており、対応の仕方で患者は生きていることにも死んでいることにもなりかねなかった。「このカンザス州法の二重性はその最も厄介な特徴である」（*Deciding*, 63）。そこには、裁判が起こる余地がまだ残されていた。

このように「脳死」の場合でさえ訴訟が起きていたことを考えると、カレンのような場合に、病院側が法的問題に神経質になったとしても不思議ではないだろう。そのうえ、医師に故殺で有罪が宣告されたエデリン事件判決が出されたばかりだった。こうして、病院側はクインラン夫妻に裁判所に行くことが第一歩だと「忠告」したのである。

弁護士のアームストロングの回想（*Karen*, 133, 135［142, 144］）によれば、病院側も主治医たちも、当初、きわめて協力的で、できれば問題を裁判で解決して欲しい、レスピレータの停止が合法か否かという点について裁判所の判断が出ることは喜ばしいという態度をとっていた。すでに治療停止の問題は、脳死概念の登場以降、裁判所の裁定を求めざるをえないところに来ていた。医療陣にとっては、クインラン事件は司法の判断を仰ぐ格好の機会だった。ただし、クインラン事件の場合、治療停止の問題がただちに正面に出てくるわけではなかった。その前に、奇妙なねじれによって、脳死の問題そのものが議論の焦点となる。ねじれをもたらしたのは、クインラン家の弁護士、アームストロングがとった戦略が原因だった。次に章を改め、そのねじれをめぐって、脳死の問題をさらに取り上げることにしたい。

第四章　脳死概念の法的受容

1　ニュージャージー州高等裁判所、訴訟手続きの開始

訴訟後見人コバーンの指名　クインラン家の訴状が提出された翌週の月曜日、九月一五日に、ニュージャージー州当局の立場が明らかにされた。説明にあたったのはドナルド・コレスター、アームストロングの最初の記者会見にも立ち会ったモリス郡検察官である。コレスターは、州当局がレスピレータ停止を阻止するべく介入することを表明し、裁判所に対して「訴訟のための後見人（guardian *ad litem*）」指名を要求した。アームストロングの記者会見の際にもいわれたように、検察官の見解では、レスピレータの停止は殺人にあたり、州刑法に違反する。現在、カレンは法的に無能力の状態となっている。裁判でカレンの利益を保護するためには、訴訟後見人の指名が必要だというのである。ニュージャージー州高等裁判所で事件を担当することになったのは、モリス郡エクイティ裁判所判事

ロバート・ミューアだった。ミューア判事は、この検察官の表明を受ける形で、ただちに訴訟後見人として、モリスタウンで弁護士事務所を開設し、郡の公設弁護人代理を務めていたダニエル・コバーンを指名した。

コバーンは、後見人に指名されたときのことを、翌年、ニュージャージー州最高裁判所の判決が出た直後に語っている。そのコロンビア大学ロー・スクールの「死ぬ権利は存在するのか」というシンポジウムでの回想（GRAD, 508ff）によれば、コバーンは、事件について、地元紙の日曜版の記事で知ってはいた。記事は、パーティの後に自宅で昏睡状態になった少女が回復の見込みのないまま寝たきりになっており、誰かがその少女のレスピレータの停止を求めているといった内容だった。それを目にしたコバーンは、公設弁護人代理という立場もあって、犯罪行為があったのでなければいいがと思ったという。パーティの後に昏睡状態になるというのはいささか奇妙だったからである。ただし、事件については、たいして気に留めずにいた。それが、翌日の朝に、急にミューア判事に呼びだされ、有無をいわさずカレンの訴訟後見人に指名されることになったのである。

指名されると、コバーンにメディアからの電話が殺到する。コバーンは、事件については何も知らないということで、同日の夕刻、まずカレンのもとを訪れることにした。電話をかけてきた検察官のコレスターが一緒だった。セントクレア病院に着くまでは、少女がチューブは付けているが、普通に病院のベッドで横になっているものと思っていた。「しかし、わたしたちが目にしたのは身の毛もよだつ光景だった。それはまったくひどいものだった」。ＩＣＵの看護婦がカレンのところに案内してくれたが、「こんなもの（this thing）がベッドに横たわっているなんて、ちょっと信じられなかった。わたしはカレンを見つめたが、時間が止まったかのように思われた」。

コバーンが提出した「宣誓供述書」は、その時のカレンの様子を説明している。

「カレンの目は開けられており、呼吸をするたびにぐるぐる回転する。一分間にほぼ三、四回まばたきをする。額にははっきりと見て取れるほどの汗が浮かんでいる。レスピレータが酸素を送るために膨らんでいる間、口は開けられており、口が開いているときには、舌がでたらめに動いているように見える。口は、酸素が気管を通して体内に取り入れる時には閉じられるが、酸素が気管に入るとやや身もだえしたり、あえいだりしているように見える。両手はやせ衰えているのが分り、体から離れたところで祈るような形になっている。体重は七〇から八〇ポンドあたりだろう。脚は普通に伸ばした状態よりも体に向かって巻き込まれているように見える」（*Briefs* I, 19–20）

コバーンは、先のシンポジウムで、病院から帰る道すがら、コレスターにこう語りかけたことが忘れられないと述べている。「この裁判が何をめぐるものなのかは知らないが、命が問題だというのなら、カレンは死んでいる。……後見人としてのわたしの立場はこれを終わらせるということになるのじゃないか」、と（GRAD, 510）。

しかし、「カレンは死んでいる」という感想には、基本的な思い違いが含まれていた。そのことにほどなく気づいたコバーンは、裁判では、州当局と同じく、クインラン家側の請求に反対する立場に立つことになる。

追加の訴状の提出　原告側の弁護士アームストロングは、コバーンが後見人に指名された翌日の一六日に、「追加の訴状」(*Briefs* I, 14) を提出した。訴状は、最初の訴状の請求内容を再確認するとともに、原告の訴えが認められた場合に備えて、新たに、検察当局や医師が裁判所の判断に従うことを求めていた。

ここに、クインラン家側の請求がすべて出そろったことになる。原告側が裁判所に求めたことは、次の二点である。第一は父親のジョゼフ・クインランを娘のカレンの後見人に指名し、通常以上の生命維持手段の停止を認許する権限を認めること、第二は、訴えが認められた場合、州当局が介入や刑事訴追を行わず、医師と病院が父親の要求に従うように裁判所が命ずることだった。

訴状は、翌九月一七日に、正式に受理された。それにともなってミューア判事は、この民事訴訟で被告となる検察官のコレスター、主治医のモースとジェイヴド、セントクレア病院側に対して、原告側に対する反対理由を述べた文書を一九日までに用意するように命令を出した。そして、予審聴聞会が翌週の九月二二日に開催されることになった。

予審聴聞会　予審聴聞は、原告、被告双方がそれぞれの理由を開示し、当事者間で正式な事実審理の進め方を確認する手続きである。九月二二日の予審聴聞会には、原告側からアームストロングとそのロー・スクール時代の友人で裁判を手伝うことになった弁護士ジェームズ・クローリーが出席した。クローリーは当時三三歳で、所属していたニューヨークの弁護士事務所が訴訟を全面的にバックアップしてくれることになっていた。これに対して、被告側には、原告側よりもはるかに多い七人の法律家たちが顔をそろえた。訴訟後見人コバーン、郡検察官コレスター、セントクレア病院顧問弁護士アインホーン、それに加えて、モースとジェイヴドの弁護士ラルフ・ポージオ、ニュージャージー州司法長官ウィリアム・ハイランド、司法副長官デーヴィッド・ベイムとジョン・デシッコである。聴聞会では、出席した法律家たちがそれぞれの立場を説明し、裁判での争点が確認された。それを受けてミューア判事は裁判手続きを定め、正式な事実審理を翌月の一〇月二〇日午前九時から開始することを宣言した。審理期間はほぼ一週間が予定された。

予審聴聞会での確認事項は、ミューア判事の「予審命令」(*Briefs* I, 27–32) に見ることができる。そこでは、ニュージャージー州高等裁判所規則にしたがって、原告の請求内容、争点、証拠物と証人、審理期間などの確認事項が列挙されている。争点としては、第一に「何が死の法的定義であり、また死の法的定義であるべきなのか」という死の定義をめぐる問題があげられ、第二、第三として、裁判所がこの事件で果たすべき役割と個人の法的権利の問題も指摘されている。こうした三つの争点、死の定義、判断主体、個人の権利をめぐって、それぞれの陣営は準備書面を整え、正式な事実審理開始に備えることになった。ここで注目されるのは、争点の第一に「死の定義」があげられていることである。そこには、アームストロングの法廷戦略が大きく関係していた。

2　アームストロングの戦略と死の定義の問題

原告側の戦略　バッテルは、予審聴聞会では「芝居がかったこともなければ、火花を散らすような発言もなかった。穏やかな事務的な集まりのなかで、予審は冷静に順序通りに行われた」と書いている（*Karen*, 160［168］）。だが、このさりげない叙述にもかかわらず、原告側はすでにこの段階で大きな打撃を蒙っていた。アームストロングの法廷戦略が大きく揺らいだからである。

一般に、裁判には、結論が先にあり、理屈は後からついてくるようなところがある。つまり、あらかじめ判断が依拠べき普遍的な枠組みが設定されていて、それに基づいて特定の事例に関する判断が出されるわけではない。むしろ多くの裁判では事態は逆に推移する。一般的な理論的前提に立って個別的事例に対する判断をどのように下すのかということよりも、時に直観的にあらかじめ下された具体的結論をどのように理論的に正当化するのかが問題となる。この観点は、クインラン事件を考える際にもきわめて重要である。原告側の結論は、カレンのレスピレータを撤去すべしということだった。その結論を、アームストロングは、当初、カレンは法的にも医学的にも死んでいるという主張によって正当化しようとしていた(21)。もしその立場が認められるなら、レスピレータの停止は殺人罪には当たらず、問題を生じない。かくて、原告側の請求も容易に認められることになろう。アームストロングは、このきわめて単純明快な立場をもって裁判を闘うべく、予審聴聞会に臨んだ。ミューアの予審命令が、まず争点の第一として、死の定義の問題をあげたのも、原告側のこの戦略があったからにほかならない。後にコバーンがいったように、「かりにカレンが死んでいたのなら、事件はすっかり様相を異にしていたはずである」（*Briefs* I, 449）。

クインラン事件と脳死　しかし、いうまでもなく、アームストロングの戦略は維持しがたい。カレンの状態を脳死とすることは、カレンの許をコバーンが訪れたときの描写を考えると、明らかに無理がある。コバーンは、カレンがまばたきをし、身もだえしたり、あえいだりしているように見えたと述べていた。すぐに検討するハーバード大の「不可逆的昏睡の定義」は不可逆的昏睡状態の診断のポイントとして、「無反応、無運動・無呼吸、無反射（それに平坦脳波）」という条件をあげていた（Definition, 85-6）。カレンの場合、それらの条件はまったく満たされていない。にもかかわらず、どうしてアームストロングはカレンを脳死であると主張できると考えたのか。今日のわれわれから見れば、不可解としかいいようがない。

ただしかし、当時の脳死についての一般的な理解あるいは無理解からすれば、アームストロングがとろうとした戦略も無理からぬものだったのかもしれない。たとえば、コバーンも事実審理の中で、カレンの最初の訪問について、「そのときの私の印象をごく正直にいうと、カレンは死んでいる、それまで私が信じ込んでいた意味での《脳死》だというものだった」と述べている（*Briefs* I, 196）。カレンの様子にショックを受け、カレンは死んでいると思ったというコバーンは、それを脳死という言葉に結びつけて考えた。アームストロングの不可解な戦略の背景にも、同じような誤解があったと思われる。当時、脳死という言葉は知られてはいても、その内容については、アームストロングやコバーンのような法律家も含め、まだ十分に理解されていたとはいえなかった。

ただし、脳死も人の死とする考え方は、米国では、しだいに浸透し始めてはいた。一九六八年にハーバード基準と統一州法委員会によるモデル法「統一遺体贈与法（Uniform Anatomical Gift Act）」が出されていたからである。「統一遺体贈与法」自体は死を定義してはいない。しかし、死の判定を臓器ドナーの主治医の判断に委ねており、脳死による死亡宣告を実質的に可能とするものだった。この統一モデル法にならった法律は、死を心肺機能の停止とする法律しかなかったニュージャージー州でもすでに成立していた。さらに、一九七〇年のカンザス州を皮切りに、脳死も人の死とする州法が成立し始めていた（cf., *Defining*, 62-3［83-4］）。[22]この一連の動きも、単純明快なアームストロングの戦術、カレンを脳死だとする誤解の背景をなしていたはずである。

ともかく、州高等裁判所の判決が出される前の『タイム』の記事に見られるように（*Time*1, 42）、[23]アームストロングはマスコミにカレンを脳死だとする説明を繰り返していた。それに、母親のジュリアもカレンは脳がだめになっていて、もう生きているとはいえないとメディアに語っていた。こうして、世間の人々はカレンは脳死なのに無理やり生かされていると誤解することになる。この誤解は長く尾を引き、死の定義の問題が事件の核心をなすという印象はその後も残ることになった。[24]

3　被告側の批判と脳死概念

コバーン宣誓供述書　こうして、少なくとも事実審理が開始されるまでは、カレンが脳死であるかどうかが、大きな焦点となった。ミューア判事が予審命令で争点の最初にこの問題をあげたのも、そのためだった。しかし、そこに原告側の主張の決定的な弱点があるのは明らかである。被告側は、予審聴聞会の前後から、裁判に備えてその弱点に集中砲火を浴びせることになる。その徹底した批判は、たとえば、コバーンが九月一九日付けで提出した宣誓供述書や、被告側が事実審理に備えて用意した準備書面に示されている。

まず、コバーンの宣誓供述書を見ておこう。コバーンは、「セントクレア病院でカレンに面会してからすぐに、脳死」の問題に関連する医学や法学の文献にあたるとともに、有名な二人の神経医学者に助言を仰いだという。その結果、「少なくとも現時点では、カレン・クインランが医学および法律の文献で使用されている意味での《脳死》であるということには大きな疑いがあるように思われる」と考えるようになった。当初の誤解にコバーンは気づいたのである。

さらにコバーンは、この分野の法学の権威であるラトガー大学法学部のノーマン・カンターに問い合わせ、「いかなる裁判所も《脳死》なのか否かに関わらず本件におけるレスピレータのように生命維持に不可欠な補助的機械装置の停止を認許したことはない」ことも確認したという[25]。しかも、カレンが脳死だとは考えられない以上、後見人としては父親の請求に強く反対せざるをえない。原告の請求は、生きているカレンを死なせることになるからである。また、医学的に回復の見込みがないからといって治療の停止を求めることは、裁判所に「慈悲殺」を認めよというのに等しい。

このように、コバーンの「宣誓供述書」は、予審聴聞会よりも前の段階で、アームストロングの戦略が事実に反することを明らかにしていた（*Briefs* I, 20–24）。しかし、アームストロングは、予審聴聞会ではなお当初の戦略に固執していた。そのため、予審の後に提出された被告側の「準備書面」はいずれもカレンを脳死とする立場を斥けるためにかなりの紙幅を割くことになる。特に、ニュージャージー州司法長官ハイランドの「準備書面」の批判は徹底していた。

ハイランド司法長官　ハイランドの「準備書面」は、州司法当局の責任者の書面らしく、当時のさまざまな文献や判例を引証しながら、争点を逐一詳細に検討している（*Briefs*, I, 80–116）。その論法は、基本的にコバーンの宣誓供述書と変わらない。ハイランドは、たしかに原告には同情すべき余地があることは認める。しかし、カレンが脳死ではなく、「端的にいって、生きている」以上、裁判所が治療停止を認めることは無能力な状態にある生者の殺人を許すことになってしまうので、認められないのである。

こうしたハイランドの立場は、訴訟後見人コバーンだけではなく、残る被告側の準備書面すべてに共通するものだった。被告側の準備書面はいずれもカレンが脳死ではないこと、カレンは法的にも医学的にも死んではいないことを倦むことなく説き続けた。

脳死はカレンの満たすことのない死の定義である。しかし、そのことを示すために反復される詳細な議論は、読む者に原告側の主張に対するたんなる論駁以上の印象を残す。脳死概念が、いまだそれを人の死とする法の成立していないニュージャージー州においても、確かな法的地位をすでに獲得しているという印象である。しかし、実際には、事実は逆だというべきである。そうして倦むことなく繰り返される議論が脳死概念の社会的受容そのものを創出するのである。この点を理解するためには、いわゆる脳死臓器移植という観点から、米国における脳死概念受容の過程を簡単に振り返っておく必要がある。

4　米国における脳死概念の受容への歩み

臓器移植　通常、いわゆる脳死臓器移植については、米国では、わが国とは違い、たいした抵抗もなく、短時間のうちに社会的に受容されたとされることが多い。ハーバード基準、「統一遺体贈与法」、

郵便はがき

恐縮ですが
切手をお貼
り下さい

112-0005

東京都文京区
水道二丁目一番一号

勁 草 書 房
愛読者カード係行

（弊社へのご意見・ご要望などお知らせください）

・本カードをお送りいただいた方に「総合図書目録」をお送りいたします。
・HPを開いております。ご利用下さい。http://www.keisoshobo.co.jp
・裏面の「書籍注文書」を弊社刊行図書のご注文にご利用ください。より早く、確実にご指定の書店でお求めいただけます。
・近くに書店がない場合は宅配便で直送いたします。配達時に商品と引換えに、本代と送料をお支払い下さい。送料は、何冊でも1件につき200円です（2005年7月改訂）。

愛読者カード

15389-3　C3012

本書名　死ぬ権利

お名前《ふりがな》　　　　　　（　　歳）

ご職業

ご住所　〒　　　　　お電話（　　）　－

メールアドレス（メールマガジン配信ご希望の方は、アドレスをご記入下さい）

本書を何でお知りになりましたか
書店店頭（　　　　書店）／新聞広告（　　　　新聞）
目録、書評、チラシ、HP、その他（　　　　）

本書についてご意見・ご感想をお聞かせ下さい（ご返事の一部はHPに掲載させていただくことがございます。ご了承下さい）。

◇書籍注文書◇

最寄りご指定書店

市　町（区）

書店

(書名)	¥	(　　)	部
(書名)	¥	(　　)	部
(書名)	¥	(　　)	部
(書名)	¥	(　　)	部

※ご記入いただいた個人情報につきましては、弊社からお客様へのご案内以外には使用致しません。
詳しくは弊社 HP のプライバシーポリシーをご覧下さい。

カンザス州脳死法といった一九六七年の心臓移植以降の一連の動きを並べてみると、米国での対応はすばやく、人間の死としての脳死概念は大きな反対もなく受容され、一九八一年の大統領委員会の報告書『死の定義』（*Defining*）で総括されるに至ったように見える。しかし、少し詳しく見てみると、脳死臓器移植の受容は、米国においても、見かけほど平坦な道をたどったわけではないことがわかる。

米国の場合、一九五四年のハーバード大学のジョゼフ・マレーらによる一卵性双生児間での腎臓移植が、臓器移植初の成功例だとされる。この時代の臓器移植は、いわゆる死体腎・生体腎によるもので、脳死の問題とは結びついていない。その数年後には、米国外科学会はＸ線照射によって拒絶反応を抑えることで、腎臓移植を医療として定着させられるはずだというかなり楽観的な見通しを打ち出している（MURRAY）。実際には、この時期の移植は成功率がきわめて低く、完全に実験的な段階にとどまっていた。しかし、五〇年代には目立った反論や疑念は提示されていない。他に救命手段がない以上、一か八かの実験も致し方ない、誤謬を犯す勇気をもつのは当然だという雰囲気が支配していた。

一九六〇年代に入ると、新しい免疫抑制剤の登場もあって、腎臓移植の実施例が急速に増加していく。移植が医療として定着する可能性が出てきたのである。すでに、同時期に開発されていた腎透析と、経済効率を比較するような議論も行われている。しかし、実施例の増加は臓器移植が含む問題点を専門家に意識させるものでもあった。たとえば、内科学の権威Ｊ・ラッセル・エルキントンは一九六四年に腎臓移植の成功率があまりにも低く、臓器移植がマスコミで喧伝されるようなバラ色の医療であるのかきわめて疑わしいと批判している。それとともに、ドナーの選抜といった問題をはじめ、臓器移植をめぐる社会的倫理的問題に目を向けるべきだというのが、エルキントンの主張だった（ELKINTON1）。最初の成功例から一〇年を経て、腎臓移植は、実施例の増加とともに、逆に、臓器移植をめぐるさまざまな問題を浮かび上がらせることになった（cf., 香川2, 115ff.）。

一九六六年、チバ財団シンポジウム　そうしたところに、臓器移植と脳死の概念とを結びつけるきわめて重要なシンポジウムがロンドンで開催される。一九六六年、チバ財団が開催したシンポジウム「医学の進歩における倫理、特に移植との関連で」である（WOLSTENHOLME）。財団に開催を働きかけたのは、英国を代表する移植医のマイケル・ウドラフだった。三日間にわたるシンポジウムには、マレーをはじめ、二二名の欧米の代表的な移植医や腎臓病専門家などの医学者が参加した。シンポジウムでは、一定の結論が出されたわけではない。しかし、そこには六〇年代前半にきざした問題意識が具体的に示されていた。生体腎移植の正当性とドナーの同意、患者選抜、そして新鮮な臓器確保と死の定義などさまざまな問題が議論され、従来の医の倫理では問題に対処しきれないことがしばしば指摘されている。

このシンポジウムの中心は、ジョンセン（JONSEN2, 199）やロスマン（ROTHMAN, 154［215］）が指摘するように、あくまでも医師たちだった。しかし、議長を務めたキルブランドン卿を始め、法学者が四名、聖職者とジャーナリストがそれぞれ一名参加していた点も見逃すべきではない。キルブランドン卿は、開会の辞のなかで、法は「この問題に関して医学専門職とあまり協力してこなかった」（WOLSTENHOLME, 1）と述べている。医学専門職側からすれば、シンポジウムは、そうした法に対して対応を呼びかける意味ももつものだった。シンポジウムでは、米国の法学者が臓器移植に関連する法の現状を報告し[26]、臓器移植の法的な許容条件が国によって異なることなどが議論されている。臓器移植が医療専門職内部の問題にとどまらず、法との関係を問題にせざるをえないところにさしかかっていた。そのことを、シンポジウムは象徴していた。シンポジウムを閉幕するにあたって、キルブランドン卿は、一九六一年に成立した英国の「ヒト組織法」がドナーの同意を移植の前提としている点について触れ、提供臓器を増やす方向で法を改定する可能性を示唆している（WOLSTENHOLME, 212–5)。移植医たちの狙いは、一定の成果を収めたといえる。

さらに、このシンポジウムは、いわゆる脳死臓器移植という問題にとって決定的な役割を果たすものだった。米国の移植医たちは、そこで初めて本格的に臓器の供給源としての脳死体に注目することになったからである[27]。死体からの臓器移植が討論された際、ジョージタウン大学医学部教授の移植医シュライナーは、「死に関する合意された定義（an agreed definition of death）が欠けている」ために、問題が生じていることを指摘した。その指摘を引き取って、ベルギーのルーヴァン大学医学部で移植を手がけていたアレクサンドルが自分たちの施設での対応について発言する。

「ここで討論を熱のあるものにするために、頭蓋と脳に重篤な損傷を負い、ドナーとなりうる患者がいる場合に、われわれが何を死とみなしているかという点について、皆さまにお話しようと思います。われわれは、すでに、まだ心停止していない段階で、頭部損傷の患者九名を使い、腎臓移植を実施いたしました。五つの条件がこれら九例すべてで満たされていました。すなわち、（一）左右の瞳孔の完全な散大、（二）反射、つまり自然な反射および強い痛み刺激に対する応答が完全に見られないこと、(三) 五分間人工呼吸器の停止を待っても、自発呼吸がまったく見られないこと、(四) 昇圧剤(アドレナリンあるいはネオシネフリン〔塩酸フェニレフリン〕)の増量が必要となる血圧低下、そして、(五) 平坦脳波という条件です」

「これら五つの条件がすべて満たされていれば、腎臓摘出を考えることができるのです」。こう述べて、アレクサンドルは発言を終えた(WOLSTENHOLME, 69)。ここに、米国の移植医たちは、瞳孔散大、無反射、自発呼吸停止、血圧低下、平坦脳波の五つを基準とする新しい死の提案をはっきりと意識することになる。

ただちに「これらの基準はすばらしい」と賛意を示したのは、ハーバード大学のマレーである。実際、このアレクサンドルの提案は、二年後にマレーも参加して作成されるハーバード基準に直接引き継がれることになるものだった。

しかし、シンポジウムに参加していた移植医の全員がアレクサンドルの提案に同意したわけではない。たとえば、当時コロラド大学にいた有名な移植医トーマス・スターツルは「そうした定義にわれわれが同意したとしても、いったいどんな効力があるというのだろうか」と疑義を呈している。そもそもそうした定義を自分のいる移植チームのメンバーが、受け入れるとはとても思えない。腎臓とは違って「ひとつしかない臓器を血液循環が停止する前に、進んで摘出しようとする医師などいるのだろうか」と反問した(WOLSTENHOLME, 70)。また、英国の移植医カーンも「ドクター・アレクサンドルの基準は医学的には説得的であるとはいえ、伝統的な死の定義に従えば、実際には生きているドナーから腎臓を摘出していることになる。わたしは、もし患者の心臓が動いていれば、その患者を死体と見なすことはできないと思う」と述べている。そして、カーンは自分と同じ見解に立つ移植医として、皮肉なことに、タッカー事件で、心臓が動いている段階で臓器を摘出したとして起訴されることになるデイヴィッド・ヒュームの名をあげている。「ドクター・ヒュームは、死体からの移植で大きな成功を収めているが、心臓が鼓動を止めるまでは腎臓の摘出を開始してはいない」（WOLSTEN-HOLME, 73）。

こうした反応に見られるように、アレクサンドルの提案はシンポジウムでは移植医たちにとって賛意よりはむしろ、否定的な驚きをもって受け止められるものだった。実際、スターツルは、後に自伝のなかで、「最初この話を聞いたとき、正直いってわたしはぞっとした。臓器ドナーになりそうだといって、救急患者の治療に支障をきたす恐れがあると思ったからだ」と回想している（STARZL, 148［187–8］）。[28]

しかし、他方では、このシンポジウムには、「脳死」を死とし、臓器の供給源とすることに一種の安心感を与えるイタリアの専門家からの発言も含まれていた。ローマ大学医学部の移植医コルテシニは、「移植立法が備えるべき要点」を報告した際に、ローマ教皇ピウス一二世の見解を引用した。教皇は、人間の死は心機能の停止ではなく、精神が身体から離れることによって起るとし、死体は文字通りの意味では権利の主体ではないと述べていた。この言葉をコルテシニは、臓器移植に関連づけて紹介したのである。[29]

ともかく、アレクサンドルの報告が米国において「脳死臓器移植」というくくりを成立させる大きなきっかけとなったことは明らかである。ただし、アレクサンドルの発言への反応が示しているように、医療専門職の間に、脳死あるいは不可逆的昏睡という状態が人間の死であるというコンセンサスがあらかじめ存在していたわけではない。むしろ、脳死は臓器移植との関係で新しい死として浮上させられてきたというべきである。

ハーバード大学「不可逆的昏睡の定義」　こうして、専門家の間で脳死臓器移植という問題が意識され始めたところに、一九六七年の年末、世界初の心臓移植が南アフリカで実施される。それがマスコミによって医学の奇跡として賞賛されるなか、翌年には世界中で一〇一件の心臓移植が行われる（小松 1, 836–837; PENCE, 286 [2, 95]）。中心となった米国では、心臓移植は一種のブームとなった。しかし、このことは、米国においていわゆる脳死臓器移植がすんなりと認められるようになったということを意味しない。ジョン・アーノルドらによれば、心臓移植は、一般の人々の間に、「一九世紀の多くの文献」が語る「早すぎる埋葬」に対するのと同じ恐怖を生み出しかねないものだった[30]。専門家内部でも、心臓移植は殺人にあたるのではないかという疑念が語られていた[31]。当時の状況が、他方で、医学に対する規制が強まるのではないかという危機感を医学専門家の間につのらせるものだったことも忘れてはならない。しかも、今度は、臓器移植に対して慎重な見解を表明したのは、エルキントン[32]などの内科医だけではなかった。心臓移植は時期尚早で、一九六三年に実施された肝臓移植の場合と同様に、モラトリアム期間を置くべきだとする意見は移植医からも出されている[33]。そのうえ、すでに触れた一九六八年のタッカー事件のように、移植医が殺人罪で告発されるようなことも起きていた。タッカー事件で訴えられたヒュームが無罪となるのは四年後のことである。このことからも推測されるように、一九六八年の米国医学界は心臓移植をきっかけに死の問題をめぐってむしろ大きな混乱にみまわれたと考えるべきである。

そこに登場するのが、「不可逆的昏睡の定義――脳死の定義を検討するためのハーバード大学医学部特別委員会レポート」(Definition) である。一九六八年八月に公表されたこのレポートの意味を理解するためには、心臓移植がもたらした混乱を念頭に置く必要がある。

今日では、「不可逆的昏睡の定義」成立の事情が、ロスマン、ミタ・ジャコミニ、スティーヴンスなどの研究 (ROTHMAN, 160ff.［223ff.］; GIACOMINI; STEVENS, 75ff.) によって、かなり詳しく明らかになっている。死の再定義は、ここでも、臓器移植との関連が問題だった。ハーバード大の特別委員会は、委員長となるヘンリー・ビーチャーが、世界初の心臓移植が実施される以前から、その設置を医学部長に打診していた。ビーチャーが設置を考えた主な理由は、新鮮な臓器の供給源の確保ということにあった。

すでに、マレーの上司のハーバード大の移植医、フランシス・ムーアは、一九六四年の著書のなかで、移植の成績が移植される組織の鮮度 (healthy tissue) に大きく左右されることを指摘している。そして、ムーアは、組織の鮮度との関連で死の問題を取り上げ、脳機能の停止が人間の死を考える際に最も重要な点になるという見方を示していた。移植の専門家にとって、死の定義の問題は心臓移植というよりも、むしろ腎臓移植の成功率との関連ですでに課題として意識されていた (MOORE, 129 ff.)(34)。

こうした移植医にとっての問題意識を、麻酔医として手術に関与していたビーチャーはよく知ることのできる立場にあった。ビーチャーは医学部長のロバート・エバートに宛てた書簡で、「マレー博士とわたくしはともに、死の定義についてさらに検討すべき時が来たと考えております。大きな病院はどこも、適切なドナーを待つ患者であふれかえっているのです」と書いている。[35] こうして、臓器移植の問題を解決するために出されたのが、「不可逆的昏睡の定義」だった。しかし、実際に公表されたレポートでは、死の再定義と臓器移植の結びつきは若干弱められた。草稿を読んだ医学部長が、移植目的で死を再定義しているとの誤解を与えないようにという助言を与えたからである。そのため、死の再定義をする理由が草稿とは順番が入れ替えられ、脳死を治療停止の基準とすることで昏睡患者・家族・病院・潜在的患者の負担を減らすということが理由の一番目にあげられ、「臓器獲得」は第二の理由とされた。ここに、脳死の問題は、治療停止の問題をはさむことで、臓器移植とは独立の死の再定義の問題という体裁をとることになった。

公表された「不可逆的昏睡の定義」はまず、死の定義には医学的問題を超えた道徳的、倫理的、法的問題があることを認めている。しかし、すぐに「ここに示される妥当な定義」、つまり医学の専門家による定義が、「法を現行法よりもよりよいものとするとともに、関連する諸問題のすべてをよりよく洞察するための道を準備することになろう」と付け加えられ、不可逆的昏睡の基準が提示された。基準は、(一)外的刺激に対する無反応、(二)運動や呼吸の欠如、(三)無反射の三点と、(四)脳波測定が可能な場合の平坦脳波の四つである。それらの検査を二四時間をおいて繰り返さなければならない。これが、脳死判定のハーバード基準として知られることになるものだった。その説明は拍子抜けするほど簡単で、医学論文としては異例なことに、他の専門論文への言及はいっさいない。

基準を提示したレポートが強調したのは、死を判定する権限と責任が担当医にあることだった。そこに、ハーバード大学の特別委員会の狙いがはっきりと現れている。委員会は、医療専門職の権限を保存しながら、その権限にふさわしい対応を法に求めていた。心臓移植をきっかけに一般の人々の間に生じつつあった混乱は、ここに提示された死の再定義が法的に受容されることによって、収められるはずだった。そうした狙いがあったことは、この「不可逆的昏睡の定義」の概要が、雑誌刊行と同日の『ニューヨークタイムズ』に発表されたことにもうかがえる。その記事（REINHOLD）は、ビーチャーへの電話インタビューを紹介しながら、脳死判定基準の内容と作成の背景を説明している。ビーチャーは、「もしこの立場が医学界に受け入れられれば、死についての現行の法的概念を変える基礎となるだろう」と語っている。「不可逆的昏睡の定義」は、純粋な医学論文というよりも、早すぎる埋葬への恐怖を収めようとする「政治的な」文書だった。[36] そのために、レポートは臓器移植の問題を離れても成り立つ死一般についての定義という形をとろうとしたのである。

こうしたハーバード大学特別委員会のもくろみは、一定の成果をあげたと考えられる。ひとつにはこのレポートが、一九七〇年七月一日に施行されたカンザス州法など、脳死を人の死とする立法の端緒となったからである。しかし、脳死概念は臓器移植とは独立の死の再定義としてすんなりと受け入れられたわけではない。たとえば、タッカー事件と同様の臓器移植をめぐる訴訟はその後も続発する。脳死という死の定義が社会的に受容されるかどうかは、まだ不確かなところがあった。その点では、スティーヴンス（STEVENS, 97ff.）が取り上げた「社会・倫理・生命科学研究所」の論文、「死の判定基準の精錬――一つの評価」に触れておくべきだろう。

生命倫理の対応　「社会・倫理・生命科学研究所」とは、ダニエル・キャラハンとウィラード・ゲイリンが一九六九年に設立し、今日まで生命倫理研究の中心となってきた民間の研究所、ヘイスティングズ・センターのことである。センターは、死の定義の問題を検討する専門部会を組織し、一九七二年にその検討結果を発表した。それが、「死の判定基準の精錬――一つの評価」という論文だった(TASK FORCE)[37]。専門部会には米国の生命倫理の成立を担った錚々たるメンバーが顔をそろえ、ビーチャーも参加していた。メンバーたちは、いずれもハーバード基準が出たあたりから、脳死臓器移植の問題を論じ始めており、中にはきわめて批判的な立場の人も含まれていた。脳死臓器移植を真っ向から否定する議論を展開したヨナスや、臓器移植を自己犠牲による贈与として認めながら、厳しい制限を課そうとしたポール・ラムジー、臓器移植に人道主義を隠れ蓑とする非人間的なおぞましさを指摘し、ドナーの事前の同意の絶対性を主張したウィリアム・メイなどである。そうした批判者たちとビーチャーなどとの間に激しい議論があったことは、論文からも推測される[38]。しかし、最終的には、ヨナスやラムジーは少数派として位置づけられ(TASK FORCE, 51)、論文はまとめられた。それはハーバード大学医学部教授ビーチャーの立場に沿うものだった。

この一九七二年の「死の判定基準の精錬――一つの評価」も、冒頭で、人間の死の判定をめぐって混乱が生じていることを指摘している。そのため、専門部会は、そうした混乱を収めるべく、提案されてきたさまざまな死の判定基準と人々の不安の源を評価することを試みた。前者の死の判定基準については、基準が満たすべき形式的な特徴が列挙されている。そして、そうした特徴を満たす「最も傑出した提案」だとされたのがハーバード基準だった。この論文は「不可逆的昏睡の定義」から判定基準についての説明をそのまま掲載している。特別部会の多数派によれば、その基準の受容をうながすことが、問題の混乱を収める道なのである。たしかに、「ハーバード大学医学部特別委員会レポートは、提案された基準と手続きが明らかに有用で利点を有しているにもかかわらず、医学専門職の内部からも外部からも反対にさらされてきている」（TASK FORCE, 51）。そのうえ、脳神経学者や脳神経科医であれば、基準の修正や洗練を施そうとするかもしれない。

「しかしながら、われわれは、ハーバード委員会レポートで提示された基準に対して、何らの医学的、論理的、道徳的反論も認めることができない。基準と手順は医師にとって必要なガイドラインを提供しているように思われる。もしこれが採用されれば、《患者》の状態をめぐる現今の混乱を大いに減少させ、それによって現在医師や親族に押しつけられている対応、つまり、不必要で、無益で、高価で、時間を浪費し、混乱を生む対応を終わらせることができよう」（TASK FORCE, 51）

では、なぜ「最も傑出した提案」が批判されているのか。反対意見にはさまざまな理由が考えられるが、専門部会によれば、最大の理由は、提案が臓器移植をしやすくするためのものではないかという人々の疑念にある。レシピエントのニーズを満たすために新たな基準が案出され、ドナーの全一性（integrity）が損なわれようとしている。専門家も含め、そうした不安を抱く人は多い。これに対して、ヘイスティングズ・センターの論文は、疑念を真っ向から否定しようとした。臓器獲得の必要性が死の基準を変更する理由ではないし、また理由であってはならない。その点に関しては、本専門部会のメンバーの見解は「完全に一致」しているというのである。この論文も、臓器移植が死の定義の見直しに「力強い刺激」を与えたことは認める。しかし、ハーバード基準は臓器獲得という目的とは別個に成り立つ死の新たな判定基準として理解されなければならない。その基準は、臓器移植と切り離して、受容されるべきものである。その点を、この「死の判定基準の精錬――一つの評価」は繰り返し強調した。

こうした強調は、裏返せば、一九七二年の段階でもなお、死の定義をめぐる混乱が続いていたことを明らかにする。ハーバード基準についても評価は定まってはおらず、脳死の概念も社会的に受容されていたとはいいがたい。そうしたところに、クインラン事件が登場した。それは、ヘイスティングズ・センターの論文、さらにさかのぼれば、政治的な「不可逆的昏睡の定義」が望んだような脳死概念の理解を可能にするものだった。クインラン事件では、脳死の概念が臓器移植とは切り離されて、死をめぐる問題として論じられるからである。そこで、脳死は人の死の基準として機能する。脳死をめぐって倦むことなく繰り返される被告側準備書面の議論は、米国における脳死概念の社会的受容を事実として確認するものというよりも、むしろ社会的受容を仕上げる効果をもつものだった。その点を、再度ハイランドの準備書面に立ち返って、確認しておこう。

5　法的受容の完成

ハイランドの議論　クインラン事件は、アームストロングの当初の戦略のために、ニュージャージー州における死の法的定義をめぐる最初の裁判という意味をもつことになった。州司法長官のハイランドは、脳死の問題を、準備書面の「カレン・クインランは死の定義に関する現在認められているいかなる医学的および法的基準に照らしても生きている」と題した節（*Briefs* I, 84-89）で、集中的に論じている。ハイランドはアームストロングの戦略に応じる形で、死の法的定義の問題を一般的に論じ、脳死が受容されてきた過程を振り返っていく。

ハイランドは、従来、法の関心は生命にあって、死にはなかったことから論じ始める。そのため、ハイランドによれば、相続や刑事責任が問題となる場合を除けば、法が明示的に死亡時刻の決定や死の特徴を取り上げることはなかった。しかし、すでに全米的には、死の定義が大きな論争の的となってきた。原因は、医学と法の間の大きなギャップにある。医療技術の進歩は「死の伝統的法概念における重大な欠陥を明らかにすることになった。……要するに、現今の法律は現在の医学の現実を反映していない」。今や、法にとっては、いかに医学に追いつくかが課題である。脳死概念の法的な受容を完成させなければならない。これが、脳死問題をめぐるハイランドの基本的な立場だった。

ハイランドによれば、歴史的には、裁判所はコモン・ローの死の定義を採用してきた。『ブラック法律学辞典』に見られる「血液循環の全面的な停止と、その結果として生じる呼吸・脈拍等の動物的および生命的諸機能の停止」という定義(39)である。近年でも、一九六八年のカリフォルニア州の裁判(40)では、この伝統的定義が採用され、蘇生不可能とか不可逆的昏睡といった代案が斥けられている。法的には、いまだに死の伝統的規定に忠実であろうとする立場は残っている。

しかし、こう指摘しながらハイランドは、医師たちは伝統的規定を死の判定手段とはしなくなってきたと切り返す。「脳死の概念は最初二人のフランスの医学研究者によって提案されたが、……今やあまねく受け入れられている」。背景には、延命技術の発達と臓器移植という医学の進歩がある。ハイランドによれば、「これらの進歩に添う形で、生命が続くのは脳が機能を停止するまでであると認められ、それが《脳死》と命名されることになった」のである（*Briefs* I, 101, note 35)。

ハイランドも、概念的には受容されてきたとはいえ、脳死の診断についてはさまざまな基準が提案されていることは認める。しかし、ハイランドはこうした相違をひとつの権威によって乗り越えていく。権威となるのは、ハーバード大の「不可逆的昏睡の定義」である[41]。その全脳死の考え方が「最も一般的に受け入れられている脳死判定の基準」であり、法の拠るべき医学的見解なのである。ハイランドによれば、他の有力な基準もハーバード基準の拡張として理解できる。その点を示すために、ハイランドは、ハーバード基準と同じ一九六八年八月に第二二回世界医師会で採択された「シドニー宣言」[42]に言及している。その宣言は、臓器移植との関係で死亡時刻の決定について検討する必要が出てきたことを認め、伝統的な死の基準に代えて脳死の概念を採用するとともに、人間（person）に向けられるべき医療専門職の関心は「孤立した細胞の維持」にはないと述べていた。

ハイランドは、この「シドニー宣言」がハーバート基準と同じく脳死が人の死であることを明らかにし、一般の人々の臓器移植に対する誤解を解こうとしたものだと説明する。まだ死んでいない人から臓器が摘出されるのではないか。そうした人々の「誤解」は、脳死が人の死であることを宣言することによって解消されるはずである。こう述べて、ハイランドは、「死の伝統的な法的概念における重大な欠陥」も同じ問題に帰着させる。法の重大な欠陥は、臓器移植という医学の進歩によって呼び起こされた人々の懸念に十分に対応していないところから生じている。そうした懸念をなくすために、法は医学の現実に追いつき、脳死が人の死であることを宣言する必要があるというのがハイランドの説明だった。いうまでもなく、そこでは脳死が人の死であるとする理由については、検討されていない。

法律家のハイランドにとっては、医学に追いつくことのみが問題だった。そこで、ハイランドは、重大な欠陥をかかえている法も、医学とのギャップを放置してきたわけではないと語っている。たとえば、すでにニュージャージー州でも採択された統一遺体贈与法である。この法律によって、ドナーの主治医は自らの医学的判断に従って死を決定することが可能である。さらに、ハイランドは、司法が脳死概念に対してはかなり柔軟に個別的に対応していることも強調する。たしかに、ニュージャージー州のように、死の法的な定義という点ではまだ「現今の法律は現在の医学の現実を反映していない」州は多い。だが、さまざまな判例を見れば、司法の実質的な対応は明らかである。こう述べてハイランドは、タッカー事件も含め、臓器移植が殺人罪に問われた一連の裁判を例示している。

たとえば、一九七四年五月、カリフォルニア州高等裁判所では、銃で撃たれて脳機能が完全に停止した人から心臓を摘出し、主治医が殺人罪に問われたライアンズ事件の判決が出された[43]。判事は、医学の専門家たちの証言を基に、陪審員に対して脳機能の不可逆的停止は法律的な死であるとの助言を行った。その結果、主治医は陪審員によって無罪とされたのである。同種の裁判は、すでに一九七一年にオレゴン州でも起っている。生命維持装置を停止した主治医が、殺人罪に問われたブラウン事件[44]である。主治医は、停止に先立って、銃による脳に損傷を負った患者の脳の死を宣告していた。この事件でも、主治医は最終的に無罪となった。それに、既述のタッカー事件が続く。さらに、当時、ニューヨーク市では、サルソナ事件(45)の判決が出されたばかりだった。それは、主治医が人工的に心肺機能を維持していた患者が「神経学的に死亡している」ことを宣告したことを受けて病院側が移植のための腎臓摘出を許可するよう裁判所に訴えた事件だった。実際には、その訴訟中に、患者が心肺停止となり、主治医は法的な死を宣告した後に腎臓を摘出し、移植が行われ、訴訟はミュートになった。しかし、裁判所は同様の問題が起りうると認め、現在受け入れられている神経学的基準が適切な死の判定基準であると認める裁定を一九七五年に下したのである。

このように、裁判所は、臓器移植が関係する裁判で、脳死の概念を法的にも有効な死の概念として認めてきた。ハイランドによれば、そこに医学の現実に対する司法の柔軟な対応が示されているのだった。

死の不在証明　こうして、ハイランドは、脳死が医学的のみならず、法的にも死の定義として受け入れられていることを主張しようとした。実定法と医学の間にはギャップがあるように見える。しかし、法は判例の形で実質的には医学に追いついているというのである。このように、ハイランドによる死の法的定義をめぐる考察は、臓器移植と殺人罪をめぐる判例の検討(46)を通じて、脳死概念が法的に定着してきた過程を明らかにし、それを仕上げようとするものだった。

もちろん、こうしたハイランドの考察は、アームストロングの立場を論破するための準備として行われている。その目的は、現在の医学における死が脳の活動の完全な停止にあると示すことである。ハイランドによれば、そうした脳死概念は、今や、脳死の立法のないニュージャージー州にあっても、法的に有効な死の定義と考えなければならない。しかし、新皮質の機能が破壊されただけの状態は、脳死にはあたらない。脳死では、高次の脳機能のみならず、やや原始的な脳幹機能も停止していることが必要である。カレンの場合、こうした医学的および法的な死の定義は明らかに満たされてはいない。アームストロングの強弁にもかかわらず、カレンは法的にも医学的にも生きている。ハイランドは、その点をさらに事実審理における証言によって明らかにすることを予告し、準備書面での議論をしめくくった。

こうして、脳死の概念は、カレンが満たすことのない状態であったがために、クインラン事件において法律家たちの議論の対象となり、その結果、脳死を人の死とする法をもたないニュージャージー州においても、死の法的定義としての位置を獲得することになった。脳死がカレンに死の法的不在証明を発行する。後にハイランドたちは、クインラン事件によって「死の医学的定義が承認された」(HYLAND, 40) のだと述べている。米国における脳死概念の社会的受容の仕上げ、そこに、クインラン事件がアームストロングの法廷戦略によって図らずも担うことになった大きな役割があった。

第五章　戦略の変更：信教の自由、代理判断、プライバシー権

1　アームストロングの戦略転換

「死んでいる」から「生きている」へ　原告側弁護士アームストロングは、カレンが脳死状態で、医学的にも法的にも死んでいると主張しようとした。この戦略は、被告側のコバーンやハイランドなどの指摘を待つまでもなく、明らかに無理がある。その点は予審公聴会でミューア判事からも指摘された。しかし、アームストロングは自分の戦略をすぐには放棄できなかった。一〇月二日提出の「事実及び法に関する原告の主張」は、相変わらず、「ニュージャージー州によって認められた現今の法的および医学的な死の定義によれば、カレン・アン・クインランは死亡している」と述べていた(cf., *Briefs* I, 57, 137–138)。

しかし、ついに一〇月一〇日付けの原告側「準備書面」(*Briefs* I, 33–51)で、アームストロングは

当初の主張を撤回する。その書面は初めて公式に、昏睡状態にあるカレンが脳死状態ではなく、遷延性植物状態であることを認めていた。カレンは「現在、主治医たちによれば、厳しい行動制限を特徴とする遷延性ないし慢性の植物状態（a persistent or chronic vegetative state）とされる状態にある」(*Briefs* I, 34)。「原告の信じるところでは、カレン・アン・クインランは現在、ニュージャージー州が認めるいかなる法的基準に照らしても死んではいない」(*Briefs* I, 50)。こう述べたアームストロングは、そのカレンの病状とともに、「医療技術による治療の望みはない」ことを、審理のなかで、専門家の証言によって明らかにすることを予告している。

コバーンは、この「原告側の、カレンは《死亡している》という主張から《生きている》という主張への変身（metamorphosis）」は、「むしろ悪い冗談」ではないかと思ったという (*Briefs* I, 57–58)。ともかく、高裁判決 (*Briefs* I, 541) が指摘するように、「原告は、当初、カレン・アン・クインランは法的にも医学的にも死んでいると主張していたが、審理開始前にこの立場を変更し、カレンが死んではいないことを認めた」。ようやく、カレンの病状については、関係者全員の見解が一致することになったのである。

遷延性植物状態　「遷延性植物状態」という言葉については、州高等裁判所における事実審理のなかで被告側の証人、コーネル大学医学部神経学講座主任教授フレッド・プラムが説明している (*Briefs* I, 485)。プラムによれば、この用語は、プラムが、神経外科学の世界的な権威である英国のブライアン・ジェネットとともに、一九七二年に提唱したものだった。

その七二年の論文、「脳損傷後の遷延性植物状態、名称探索中の症候群」(JENNETT1)[47] は、「神経学的機能の植物的部分を維持する能力を保持しているものの、認知機能はいっさいもたない患者」について検討している。論文によれば、そうした患者についての医学的記載はその二〇年ほど前から始まり、医療技術の進歩にともなって増加してきた。しかし、七二年の段階ではまだ適切な名前が与えられていなかった。そこで、関連する用語を検討し、最も適切な名前として、「遷延性植物状態」という用語を提案したのである。

ジェネットとプラムによると、「遷延性植物状態」とは、脳に重大な損傷を受け、一週間ほどの深昏睡の状態を経て、覚醒と睡眠のサイクルを繰り返すに至る「臨床的症候群（clinical syndrome）」を指す。判定は、もっぱらベッドサイドで観察可能な行動上の特徴による。臨床的には、外界の刺激に適切に反応できず、眼球運動によるものも含めコミュニケーションはいっさいとれないといったことが特徴となる。ただし、現状では、この症候群に関して厳格な病理学的診断を下すことは困難である。病変部位が生理学的、解剖学的に特定されているわけではないし、病像が脳波の検討によって確定しているわけでもない。したがって、この状態は病因や病像や解剖学的病変が明確に特定される「疾患（disease）」ではなく、「症候群」にとどまるのである。

二人によれば、この状態は「植物的（vegetative）」と呼ぶことが適切である。「植物的」という言葉は、『オックスフォード辞典』に示されるように、一八世紀以来、「知的活動や社会的交際を欠いたまま、たんなる身体的生命を生きていること」と定義され、「成長や発達はするものの、感覚と思考を欠く有機体」を指してきたからである。問題の症候群では、そうした植物状態が無際限に続く。しかし、その状態がどれくらい続くのかを予測できる信頼に足る基準は存在していない。これを「永久的（permanent）」とか「不可逆的（irreversible）」と呼ぶのは明らかに強すぎる。実際、その後、この状態が一年以上続いた患者でも、意識を回復する例は報告されている（cf., PENCE, 44-5［1, 63-4］）。しかし、たんに「長引いた（prolonged）」というのでは弱すぎる。そこで、「遷延性（persistent）」という言葉を選んだのだというのが、二人の説明だった。

ジェネットとプラムは、その論文で、遷延性植物状態の患者に対して社会全体で対応する必要があると指摘している。二人は、遷延性植物状態の予後を確実に判定できる基準が登場するまでは、遷延性植物状態患者の治療を停止するわけにはいかないだろうと述べ、それが重度の脳損傷患者の救命と回復の努力の代償なのだとしている（JENNETT1, 737）。ともかく、ジェネットとプラムが論文で記載した「遷延性植物状態」は、カレンの病状と経過にぴったり重なるものだった。問題は、脳死ではなく、遷延性植物状態患者の治療停止にある。

2　カトリックの信仰

カトリックの信仰　では、カレンが死んではいないことを認めた原告側は、何を請求の拠り所にしようとしたのか。アームストロングの提出した「準備書面」はまず、カレンも含めたクインラン家の人々がローマ・カトリック教会に属す事実を強調した。

「準備書面」によれば、ローマ・カトリックは、次のように教えている。「（一）現世での生活は死後も完成を目指して続く生命のひとつの局面にすぎないこと、（二）死は生命を変えるものではあっても、終わらせるものではないこと、そして、(三) 現世での生命は通常以上の医療手段を無益に使用して (futile use) つなぎとめる必要のあるものではないこと」(*Briefs* I, 35) である。さらに、生命に影響を及ぼす決定については、個人と家族が、教会の助言を得ながら、当人の「霊的な最善の利益 (the spiritual best interests)」に基づいて決定すべきなのである。だが、もちろん、カトリックは、レスピレータの使用が宗教的な罪にあたるとか、治療停止を命ずる積極的な宗教的義務があるとか主張しているわけではない。

ここでアームストロングの念頭に、七一年のニュージャージー州最高裁によるヘストン判決があったことは明らかだろう。すでに見たように、その判決では、「死を命ずる個人の宗教的信仰」を州が受け入れるべき理由はないとされていた。これに対して、アームストロングは一家の信仰が死を命ずるものではないことを何とか示そうとしていた。そのために、一家の信仰からすれば、現世での生命を終えようとしているカレンに対して治療を続けることは、「より良い、より完全な生命の実現と享受」を妨げるものでしかないといおうとしたのである。

信仰と治療停止　「準備書面」はさらに、カレンが昏睡状態に陥る前に、二度にわたって、通常以上の医学的手段によって無益に延命されたくはないと語っていたことに言及する。一度はカレンの友人の父親がガンで亡くなったとき、もう一度は家族の友人が同じくガンで亡くなったときのことである。[48] クインラン家の人々が「カレンを平和に尊厳をもって旅立たせる (let Karen depart in peace and dignity)」ように求めることになったのは、カトリックの信仰とカレンの真の希望の故なのである。

カトリックの信仰を前面に立てることは、原告のジョゼフ・クインランにとってはごく自然なことであったはずである。彼はマスコミにこう語っていた。「カレンを機械から外し、主の御手に委ねさせてください……もし神が自然な状態でカレンが生きることを望まれるのなら、奇跡を起こし、カレンは生きられるでしょう。死ぬことを望まれるのなら、人工的な手段を一切取り外されれば、神が召されるときにカレンは死ぬことになるでしょう」(*Time2*, 52)。訴訟によって「すべて法律の問題」になったにしても、ジョゼフにとって、問題が信仰の次元を離れることはありえず、その請求は救済を求める祈りへとはっきりと近づいていく。また、医学的誤りを認めた弁護士のアームストロングにとっても、事件の重心を医学的な死の次元から宗教的な生の次元へ移し変えてやることが必要だった。

しかし、裁判には信仰を持ち出すだけでは不十分である。救済の祈りには、法的な裏づけを与えなければならない。当初の戦略の放棄を余儀なくされたアームストロングは、どのような法廷戦略をとることになるのか。

3 代理判断説とカレンの最善の利益

裁判所の権能 アームストロングはまず、裁判所が原告の請求に応えうる権能をもつことを明らかにしようとした。そのため、ヘストン判決のように、裁判所が生死に関わる問題に関して判断を下すことはあるし、法的無能力者の後見人を指名した先例もあることを指摘し、次のように論じる。たしかに、カレンの場合、通常以上の治療の停止が「殺人罪の刑事訴追や医療過誤訴訟」を生じる可能性はあるかもしれない。しかし、裁判所には「宣言的判断（declaratory judgment）」によってそうした可能性をあらかじめ排除し、紛争の芽を摘む救済処置をとることが可能である。原告の願いは祈りとしてではなく、あくまでも法的請求として聞き届けられなければならない。裁判所は生死をめぐる判断を下し、検察官や医師と病院に禁止命令を出すことによって、原告を救済することができる。

このように裁判所の権能を論じたアームストロングは次に、ジョゼフがカレンの後見人にふさわしいことを主張する。カレンは現在法的に無能力の状態にある。そうした法的無能力者の後見人を指名する権限を裁判所はもつ。また実際に裁判所は後見人に求められる要件と義務も明らかにしてきた。そうした判示を参照すれば、原告のジョゼフが指名されるにふさわしい要件を満たしていることは明らかである。「彼は一家の大黒柱であり、妻のジュリア・クインランには誠実な夫であり、子どもたちには良き父親である」（*Briefs* I, 40）。

代理判断説の展開　では、後見人の判断はどの範囲まで及びうるのか。この問題をアームストロングは代理判断（substituted judgment）の問題として論じていく。アームストロングによれば、すでに代理判断の法理を採用しているニュージャージー州法の精神からすれば、合法的に同意可能なすべての事柄に関して、後見人が無能力者に代わって同意することが認められるはずである。たしかに、後見人の判断が及ぶ範囲について、ニュージャージー州の判例は所有物の処分に限定してきた。しかし、他州の判例を参照すれば、その範囲は拡大されなければならない。

こう主張したアームストロングは、ケンタッキー州上訴裁判所のシュトランク対シュトランク判決（一九六九年）と、コネチカット州高等裁判所のハート対ブラウン判決（一九七二年）を引証する。

シュトランク判決では、無能力者に対する代理判断が所有物のみならず「被後見人の福祉に関わるあらゆる事柄にも及ぶ」ことが認められた。ハート判決は、シュトランク判決を引き継ぎ、さらに代理判断が「きわめて包括的で、法的能力を欠く人の福祉に関わるあらゆる事柄に及ぶ」ことを認めた。この点を確認することで、アームストロングはジョゼフによる代理判断が治療停止にまで合法的に及びうることを主張しようとした。

ここで、この二つの判決が、代理判断説の歴史では、批判を呼ぶものだったことは想起しておくべきだろう。[49] いずれの裁判も法的無能力者の臓器提供をめぐるものだった。シュトランク事件は、重い腎臓病患者の二八歳のトミー・シュトランクに死が迫っていたことから起こった。医療陣は、家族に、トミーの命を救うには腎臓移植以外にないと説明した。そこで、家族全員の移植の適合性が調べられた。組織的に適合していたのは、一歳年下の弟ジェリーだけだった。当時、ジェリーは州の精神遅滞者施設に入所しており、その精神年齢はほぼ六歳だった。そこで後見人の母親がジェリーの腎臓提供を認めるように求め、裁判を起こすことになった。そうして出されたのが、一九六九年のケンタッキー州上訴裁判所の判決だった。判決は、腎臓の提供がトミー個人だけではなく、ジェリーにとっても「利益となる（beneficial）」として、母親の訴えを認めた。ジェリーは、トミーに「精神的にも、情緒的にも大きく依存しており」、ジェリーの「福祉は兄を失えば、ひとつの腎臓を摘出される場合よりもはるかに激しく損なわれかねない」。それが、訴えを認めた判決の理由だった。

他方、コネチカット州の裁判は、七歳一〇ヶ月の双子の間での腎臓移植を親が求めたものだった。このハート判決は、まず双子が一卵性双生児で拒絶反応の恐れが皆無であり、移植の危険性が低いことを強調した。そして、シュトランク判決と同様に、双子の一人が亡くなる場合と助かる場合に家族に及ぶ利益が比較され、臓器摘出が認められた。いずれの裁判でも、法的無能力者をめぐる代理判断の法理が、利益の比較考量を介して、臓器提供を正当化する論拠となっていた。そこに、代理判断法理の「誤った解釈」や「濫用」を指摘すること（LEBIT, 112）は容易だろう。

しかし、アームストロングの弁論は、この濫用を利する形で、展開されていく。治療の停止がカレンの「最善の利益（best interests）」であるという主張である。それは、強制的臓器移植を認めたこれら二つの判決を引き継ぐ議論だった。

アームストロングによれば、「どのような行動が無能力者の《最善の利益》になるのかを決する際、裁判所はその人の身体的、精神的、道徳的、霊的、及び経済的福祉を考慮しなければならない」。たしかに、後見人は被後見人に対して適切な医療を提供する義務がある。カレンも倒れて以来、得られる限りの最善の治療を受けてきた。しかし、それにもかかわらず、病状は悪化し続け、現在では回復の見込みがなくなっている。こうした状況下で、裁判所が治療の継続を強いるとすれば、エクイティ（公正）の原則を侵害することになるし、無際限に生物学的機能の維持を命じる先例なき判断を示すことになる。それは「ヒポクラテスの理念のグロテスクな歪曲」である。求められるのは、カレンの最善の利益を図ることである。カレンにとって最善の利益となるもの、それは昏睡に陥る前に母親に語った言葉に示されている。もちろん、後見人はいつでも被後見人の意図通りにする義務をもつわけではない。しかし、カレンは幼児ではない。こう述べた準備書面は、カレンの意思と信仰を考えると、「生命はいかなる犠牲を払っても保持されるべきだと主張することは、カレンの霊的な人間観に対立する」と結論した。

代理判断説の拡張あるいは濫用　このように当初の戦略を放棄したアームストロングは、代理判断という法理の展開過程のなかにクインラン事件を位置づけることに法的な活路を見出そうとした。カレンが生きており、意思表示しえない以上、代理判断が問題となるのは、当然の成り行きである。そして展開された主張は、臓器移植をめぐる法理の濫用をさら一歩進めるものだった。原告側が求めていたのは、法的無能力者の死だったからである。

「現在、カレンは不可逆的昏睡（an irreversible coma）の状態にある。彼女の身体の自然な変化は妨げられており、施されている治療は今や統一を失った有機体（a now disunified organism）が必然的に崩壊するのを遅らせているだけにすぎない。生命は神聖であり、生命を守る者は正義をなす者であるというのは自明ではある。しかし、現在の治療を継続することは、よるべなき者の代弁者たる裁判所が保護すべき本質的な人間の尊厳を貶めることになるにすぎない」（*Briefs* I, 42）

アームストロングはカレンが脳死であるとの主張を撤回した。しかし、カレンはすでに生きているとはいえないとする点では、主張を変えなかった。そこに、カレンのレスピレータの停止は殺人にはあたらないという主張が続くことになる。それは、カトリックのケリー神父が『医療道徳の諸問題』で強調していたように、通常／通常以上という区別が、患者の利益に相関的であり、「治癒不可能」という判断がポイントを握るものであることをいい直すものだった。

アームストロングによれば、レスピレータといった通常以上の手段の停止を求めているのは、「カレンの個人的な自律と身体的全一性（integrity）を尊重する」からである。その要求には、予想される死は因果的に含まれていない。というよりも、カレンの昏睡は不可逆的で、自律と身体的全一性の崩壊はすでに避けがたく、死はたんに遅らされているにすぎない。したがって、治療停止は殺人にはあたらない。このように後見人の役割とカレンの最善の利益を論じたアームストロングは、さらに憲法上の権利を論ずることで原告側の弁論を仕上げようとする。

4　プライバシー権の法的展開

法的起源　アームストロングの弁論の要点は、次の言葉に示されている。「原告の請求を斥けることは、カレン・アン・クインランとその家族のもつ憲法によって保護された権利を侵害することになる」。拠り所とされるのは、プライバシーの権利（the right to privacy）である。「州は、対立する利益がやむにやまれぬ非宗教的なものであることを論証することなしに、クインラン家の宗教的信念の自由な行使、私人としての意思決定、および自らの身体に対する支配権に干渉することはできない」。この支配権をめぐる議論（*Briefs* I, 43–8）が、立場の変更を余儀なくされた原告側の新たな戦略の核心をなす。アームストロングは、プライバシーの権利が形成されてきた過程をたどることで、議論を展開していく。まずその議論に沿いながら、プライバシー権の形成過程を振り返っておこう[50]。

米国における法的なプライバシー概念は、一九世紀末にまで遡る。嚆矢とされるのは、サミュエル・ウォレンとルイス・ブランダイスが一八九〇年に『ハーバード法律雑誌』に発表した論文、「プライバシーの権利」(WARREN)である。その論文は、「個人が人格と財産において完全に保護されるべきであることは、コモン・ローとともに古い原則である。しかし、時代の変化に合わせてその保護の厳密な性格と範囲を新たに定義することが必要となってきた」という言葉から始まっている。これは、古くからある法的保護を時代の変化にともなう「新しい権利」として捉えなおし、「思想、感情、感覚に関するプライバシーの一般的権利」が広範囲に及ぶことを主張した論文だった。ウォレンとブランダイスによれば、プライバシー権はまずは個人の私生活の情報をメディア報道による侵害から保護する権利として認められ、徐々に適用される範囲を拡大してきた。というよりも、プライバシー権の核心が「一人にしておいてもらう権利(the right to be let alone)」という意味での「生活を享受する権利」にあることが認識され、その一部としてメディアに対するプライバシー保護も含まれることが明らかとなったのである。プライバシーの権利による保護は、有形資産だけではなく無形資産も含め、あらゆる形態の所有に及ぶ。そうした権利の広がりは判例によってすでに実質的に確立されているというのが、ウォレンとブランダイスの結論だった。この二人の主張は、法律の専門家の間で大きな反響を呼び起こした(GARROW, 261)。

この「一人にしておいてもらう権利」は、翌年の一八九一年には、連邦最高裁判所の判決にも登場する。ユニオン・パシフィック鉄道会社事件判決である。それは、アームストロングがプライバシー権をめぐる議論の出発点に置くことになる判決だった。(51) 事件は、上段のベッドが落下し、脳と脊髄を損傷した寝台車の乗客が鉄道会社を訴えたことから始まった。これに対して、会社の弁護側は原告の病状を知るために、原告が外科的検査を受ける命令を出すように裁判所に求めた。インディアナ巡回区裁判所は、そうした命令を強制する権限は裁判所にはないとの理由で、会社弁護側の訴えを斥けた。しかし、会社側がさらに上告したため、連邦最高裁が巡回区裁判所の判断を追認することとなった。連邦最高裁判決は、「明確で疑問の余地のない法の支配によるのでない限り、いっさいの他者の強制や干渉から自由に、自らの人格を所有し、支配するという、万人の有する権利ほど、神聖で、コモン・ローによって注意深く保護されている権利はない」と、宣言した。この神聖な権利が、判決では、「一人にしておいてもらう権利」といい換えられた。プライバシーの権利がはじめて判決の中に登場したのである。それを受け継ぐ形で、一九一四年のベンジャミン・カードゾ判事の有名な言葉が来る。「成人に達し、健全な精神をもつすべての人間は、自分の体に何がなされるべきかを決定する権利がある。したがって患者の同意なしに手術をする主治医は暴行を犯すことになり、その損害への責任を負う」(cf. FADEN, 123［101］)。[52]このカードゾの言葉は、二〇世紀に入って徐々に形成されていくインフォームド・コンセントの法理の出発点の一つとなるものだった。ともかく、プライバシーの権利は一九世紀末には実質的に連邦最高裁のレベルですでに認められていた権利だった。

さらに、論文「プライバシーの権利」を書き、後に最高裁の判事となったブランダイスは、一九二八年の連邦最高裁判決[53]のなかで、プライバシーの権利をめぐる自説を再確認している。このオルムステッド判決も、アームストロングが準備書面のなかで引用することになる（*Briefs* I, 44）。裁判は、密造酒の被疑者に対する違法な盗聴をめぐるものだった。その判決のなかで、ブランダイスは、捜査を合憲と認めた多数意見に対して、反対意見を書いている。「一人にしておいてもらう権利」は単に物質的生活のみならず、「人間の霊的性質（the spiritual nature）や感情や知性の重要性」も認めることに成り立つ。それは、「最も包括的な権利で、文明人が最も高く評価する権利」であるというのが、ブランダイスの主張だった。この霊的次元をも含む権利に、アームストロングは活路を見出そうとしたのである。

そこでアームストロングは、さらに「家族の自律（familial autonomy）」、家族のメンバーの生活に関わる基本的な意思決定を下す家族の権利（the right of the family）」についても判例を検討していく。まずあげられるのは、一九二三年の連邦最高裁のマイヤー対ネブラスカ判決[54]である。ロバート・マイヤーはルター派の学校でドイツ語の教師をしていたが、小学校で外国語教育を禁じていたネブラスカ州法違反に問われた。そこでマイヤーは逆に、州法を憲法違反だとして訴えた。連邦最高裁は、マイヤーの訴えを認め、ネブラスカ州法が違憲だと判断した。たしかに市民の育成と同化を目指す州法の目的は不当ではない。しかし、その法の目的は、マイヤーの教育の自由や親たちがマイヤーを教師として雇う自由に干渉する理由とはならない。米国憲法第一四修正第一節は適正な法手続き、いわゆるデュー・プロセスを定めている。そこでは、「州は、何ぴとからも、法の適正な過程によらずに、その生命、自由または財産を奪ってはならない」（合衆国憲法, 235）と規定されている。判決によれば、この規定にある自由には、「たんに身体的強制からの自由だけではなく、契約し、どのような職業にでも就き、有益な知識を得、結婚し、家庭をもって子どもを育て、自分の良心の命ずるところにしたがって神を崇拝し、そして一般的にいえば自由な人間の正当な幸福の追求に不可欠なものとしてコモン・ローが久しく認めてきた特権を享受する個人の権利も」含まれるのである。

この判決は同じく連邦最高裁が下した二年後の一九二五年のパース対修道女会判決[55]にも受け継がれている。一九二二年の義務教育法は、八歳から一六歳までの児童は地域の公立学校に通学するように規定していた。これに対して、二五年の判決は、私立学校への通学を禁止した州法は憲法違反だと認めた。最高裁によれば、「子どもはたんに州のものなのではない。子どもを養育し、その運命を導く者たちも、高い義務とともに、子どもを評価し、さらなる責務を準備する権利をもつ」。学校の選択は、家族の私的な権利、プライバシー権に含まれるのである。こうして、プライバシーの権利は、二〇世紀に入り、対象となる範囲を着実に拡大していった。

グリズウォルド判決とその後の展開　このように、主に子供の教育に関する判決を手がかりに、アームストロングは家族の権利が存在することを確認しようとした。そうした準備を経て、いよいよ、グリズウォルド対コネチカット判決が検討されることになる。この一九六五年の連邦最高裁判決は、一九七三年のロー対ウェイド判決とともに、米国の生命倫理の歴史においてはしばしば言及される判決である。

まず、グリズウォルド対コネチカット事件の概要[56]を確認しておこう。エステル・グリズウォルドは、コネチカット州家族計画同盟（Planned Parenthood League in Connecticut）の会長を務めていた。同盟の医学部長には、イェール大学医学部教授リー・バクストンが就任していた。二人は協力して、結婚しているカップルを対象に、避妊のための情報提供や教育、さらには医学的な助言を行う活動をしていた。それがコネチカット州法違反に問われ、二人は逮捕された。州法は避妊薬や避妊具、さらには避妊情報の提供を行った者に対して五〇ドル以上の罰金あるいは六〇日以上の禁固刑を定めていた。逮捕された二人は州裁判所では一審、二審ともに有罪となり、それぞれ一〇〇ドルの罰金が課されることになった。二人はこれを不服として、連邦最高裁に上告し、一九六五年の逆転判決となった。

連邦最高裁はまず、グリズウォルドとバクストンが「専門家として関わっている婚姻者の憲法上の権利を申し立てるに相応しい適格性（standing）をもつ」ことを認めた。そのうえで、判決は、結婚しているカップルの「プライバシーの権利」を理由に、コネチカット州法による有罪判決を破棄した。この判決が、「プライバシーの権利」という言葉を憲法上の権利として「創出」することになったのである（GARROW, 260）。

主文を書いたウィリアム・ダグラス判事は、右にあげた教育の自由をめぐる裁判なども含め、過去の判例をたどりながら、プライバシーの権利がその領域を拡大してきたことを確認する。そうした法的な「さまざまな保証がプライバシーの領域を作り出している」のである。この事件は「幾つかの基本的な憲法による保証が作り出すプライバシーの領域内における関係に関わっている」。これに対して、コネチカット州法の規定はその関係を破壊している。ダグラス判事の主文は、アームストロングも引用する言葉で閉じられている。

「われわれがここで扱っているプライバシーの権利は権利の章典よりも古く、われわれの政党や学校制度よりも古い。結婚は、どのような運命が待ちうけようとも、共に過ごし、永久に続くことを望み、神聖なまでに親しくあることである。それは生活を向上させる関係であって、主義主張なのではない。生活における調和であって、政治信念などではない。相互的な誠実さであって、商売や社会運動などではない。にもかかわらず、この関係が目指すところは、これまでのどの先例における のと劣らず高貴なのである」

グリズウォルド判決は、プライバシーの権利の根拠として、憲法第一四修正だけではなく、第一修正、第九修正、さらには第一修正から第一〇修正までの全体、いわゆる「権利の章典」をあげている。しかし、判決によれば、プライバシーの権利は、憲法の条文というよりも、「われわれが生きる憲法的な枠組み全体」に由来する。これは、「プライバシーの権利をたんに情報を他人から守るだけではなく、政府の介入から自由な個人を保護する活動領域を創りだすものとして初めて論じた」画期的判決だった。「この近代的解釈によれば、プライバシーの権利は、……個人が自由に選択し、行動する私的生活の領域を画することによって自由を保護することになる」（FADEN, 40［37–8］）。

グリズウォルド判決におけるプライバシー権の近代的解釈は、さらに一九七二年のアイゼンシュタット対ベアド判決、一九七三年のロー対ウェイド判決へと受け継がれていく。(57)

ボストン大学でバースコントロールと人口過剰の問題を講じていたウィリアム・ベアドは、講義に出席していた女学生に避妊具を渡し、マサチューセッツ州法違反で逮捕された。州法は、避妊具の配布を登録医や薬局が婚姻者に行う場合に限って認めていたからである。裁判では州法がグリズウォルド判決の認めたプライバシー権を侵害しているかどうかが争点となり、連邦最高裁は州法が違憲との判決を下した。(58)

他方、ロー対ウェイド判決はプライバシー権を中絶の問題に適用した有名な判決である。主文を書いたハリー・ブラクマン判事の議論はよく知られている。判事は、プライバシー権をめぐる判例に関して、次のように述べている。「それらの判決が明らかにしたのは、《基本的》ないし《秩序ある自由の概念が暗黙のうちに含むもの》と見なしうるような個人的権利……が個人的プライバシーによって保証されるということだけではない。さらに、この権利は結婚……出産……避妊……家族関係……そして子どもの養育や教育などに関わる活動にも及ぶことも明らかにした」。すなわち、「このプライバシーの権利……はきわめて包括的で女性が妊娠を終わらせるかどうかの決定をも含む」のである。こうしてこの判決では、テキサス州の中絶禁止法が憲法違反であるとされ、いわゆる三期説の立場から、妊娠の初期の第一期に関してはプライバシーの権利を根拠に中絶を選択する完全な自由が認められることになった(59)。

4 クインラン事件とプライバシーの権利

レスピレータ停止を求める原告側としては、カレンのプライバシーの権利が「生命の始まりや維持に直接関わる決定をも含む」ことを主張するだけでは不十分である。その権利は代理判断に結びつく必要がある。プライバシーの権利は個人の権利であるというよりも、「家族の……プライバシーの権利（the right to familial ... privacy）」（*Briefs* I, 47）でなければならなかったのである。そのため、アームストロングは、プライバシー権をカップルの権利ではなく、あくまでも個人の権利であるとするベアド判決や、「個人のプライバシーの権利（a right of personal privacy）」をいうロー判決については、具体的にはいっさい言及していない。その代わりに、合衆国憲法第一修正が定める信教の自由が引き合いに出され、クインラン家の請求が宗教に基づく決定であり、その自由な実践に州は干渉してはならないと主張された。

原告側の主張は次のように展開される。まず、州には個人の人格的自律と身体的統制を保護する義務がある。しかし、カレンの場合、人格的自律と身体的統制が欠けている。この場合、州は身体機能の人工的な維持を命じたり、禁じたりすべきではない。まず、治療継続に関する健全な医学的判断に、州は従う必要がある。自律と統制が欠けている場合に人工的に身体機能を維持することは州の利益にならないばかりか、「社会資源に対するほとんど許容しがたい重荷」になる可能性がある。そうした問題に関しては、州は最も近しい個人の選択の自由に委ねるべきである。逆に、家族の意思に反して州が治療継続を強制するとすれば、その根拠は「現世の生命はいかなる犠牲を払っても維持されるべきだとする」「唯物論哲学」以外にはありえない。その哲学を採用することは、信教の自由を認めた憲法に反するというのが、アームストロングの主張だった。

このように、アームストロングは当初の戦略の完全な放棄を余儀なくされ、プライバシーの権利をもって裁判に臨むことになった。しかし、その主張は、プライバシー権の自然な拡張とはいいがたい。特にプライバシー権を擁護するはずの補足的議論は法理論の展開というよりも、人々の感情に訴えるものへとずれ込んでいく。たとえば、準備書面の末尾に置かれた治療継続が野蛮で異常な刑罰だとする議論である。アームストロングは憲法の「野蛮で異常な刑罰」禁止規定を引き合いに出し、治療継続がその禁止に抵触するとして、次のように述べている。「州に対して、カレン・アン・クインランを彼女と家族の意思に反して生かし続けるように要求し、この世の生命の尊厳と美しさと前途と意味が消え去った後も通常以上の医学的手段の無益な使用を差し止めるようにという家族の願いを否定するように求めることは、野蛮で異常であり、従って、合衆国憲法第八修正の侵害である」（*Briefs* I, 49–50）[60]。

ここには、アームストロングの戦略上のミスが指摘できるかもしれない。たとえば、ペンスも伝えているトーマス・オーデンの見解である（PENCE, 34［1, 48］）。オーデンによれば、アームストロングは困難な法的問題に入り込むことを回避して、父親に後見人指名を得て、治療停止に同意してくれる病院に転院する道を探るべきだった。そうした方がはるかに容易に事件は解決できたはずである。「死ぬ権利」を「プライバシーの権利」に結びつけるには、従来の判例は「かけ離れすぎている」というのがオーデンの判断だった（ODEN, 13）。

しかし、ここでも、かけ離れた権利が結び付けられるというねじれによって、脳死問題の場合と同じように、むしろクインラン事件が歴史的な分水嶺としての意味を獲得していくことになる。その点が明らかとなるのは、州高等裁判所での事実審理になってからである。次に、事実審理の場面へと話を進めなければならない。

第六章　被告側の主張

1　一九七五年一〇月二〇日、事実審理の開始

クインラン事件の事実審理は、一九七五年一〇月二〇日月曜日から、ニュージャージー州モリス郡州高等裁判所で開始された。多くの報道陣が待ち構えるなか、裁判所に到着したクインラン夫妻と次女のメアリー・エレン、トラパッソ神父など、クインラン家の関係者たちは法廷の最前列の席に案内された。授業のある息子のジョンは、後から来ることになっていた。

法廷内は人々で埋め尽くされていた。一三七ある座席のうち、一〇〇席を報道陣が占めた。残る座席が、雨の中四時間以上も待って抽選で選ばれた一般傍聴人に割り当てられた。弁護人席には原告側の二人の弁護士、アームストロングとクローリーが座り、それと向き合う形で、被告側席には、州司法長官ハイランド、モリス郡検察官コレスター、主治医たちの弁護士ポージオ、病院の弁護士アイン

ホーン、それに訴訟後見人コバーンの五人の法律家たちが席についていた。その時の印象を、ジュリア・クインランは、「突然のように、わたしはみんなが若いのにびっくりしました。……ふと、わたしは思ったのです。わたしがあの年ごろには、死について話したことなど一度もなかった、と。それは考えてみようとしたことが一度もなかった問題でした」（*Karen*, 175〔181〕）と、回想している。

判事のロバート・ミューアはスポーツマンタイプで、四三歳という年齢よりも若々しい印象を与えた。共和党員で、長老派教会の役員も務め、地元の名士だった。判事の経験は長くはなかったものの、順調にキャリアを積み、二年前に高等裁判所判事に就任していた（cf., FILENE, 25）。この「どちらかといえば新参者の判事」が、「どの判事にとっても最も困難であるような判決、ひとつの生命の運命を決する判決」（*Time*2, 52）を担当することになったのである。

開廷を宣言したミューア判事は、まずアームストロングに原告側の冒頭陳述を促した。こうして、翌週の二七日までの五回にわたる事実審理が開始された。事実審理の初日には、午前中に弁護側、被告側双方の冒頭陳述があり、それに続いて午後にかけて、カレンの主治医たち、モースとジェイヴド両医師に対する証人尋問が行われている。フィリーンによれば、「この審理はひとつの社会ドラマとして機能し、戦後のアメリカで起りつつあった権力と価値観の再編成の縮図を再現して見せることになる」（FILENE, 26）ものだった。

2　冒頭陳述：私対公

家族の愛　アームストロングは、医師たちの「証言によって、カレンが遷延性ないし慢性的な植物状態にあり、脳室を含む上部脳幹機能不全を伴う重篤な大脳障害を併発していることを明らかにする予定であります」(*Briefs* I, 194) と述べ、冒頭陳述を開始した。続いて語られたのは、信仰の問題だった。クインラン家の人々がカレンは延命治療を望んでいないと信じていることは、証言で明らかにされるだろう。

それは病状の事実確認を除けば、クインラン家の信仰だけを強調したものだった。そこでは、憲法上の権利についてはまだ言及されない。カトリックの信仰からすれば、治療をこれ以上継続することは「よりよい、より完全な生命を実現し、享受することをたんに引き止めるだけ」(*Briefs* I, 195) にすぎない。アームストロングは、「申し上げたいのは、カレン・アン・クインランの悲劇への答えが見出されるべきは家族の愛と信仰と勇気 (the love, faith and courage of her family) のうちにおいてなのであり、家族はただカレンが優雅に尊厳をもって (with grace and dignity) 神の許へ還るのを許されることのみを求めているということであります」(*Briefs* I, 195–6) と、冒頭陳述を締めくくった。

「家族の愛と信仰と勇気」、それを拠り所にしてアームストロングは、法的、医学的な問題に対処する姿勢を明らかにした。法と医学に家族の愛を対置すること、問題をあくまでも私的な次元に引き戻しながら論じることが原告側の方針だった。

安楽死殺人　原告側の冒頭陳述が終わると、抗弁側がコバーン、ハイランド、コレスター、ポージオ、そしてアインホーンの順に発言することになる。それらの冒頭陳述はいずれも法と医学の権威に基づいて個人の死を公けの問題として論じようとするもので、アームストロングが示したばかりの方針を真っ向から否定するものだった。

まず立った訴訟後見人コバーンは、最初に会ったときのカレンの印象から陳述を始めた。その時、コバーンはカレンが脳死であるという印象を受け、脳死であるのなら、治療は停止すべきだろうと思った。しかし、すぐに医学の権威を参照し、間違いに気づいたのだった。そのことを述べたコバーンは、「法による裁きの場（the Court of law）」という言葉を繰り返した。「この法廷は愛の場ではありませんし、同情の場でもありません。裁判長殿は愛と同情にあふれた方であるでしょうし、誰でも同情はするかもしれません。しかし、ここは法による裁きの場なのです」（*Briefs* I, 196）。コバーンは事件を「家族の愛と信仰と勇気」から切り離そうとした。

コバーンはいう。「カレン・クインランは生きています。もし間もなく彼女は亡くなるはずであって、人々が神の意思について語ろうとするのだとしても、神の意思は医学が彼女のためにすることの後に続くはずのものです。彼女は本当は地上からいなくなるのではなく、次の世界にほんの少しだけ早く行くだけだという説に関して、ここで素直にわたしの立場をいえば、冗談ではなくて、クインラン家の人々が急行を望むとすれば、わたしは鈍行に乗る心算だといいたい。彼女が次の世界に行く前に、わたしはさらにもう少しできることをしたいのです」（*Briefs* I, 198）。

語るべきは、事実である。その点をコバーンは強調した。「カレンは、一般的に受け入れられている基準に従えば、《脳死》などではまったくない」、「彼女は死んではいない」（*Briefs* I, 197）。その生きているという事実のみが重要である。たとえ医師たちが九九・四四パーセント回復の見込みがないと明確に証言しても、その証言は「法による裁きの場には何ら関係がない」。コバーンは続けた。「わたしは《尊厳死（death with dignity）》とか《自己決定（self determination）》とか《宗教の自由》といった言葉を耳にしてきました。しかし、それはこの場で演じられていることを完全にごまかすものだと思われます。これは安楽死なのです」（*Briefs* I, 198）。クインラン家の請求は安楽死を法が肯定するように求めている。こう断じたコバーンは全力を尽くしてそれを阻止するつもりだと述べて、席に着いた。

次に発言した州司法長官のハイランドも、カレンが生きていることを考えると、治療継続を主張する医師たちは「道徳的、倫理的、法的に正当である」と考えざるをえないと主張する。「そのうえ、治療の継続は人命を保護する州と司法当局の義務によって要求される」ところである。アームストロングが目論むように事件を家族の問題に矮小化することは許されない。それが、州当局の立場である。「われわれがここで論じているのはこの不幸な若い女性とその家族の権利だけではなく、無数の他の人々の権利でもあるのです」（*Briefs* I, 199）。原告側の「準備書面」は、カレンが倒れる前に母親に対して治療拒否の意思があると語っていたことを持ち出していた。しかし、話題はいずれも末期ガンで、植物状態ではなかった。したがって、「ここでは《リビングウィル》は関係がないのです」（*Briefs* I, 200）。生命を保護する州の義務からして、治療停止の要求は認められないのである。

続いて発言した郡検察官のコレスターも、「法の尊厳」を高く掲げるべきことを主張している。コレスターによれば、原告側の要求は「生きる権利に対立するものとしての死ぬ権利（a right to die as opposed to a right to live）」に帰着する。この要求に対しては、「法の尊厳（the sanctity of law)」をもって抗しなければならない。ここでは、家族に対する「同情は法的な義務が基礎をおく生命保持の義務と生命の尊厳によって凌駕されなければならない」(*Briefs* I, 201) のである。

ナチスの犯罪と生命の尊厳　こうした被告側の主張にさらに芝居がかった美辞麗句で彩りを与えることになるのが、医師たちの弁護士ラルフ・ポージオだった。ポージオはまず、カレンが「古くからの医学的な死の基準によっても、新しい医学的な死の基準によっても生きている」(*Briefs* I, 202) ことを確認する。したがって、アームストロングのように、「自己決定の原則 (the principle of self-determination)」を理由に生命を終わらせようとすることは、許されるわけがない。「死を選ぶ憲法上の権利といったものは存在しない」。これは、州最高裁がヘストン判決において確認したところである。

こう述べたポージオはさらに、原告側の主張に生命の質的区別の議論が隠れていることを指摘する。カトリックの道徳神学の議論では、通常／通常以上という区別は、患者の利益と治癒不可能という判断に相関的な区別として理解されていた。ポージオはその点を強調し、区別を質的区別と名指すことで弁論を展開していく。

ポージオによれば、原告は「生命の質 (the quality of life) を基にした死刑判決の執行」を求めているのであり、「この少女の生命の質を理由にして、その生命は現状のまま維持するに値しない」と認めようとしているのである (*Briefs* I, 203)。しかし、その質的区別の境界線はどのように引くことができるというのか。

ポージオは、生命の質という言葉から、ナチス、人体実験、ニュルンベルク綱領という一連の言葉をつむぎだし、ニュルンベルク綱領に「学び、その重みをよく考える」ことが必要だと主張する。「米国には、誰やらの定義する《生命の質》を基にしてしまえば、死刑判決を下されかねない人が数百、数千といるのであります」。ポージオによれば、その点について、「われわれは近年、倫理学者や道徳学者や神学者たちから多大の叱責を受けてきたところであります」。その「多大の叱責」を考えれば、「生命の質」に抗して、「生命の尊厳（sanctity of life）がわれわれ西洋文明の礎石であり、西洋宗教の礎石にして、多くの宗教的、霊的信念の礎石である」ことを思い出すべきなのである。

ポージオはさらに述べたてる。カレンの治療の停止を認めることは、「ガス室にスイッチを入れるようなものであります。わたくしの思量するところでは、プラグを抜こうが、毒薬を注射しようが、致死量の薬を与えようが、通常以上の手段を取り去ろうが、ほかの何をしようが、大きな違いはありません。結果は同じなのですから。つまり、ひとりの人間の生命が絶たれるのであります」（*Briefs* I, 203–4）。ポージオはアームストロングの要求が「殺人の領域」（*Briefs* I, 204）に属するものだと断じた。

裁判の当事者のほとんどすべては、レスピレータを停止すれば、カレンは亡くなるものだと考えていた。しかし、ポージオは、すでに事実審理前に提出した準備書面で、レスピレータを停止しても、カレンが生き続ける可能性のあることにも言及していた。もしそうなったら、次には心肺蘇生処置の禁止や感染症治療の断念が問題となり、ついには「生命を維持する経管などによる栄養補給」の停止命令を出すように裁判所は求められるだろう（*Briefs* I, 123）。こうポージオは述べてから、最後に修辞を尽くした陳述で話を締めくくった。「われわれは神ではありません。死すべき人間であります。だとすれば、われわれが始めたこの審理のときにあたって、いつの日か、われわれの視力が衰え、生命が消え去らんとするのを前にして、人々が集い、記憶の炎で手を温めようとするときに、振り返って、われわれのことをこう語るように振舞おうではありませんか。彼らは真実を探し求め、正義を育み、同情をもっていた。しかし、何よりも、何よりも、彼らは徳義をもって歩み、知性の衣をまとっていた、と」(*Briefs* I, 206)。いうまでもなく、歴史に徴して、「多くが失われつつある」(*Briefs* I, 203) 生命の尊厳を守ることが、ポージオのいう知性の衣をまとう徳義だった。

病院側の懸念　冒頭陳述の最後に立ったのは、病院の弁護士アインホーンだった。その発言には、この訴訟が起ることになった背景、つまり病院側、さらには当時の医療専門職の懸念がはっきりと示されていた。

アインホーンによれば、「病院の立場は、ミス・クインランは病院の患者で、そのため、彼女はケアと治療を継続して受けるべきだ」(*Briefs* I, 207) ということにある。しかし、アインホーンは同時に、もしも裁判所が請求を認めるとすれば、「今後、問題になりうるケアや治療に対して、病院や医師や看護婦が果たすべき役割がどのようなものであるべきか」、その基準も示すべきだと付け加えた。病院側は、裁判所が治療停止の基準を提示するように期待していた。

さらに、アインホーンは、死の決定に関するニュージャージー州の現状に言及する。州では、ハーバード基準などによって提出されてきた「より進んだ基準」に関しては、いまだに何らの法的規定も存在しない。そのため、「もし当裁判所がそうした［より進んだ基準による］決定を認めるとすれば、医学界、法学界、さらには社会全体に対して計り知れない貢献をなすことになりましょう」(*Briefs* I, 208–9)。病院側は、治療停止の基準の提示とともに、死の基準としての脳死概念の承認も裁判に期待していた。

ここには、当時の医療専門職が置かれていた状況がはっきりと示されている。すでに第三章で指摘したように、裁判による決着は、むしろ病院側こそ望むところだった。ただし、アインホーンはこのように裁判への期待を明らかにしながらも、「病院はニュージャージー州の法律に基づいて患者をケアし治療することを義務と考えており、ケアと治療を継続いたします」と述べ、席に着いた。

3　背景としての安楽死論

安楽死論の展開：一九世紀から二〇世紀前半　被告側の冒頭陳述は、原告側の請求が安楽死にあたるという主張をその骨子としていた。それは、ポージオの陳述に見られたように、それまでの安楽死をめぐる議論、初期の生命倫理が与えることになった議論を踏まえて展開されたものだった。

安楽死をめぐる議論は、古来からなかったわけではない。というよりも、ストアの場合などを考えれば、むしろ古代に活発な議論があったというべきかもしれない(61)。しかし、ここでの関心からすれば、一九世紀以降の議論の推移を概観しておけばよいだろう。

現代につながるような形での議論が英国や米国で登場するのは、一八七〇年代である。スタンリー・ライザー（REISER1）(62)によれば、一九世紀の西欧では、たとえ患者が激しい苦痛にさいなまれている場合でも、医師は安楽死に手を貸すのを敢然と拒否することが一般的だったという。ペストに冒され死が迫り、敵の手に落ちるしかない兵士に致死薬を投与するように求めたナポレオンに対して、侍医のデジュネットはナポレオンの求めを拒否した。医師の務めは人々を治すことにあるのであって、殺すことではないというのがデジュネットの主張だった。また、詩人のジョン・キーツは結核で苦しみ亡くなろうとしていたとき、友人に致死量のアヘンを与えて早く楽にして欲しいと懇願した。しかし、友人や主治医はそのキーツの願いを受け入れようとはしなかったという。さらに、作曲家のベルリオーズは、回想録のなかで、姉を乳ガンで半年間も恐ろしい苦しみの末に亡くしたときのことに触れている。「われわれにとってこの世で最も恐ろしいのは」絶え間ない苦痛のままに打ち捨てられて死を迎えることである。しかし、ベルリオーズの姉の「苦痛を一瓶のクロロホルムで終わらせてくれる人間性を持ち合わせる医師はいなかった」のである。

そうしたところに、一八七三年、ふたりの英国の随筆家による安楽死擁護論が登場する。まず、ライオネル・トールマーシュの「不治なる者の新しい治療」という随筆である。そこには、医師が不治の病に苦しむ患者の自殺を幇助するのを法が認めるべきだという見解が述べられていた。続いて、サミュエル・ウィリアムズも、「安楽死」と題された随筆を発表し、病が苦痛に満ち、治る見込みのない場合には「意識をただちに破壊し、苦しむ者にすばやい苦痛のない死を与えること」が医師の義務だと主張した(63)。

英国では、二つの随筆は一般の人々の関心を呼んだものの、医学の専門家から目立った反応を呼ぶものではなかった。しかし、米国では英国とは違って、むしろ医学の専門家が関心を示した。その結果、一八八四年には医学専門誌に安楽死を肯定する論説が登場する。ただし、その『ボストン内科外科雑誌』の論説が認めたのは、積極的安楽死ではなく、消極的安楽死である。つまり、治療手段が尽きた患者に死が迫っているときには、いっさいの治療を止めて自然の過程に任すべきだというのが、その主張だった。この論説は、それを「成り行きに任せる方針（the policy of laisser-aller）」と呼び、「おそらく論理的には安楽死の消極的な企ては積極的な企てよりも正当化するのは困難だろうが、感情的にははるかにおぞましさが少ない」と述べている。これが医学の専門家による最初の消極的安楽死の提案だった。[64]

しかし、この治療の停止の主張は、その論文自体が正当化の難しさを認めていたように、患者を苦しみのなかに遺棄するだけだという強い批判にさらされる。こうして次に、末期の患者の求めに応じて、積極的に死なせるべきだとする主張が来ることになる。米国では、そうした積極的安楽死の主張は、二〇世紀に入ると、積極的安楽死の法制化を求める動きに結びつく。たとえば、一九〇六年、オハイオ州で提案された安楽死法案である。その法案によれば、健全な精神状態にある成人患者が不治の病に冒されていたり、緩和しえない極度の肉体的苦痛に苛まれている場合、主治医はまず、患者に死ぬ準備ができているか尋ねることができ、さらに、他の三名の医師にも助言を求め、見解が一致すれば、積極的安楽死も実施できるというのである。いずれも成立することはなかったとはいえ、同様の法案はアイオワ州やニューヨーク州でも提案された。

そうした米国の法制化の動きが再び海を渡り、一九三〇年代の英国に影響を及ぼすことになる。安楽死合法化の運動を始めたのはレスター市保健局員の医師のキリク・ミラードだった。ミラードは、不治の病に苦しむ患者の求めがあった場合、その生命を医師が終わらせることを法が認めるべきだと説き、安楽死法のモデルを提示した。この提案を受ける形で、英国では、安楽死協会（自発的安楽死合法化協会）が設立され、積極的安楽死を禁ずる法を撤廃し、ミラードの安楽死法案の成立を目指す運動が展開された。安楽死協会によれば、文明が進み人間が自己の生命をコントロールできる力を備えた現代においては、いかなる手段を使っても延命すべきだとする伝統はもはや時代遅れである。医療は、伝統に代えて、本人の願いがあれば、たとえ命を短縮しようとも、苦痛を即座にとるべきである。それが協会の主張だった。この運動に賛同する医師たちは、苦痛が医学的に緩和できない場合があることを強調した。また、法が禁止しても積極的安楽死にあたる行為はなくならないし、逆に秘密裏に実行され、広がっていく危険性があるとも主張された。こうして、一九三六年、安楽死合法化法案が国会に提出された。上院は、激しい論戦の末、三五対一四で、法案を否決した。しかし、ミラードは、「緩慢で苦痛に満ちた死に対して、場合によっては素早い苦痛のない死で置き換えてやることは、これから先も、時代に求められる大きな改革のひとつとなるだろう」と述べ、その後も運動を続けていく。たしかに、そこには現代の安楽死肯定論の原型がある。そして、ミラードたちの運動の影響は、再度海を越えて米国に及び、翌一九三七年には、ネブラスカ州で、ミラードたちの法案をモデルにした州法案が検討されている。その法案は議会に上程されるまでには至らなかったものの、その法案検討の経験から、一九三八年、米国安楽死協会が設立された。

安楽死論の展開と医療

なぜ安楽死は、一九世紀末から二〇世紀にかけて、議論となったのか。一九世紀初頭には、末期の不治の患者に対する医学の無力を自覚すべきだとする主張が現われていた。医療にとって問題は、治療というよりもむしろ、死に行く患者や不治の患者への身体的、心理的、霊的な包括的ケアにある。医師は、死期を早めることなく可能な限り幸福で苦痛のない最期を迎えられるように努めるべきだという主張である。こうした主張を受け継ぐ形で、二〇世紀初頭には有名な米国の医師ウイリアム・オスラーが意外なほど多くの患者が肉体的にも精神的にも苦痛なく死を迎えることを報告している。オスラーは末期の患者四八六名を対象に、さまざまな病態と施された治療、そして死に至る過程を記述した。身体的苦痛が認められたのは九〇名で、一一名には恐怖心が認められ、精神の恐慌をきたしたのは二名だった。しかし、オスラーは、多くの者にとって、「誕生と同じく、死は眠るような、それと気づかれぬようなものだった」と報告している。それは今日に至るまで、最も包括的な死に行く患者についての報告となるものである（cf. WEBB, 45–48）。

しかし、他方で、二〇世紀初頭には、すでにトールマーシュが書いていたように、医学は人間を「巧妙な残酷さによって、自然とその人自身の意思に逆らって、生かし続ける」場合が出てきたことも強調され始めていた。医療の進歩がもたらす非人間的な状況、それが安楽死問題への関心を生んでいた。そこには、いわゆる疾病構造の変化によって、高齢化社会が訪れ、ガンによる死亡率が増加したことも関係しているだろう。たとえば、英国では一九四〇年代には、二〇世紀初頭と比べると、六五歳以上の人口は六二五万人で二・五倍、ガンによる死亡者数が六万人で二倍に達している。もちろん、疾病構造の変化自体は狭い意味での医学の進歩から生まれたものではない。しかし、皮肉なことに、オスラーの報告が出されたのとほぼ同じ頃から、しだいに医療の進歩が逆に非人間的な末期ガンの苦痛を強めていることが強調され、人々の間に死の苦痛に対する強い恐怖感が根を張っていくことになる。それとともに、死期を早めても、苦痛を和らげる処置をすべきだという主張も見られるようになる。強くいえば、包括的なケアの主張は、医学の進歩を背景に、安楽死の主張に道を譲ることになるのである。その一例は、一九四九年に米国の倫理学政治学アカデミーが医師に向けて出した決議に見ることができる。決議は、意図的に死なせることが許されないからといって、死を恐れて苦痛緩和の手段が妨げられるようなことがないように求めていた。問題にされていたのは、命の長さよりも、その質だった。そこには、次章に見るように、クインラン事件の背景にあるのと同じ意識があった。

ナチスとクインラン事件　こうした安楽死をめぐる議論に大きな影響を及ぼすのが、第二次大戦後に明らかとなったナチスの医療政策だった。ドイツでは、すでにナチスが登場する以前の一九三〇年代から、精神病患者に対する安楽死が医師たちの間で議論されていた。それがヒトラーが政権についた直後の一九三九年から、現実の政策として実行されていく。実際には、ライザーやジョンセン（JONSEN2, 263-4）が指摘するように、ほぼ同時期にまったく同じ発想に立つ安楽死の提案が米国の医師、サンフランシスコ州立大学の名誉教授となる人物からもされていた。このことはいわゆる優生思想の展開を背景に置けば、何ら奇異なことではない。イギリスで提唱された優生学は米国において発達し、現実の政策にまで反映され、そうした動きがドイツに大きな影響を及ぼしていた[65]。安楽死の議論は治療不可能な末期患者から治療不可能な精神病患者へと容易に拡大するのである。しかし、米国では、第二次大戦後、ナチスで実行された精神病患者や障害児童に対する安楽死計画が拡大して、ホロコーストが現出したとする図式が成立する。出発点となったのは、ニュルンベルクの医師裁判でも証言したレオ・アレグザンダーの論文だった（ALEXANDER）。その論文によって、人々はナチスの戦争犯罪の始まりとして安楽死計画があったことを知ることになった。

そうしたナチスの安楽死計画の記憶が新たにされたばかりのところに、クインラン事件は起った。

米国では、医学における人体実験をめぐるスキャンダルが世間を騒がせたばかりだった。ポージオが語った倫理学者や道徳学者や神学者たちによる「多大の叱責」は、この問題に関わっていた。タスキーギ事件が報道されたのが一九七二年、政府の調査委員会の報告書が出たのが七三年、そして国家研究法が成立したのが七四年である。そうした流れのなかで、健全なアメリカとは無縁な出来事として、ほとんど忘れられていたナチスの犯罪とニュルンベルク綱領も、その意義が再確認されていた。ポージオはこうした安楽死問題をめぐる議論の推移を十二分に利用しようとした。当時、クインラン家の人々に対して、その要求を安楽死として規定することは、端的に悪として断罪することだった。

4　カレンの主治医たちの証言

事実審理の初日、弁護側、被告側が一渡り冒頭陳述を終えると、アームストロングは裁判の場をカレンが入院しているセントクレア病院の集中治療室に移すことを提案する。そうした方が、より実情を知った上で、裁判ができるはずだというのが理由だった。しかし、ミューア判事はまず医師たちの証言を聞くことにしたいとして、動議を却下する。判事はその点については後で考慮したいとするが、結局、カレンのもとを判事が訪れることはなかった。(66)

事実審理初日は、その後、カレンの主治医たち、午前中から午後にかけてモース医師、午後にジェイヴド医師の証人尋問が行われる。焦点となったのは、カレンの昏睡の状態、その原因だった。医師たちに対する証人尋問では、当然のことながら、カレンの病状、その昏睡の状態や原因について医学的な説明がされた。

モースはカレンが「慢性的な遷延性植物状態（a chronic persistent vegetative state）にある」（*Briefs* I, 223）と証言した。原因を特定するために必要な病歴が発見できないために、カレンの病状の改善や治癒については「まったくわからない」（*Briefs* I, 227）。しかし、呼吸をしない以上、レスピレータが必要なのである。その証言は終止、自信にあふれるものだった。「ドクター」と呼びかけるアームストロングに対して、モースは「わずか六歳年長であるに過ぎないのに」、「ポール」とファーストネームで応えている（Cf., FILENE, 31）。

このモース医師と比べると、続いて証言したジェイヴッド医師には、自信のなさがうかがえる。パキスタン出身ということもあってか、証言中に、何度も大きな声でいい直すように求められている。しかし、このレスピレータ担当のレジデントの証言には、「クインラン家の人たちを愕然とさせる」（*Karen*, 192［198］）内容が含まれていた。ジョゼフに頼まれて、カレンをレスピレータから乳離れさせることを試みたはずのジェイヴッドは、レスピレータの停止については家族から要請されたことも、話し合ったこともまったくないと証言したからである。ジェイヴッドによれば、病院長のクーリーの部屋で行われた説明の際には「夫妻には会ったが、カレンのレスピレータを外す件について話し合ったことは一度もない、ただ一般的な状況説明のために会っただけだ」（*Briefs* I, 278）というのである。ジェイヴッドの証言は、カレンについては主治医ではなく主治医の指示のもとに治療にあたる「助手（consultant）」に過ぎないことを強調するものだった。

アームストロングは主治医たちの証言から、カレンの命が長くないことを引き出そうと試みたが、無駄だった。被告側の弁護士による反対尋問もあって、医師たちは高度の専門的知識をもち、遷延性植物状態の患者に求められる治療を続けている、彼らは義務を果たしているという印象が残された。事実審理初日には、法と医学の権威だけが目立ち、家族の愛と信仰と勇気の入り込む余地は見当たらなかった。

第七章　医師の証言

1　原告側証人コライン医師の証言

脳神経医学の権威　「本日、ジョゼフ・クインランは証人席に立ち、娘の死ぬ権利（his daughter's right to die）のために申し立てをする」（*Karen*, 196〔202〕）。事実審理の二日目、一〇月二一日の朝刊各紙は一面で、カレンの父親ジョゼフが証言することを大きく報じていた。裁判所には、審理初日をはるかに上回る人々が詰めかけ、法廷からあふれていた。父親が法廷で何を語るのか、人々は多大の関心をもって待ち受けていた。

しかし、事実審理二日目は、その前にまず、原告側が申請した医師ジュリアス・コラインに対する証人尋問が予定されていた。尋問は、午前から午後にかけて長時間に及ぶ。コラインの証言は事前にはたいして注目されていなかったものの、対照の妙によって後に続く父親の証言をくっきりと浮かび上がらせる地の役割を果たし、事件の印象を決定づける大きな意味をもつことになる。

原告側にとって、裁判で証人となる医師を探すのは容易ではなかった。アームストロングは、百人以上もの医師に電話をかけたという。多くの医師たちは原告側に同情的で、カレンのような場合にレスピレータを停止することはもはやルーチンと化していると述べる医師も少なくなかった。しかし、それを「訴訟という白日のもとに」さらすとなると、話は別で、医師たちはしり込みした。

そうしたところに、ニューヨークでの脳死をめぐる裁判でコラインが証言したという話が伝わってくる。アームストロングは、多忙な大学教授だから無理かもしれないと思いながらも、早速、連絡をとることにした。ところが、案に相違して、コラインはすぐに面会してくれた。コラインは、説明を受け、しばし考えてからいった。「アームストロングさん、あなたがなさろうとしていることに、わたしも賛成です。一般の人々も事実がどうなっているのか（what goes on）を知るべきときだと思います。……クインラン家のために喜んで証人になりますよ」（*Karen*, 161–2［169］）。こうして、コラインは、原告側の唯一の専門家証人として証言台に立ち、カレンの医学的事実を白日のもとにさらすことになる。

医学の専門家は、コラインの他に七名が、いずれも被告側の要請によって、事実審理の開始前の一〇月中旬までに、カレンを診察していた。そのうち、最も詳しい鑑定書を提出したのは、州検察当局が要請したラトガーズ大学医学部神経外科臨床教授のヘンリー・リスだった。リスは一〇月二日にカレンを診察し、「この若い女性が、一般に考えられる人間の生活状態を回復できる見込みは九九％以上ない。医学情報からすれば、これ以上の治療は行うべきではないだろう」と述べた報告書を作成した。しかし、鑑定を要請した州司法長官のハイランドも郡検察官のコレスターもリスを証人には申請しなかった。アームストロングは憤慨するが、どうしようもなかった（*Karen*, 162［171］）。

コラインは、リスの八日後、セントクレア病院の集中治療室を訪れた。医師のモースとジェイヴド、それに脳波計技師の立会いのもと、ほぼ二時間かけて診察にあたった。コラインはその時点で、「遷延性植物状態だ」と判断したという。そして、さらにコラインは、最初に駆けつけた救急隊員の記録から二つの病院のカルテや看護記録に至るまで、関連するすべての「医療記録を検討するために、一週間を費やした」（*Briefs* I, 330）。

コラインの証人尋問は、経歴の説明から始められた。コラインはニューヨーク大学神経学教授で、大学病院では神経学を担当していた。そのほか、マンハッタン退役軍人病院では神経学と脳波検査の顧問、ベルビュー病院では神経学担当で、脳波検査の責任者だった。さらに、肢体不自由障害者研究所では知覚神経制御部門の顧問を務めていた（*Briefs* I, 291）。コラインは、カレンの病状について証言するのにうってつけの医学的権威だった。

コラインが発表した研究論文は、脳の機能全般や脳波計の評価、脳死の診断や定義、さらには昏睡患者を対象として、八〇本近くにのぼっていた。コラインが本格的に昏睡患者の病因研究を開始したのは、脳死の問題[67]に関わるようになってからだった。まず、一連の概念、つまり、脳死（brain death）、大脳死（cerebral death）、不可逆的昏睡（irreversible coma）、超昏睡（coma dépassé）とはどのような意味なのかを明らかにすることを目指した研究が組織された。最初の論文は一九七一年に発表される。研究では、数年のうちに二〇〇例の症例が集められたが、そのうちの五五名が不可逆的昏睡患者だったという。しかし、この脳死を中心とした研究は、同時に、遷延性植物状態の研究の必要性を痛感させた。コラインは、当時明確に区別されていなかった不可逆的昏睡、大脳死、脳死といった言葉について、「われわれは同義語として使うべきではないと感じた」（*Briefs* I, 294）。そこで、大脳反射がなく、刺激に対する有意運動や自発運動を欠く昏睡患者を対象とする全米規模の研究が組織され、コラインはベルビュー・ニューヨーク大学グループの研究代表者を務めることになる。その研究では一七七名の患者が対象にされた。

コラインは「五〇名を上回る」（*Briefs* I, 320）遷延性植物状態患者を診た経験をもっており、脳死や遷延性植物状態に関する医学的権威であることは明らかだった。ミューア判事もコラインの証言を「専門家証言」（*Briefs* I, 297）として採用した。

望みのない生命　コラインは、アームストロングの質問に答えながら、カレンの病状について、医学の専門用語を次々に繰り出し、身振りを交えながら詳細に説明していった。カレンの場合、脳波の測定結果から判断すれば「両側大脳機能不全」、「中等度の異常を示す大脳機能不全」（*Briefs* I, 304）であり、間脳と大脳ないしは基底核に損傷があると考えられる。典型的な「遷延性植物状態」（*Briefs* I, 314）である。それが、コラインの結論だった。

そうした病状説明の後、ようやく証言は裁判の争点へと迫っていく。原告側は、コラインから、病状が回復の見込みがないカレンの場合、レスピレータが通常以上の治療にあたるという証言を引出そうと考えていた。

まず、アームストロングは、医学的に見て「カレンの病状は《望みがない（hopeless）》と見なしてもかまわない」（*Briefs* I, 320）かと質問する。この質問には、ただちに被告側から質問が曖昧だという異議が出される。ミューア判事も、「望み（hope）」という言葉はあまりにも意味が広すぎるというので、異議を認めた。

そこで、アームストロングは質問を変え、カレンの病状を他の植物状態患者と比較して、説明するようにコラインに求めた。コラインによれば、カレンが完全に自力呼吸ができないとか、将来にわたって自力呼吸をしないだろうと断言することはできない。しかし、現在のところカレンの呼吸は、レスピレータによって維持されているにすぎない。これまで診た多くの植物状態患者は自力呼吸をしているぶん、カレンよりもましだというのがコラインの答だった。

通常以上の治療　この答を受けて、アームストロングはコラインに、通常と通常以上というケアの区別を説明するように求めた（*Briefs* I, 321）。しかし、原告側が最後にとっておいたこの質問にも、被告側の異議が続出する。「裁判長殿、異議あり。ドクターはいくつかの例をあげようとされていますが、一般に生命倫理（bioethics）とか医療倫理（medical ethics）とかいった名前で呼ばれているようなことを問題にしようというのであれば、そんなことは認めるべきではないと考えます」（*Briefs* I, 322）。被告側が証言をあくまでも脳神経医学の分野に限るべきだと主張したのに対して、アームストロングは医学の専門的判断だけを問題にしているのだと断わって、質問を続けた。

コラインは、どの医師も通常以上の治療と考える手技があることから話を始めた。たとえば、食塩水瀉血輸血である。これは、急性の肝臓病患者に対して最後の手段として全血液を氷で冷やした食塩水に置き換え、それから献血者からの血液を輸血する治療法である。この治療法は六例で実施され、二例が回復した。成功率が低すぎると思われるかもしれないが、いずれも食塩水瀉血輸血をしなければ亡くなっていた患者だった。急性期の患者には、少しでも回復の可能性があるならば、通常以上と見なされている治療であっても、試みるべきなのである。

そこで、アームストロングは、あらゆる救命努力を払うべき生命とはどのようなものなのかと尋ねた。

「コライン：ここには一つの価値判断が含まれています。あなたは、いや失礼、わたしやわたしの同僚の多くは、植物状態で一〇年間も寝たきりになるような生命を救うことには関心はないのです。
アームストロング：ドクター、あなたの医学的見解では、現在カレンに施されている医学的なケアと処置は通常のものでしょうか、それとも通常以上のものでしょうか。
コライン：通常以上のものです。
アームストロング：ドクター、どうもありがとうございました。
ポージオ：ドクター、最後になんとおっしゃったのですか。
コライン：通常以上のものだと申しました。
ミューア判事：一一時二五分まで、休廷にいたします」(*Briefs* I, 323–324)

こうして、ともかくも、アームストロングは、回復の見込みがほとんどないまま寝たきりとなっているカレンに対する現在の治療が「通常以上のもの」であるという証言を引出し、コラインの証人尋問を終了した[68]。

コラインへの反対尋問　コラインに対する反対尋問に立った被告側の法律家たちは、二つの点を問題にした。ひとつはカレンの回復の可能性であり、もうひとつは通常／通常以上の区別である。回復の見込みがまったくないとは断言できないはずだし、レスピレータの使用が通常以上だとするのは単なる価値判断に過ぎないのではないか。その点を示すために、執拗な質問が繰り返される。

最初に立ったのは訴訟のための後見人、コバーンだった。コバーンはハーバード基準に言及し、カレンが「脳死の基準をいかなる面でも満たしてはいない」(*Briefs* I, 325) ことを確認することから始めた。カレンが死んではいないということの重みを何とか示そうと考えていたのである。そもそも、カレンが生きているとすれば、回復の見込みがないといい切れるのだろうか。最初昏睡状態にあったカレンが睡眠と覚醒のサイクルを繰り返すことになったのは、認知機能に何らかの改善が見られた証拠ではないのか。

次々と繰り出される質問にも、コラインは動じなかった。患者が睡眠と覚醒のサイクルに移行したのは残る脳の機能が示す通常の変化にすぎず、病状の改善を意味しない。たとえば、交通事故で脊髄が切断されてしまった患者はまず何らの反射も示さず、四肢のすべてが弛緩した「脊髄ショック」状態を示すだろう。しかし、脊髄が生き残っていれば、数ヵ月後に痙攣や過屈折を示す場合がある。それは病状がよくなったためではない。生き残った脊髄が反射抑制を受けずに反応しているだけである。カレンの変化もこれとまったく変わらない。「集めた情報からすれば、意味のあるような変化は何もない」(*Briefs* I, 331)[69]。「閉込め症候群（locked-in syndrome)」(*Briefs* I, 331) の患者を除けば、昏睡や遷延性植物状態の患者とはコミュニケーションと呼べるようなものは成立しない。昏睡の原因が手術によって除去可能な嚢胞だとわかるといったことにでもならないかぎり、この患者の回復の見込みは薄いのである。こうしたコラインの返答は断固たるものだった。コバーンは、医学には絶対はありえない以上、コラインもカレンが永久に麻痺したままだと断言はできないはずだという点だけを確認して、反対尋問を終えざるをえなかった。

他方、残る法律家たちはもっぱら通常／通常以上という区別にコラインが「価値判断が含まれている」と認めた点に焦点をあわせ、その証言が純粋に医学的な判断とはいえないことを印象づけようとした。

たとえば、コレスターは、問題の区別が利用できる資源の範囲に相関しており、施設や医師によって異なる可能性のある価値判断にすぎないことを強調しようとした。コレスターからすれば、そうした価値判断を語るのは「神経学ではなくて、哲学をする」ことなのである。しかし、コラインは「わたしは医師が価値判断をせずに医療を行うことができるなどとは思っておりません」(*Briefs* I, 348) と自己の立場を繰り返した。それでも、被告側弁護団は引き下がらない。午後に反対尋問に立ったポージオも、コレスターへの最後の答を引き継いで、さらに質問を重ねる。それに対してコラインが提出した説明は、価値判断とは切り離せない医学的判断の本質をよく捉えたものだった。

「ポージオ：そうすると、患者に関して最終的な決定を下すときには、ドクター、あなたは価値判断を使うし、さらに医学的判断も使うわけです。そう考えてよろしいですか。

コライン：ええ、そうです。……患者を情報源、医師をその情報の受け取り手として考えてみると、患者は病歴や検査や医師との相互作用によって情報を生み出します。医師はそうした情報全体をひとまとめにし、その情報に基づいて結論するわけです。……それが診断と呼ばれます。……ですが、どんな診断も絶対的ではありません。医師が自然に使っているのは確率的な統計的手法です。それから医師は検査を行って、診断を検証し、確認するのです。……さて、医師が検査をするかどうかは、その検査のリスクと検査をしなかった場合に患者に予想される結果、つまり診断の確率的な結果によります。ですから、診断のプロセスにはその患者の将来に関する診断の観念がもともと備わっていることになります。つまり、患者はよくなりそうなのか、それとも悪くなりそうなのか、といったことです。

ポージオ：ドクター、価値判断はあなたがすべてを考慮して下した医学的判断、その医学的要素の上に重ねあわされるのだ、といってもよろしいでしょうか。

コライン：いいえ、そうではなくて価値判断は医学的判断に本質的に結びついているのです」(*Briefs* I, 351–352)

こうしたコラインに対して、アインホーンが、冒頭陳述でポージオの展開した安楽死否定論を引き継ぐ形で、質問を組み立てようとしている。コラインのいう価値判断は生命の質的区別にほかならない。しかもその区別には基準などなく、恣意的な判断が下されているだけなのではないか。こうアインホーンが問うたのは、前日の事実審理で、主治医のモースが医学的伝統を理由に、治療停止はできないと繰り返していたからである。モースは、停止を認めるような医学的伝統は見つけられなかったため、クインラン夫妻に「医学的伝統を破ることはできないのです」と伝えたのだと証言していた（*Briefs* I, 233–4, 263–264）。そこで、アインホーンは、生命の質的区別を認めるような基準など、正統な医学的伝統には存在しないのではないかと質問した。しかしそれを、コラインは真っ向から否定した。そうした基準は慣習法とか不文律といった形で確かに存在しているのであり、「それを明文化することに、この裁判の目的のひとつはあると思っています」（*Briefs* I, 353）と、コラインは一種の使命感をもって応じた。

コラインは末期の転移性ガンの患者を例に説明した。カルテに「蘇生処置禁止（DNR：Do-Not-Resuscitate）」命令を記入する場合もあれば、記入しない場合もあるだろう。しかし、多くの医師は、看護婦に、もし患者が呼吸を停止しても蘇生処置は施さないように、彼はガンで死にかけていて苦しんでいるのだから、と指示するはずである。「これが不文律となっている基準なのです。わたしが直接知っている医師は誰も、ガンに蝕まれ、もがき苦しむ人が呼吸を停止しても、蘇生処置をしようとはしないでしょう。レスピレータを装着しようとする医師はいないはずです。また、そうした患者に不整脈があるからといって、ペースメーカーを埋め込んだりもしないでしょう。そんなことをするのは技術の誤用のきわみ（the height of misuse of technology）だと思います」（*Briefs* I, 354）。

アインホーンは、この答を聞いてもさらに、そうした不文律とやらは、精神年齢が一〇歳や五歳で生き残る可能性があっても、治療しないことにするようなものではないかと質問する。原告側の主張をあくまでも安楽死の要求と規定して、ナチス・ドイツの歴史を想起させようというのである。しかし、コラインは、「精神障害は何らの理由でもありません。それは治療を停止する理由としてわたしの知っているものではまったくありません」(*Briefs* I, 354) と、質問を一蹴する。
こうしたコラインの断固たる態度に対して、反対尋問の最後に再びコレスターが立ち、専門職内部に不文律の合意などないことを指摘しようとした。生命倫理という言葉を持ち出して、例に出されたDNR (蘇生処置禁止) 命令の問題が現在論争の的となっていることをいおうとしたのである。ナチス・ドイツの過ちを忘れないようにと多大の叱責をするかと思えば、先走った安楽死の議論を展開するのが生命倫理だった。しかし、そうしたコレスターの反対尋問もコラインの主張を再度繰り返させることにしかならなかった。

「コレスター：そして、実際のところ、そうした議論には一つの名前がついております。それは生命倫理などといったふうに呼ばれているのではありませんか。その言葉をお聞きになったことはあるでしょうか。
コライン：その言葉は聞いたことがあります。
コレスター：この種の事柄については、医学共同体内部、医療専門職自体の内部でもかなりの論争があるといってもよろしいのではありませんか。
コライン：おそらくここで一つの用語を導入するのがよいのではないかと……それは賢明なる放置 (judicious neglect) と呼ばれるものです。医師が、この患者をもう治療するな、患者に治療を続けても患者にも家族にも社会にもいかなる意味でも役に立たない、というような状況があるので

す」(*Briefs* I, 356)

2　コライン証言の効果

冷徹な専門家　被告側の法律家たちは躍起となって、レスピレータを通常以上の手段とする証言がたんなる価値判断だといおうとした。だが、その努力は成功したとは思われない。コラインは医学的判断が価値判断と分かちがたく結びついている点をよく理解していた。カレンのような場合には、レスピレータを停止することも実際にはありうる。多くの医師たちが受け入れながらも「訴訟という白日のもとに」さらすのをためらったことを、コラインは正直に認めていた。それをなんとしてでもナチスの残虐行為に結び付けようとするアインホーンのような試みは、少なくともこの裁判では空虚にしか見えない。コラインの証言は、原告側が狙っていた効果をもちうるはずのものだった。

しかし、この第一審では、原告側の訴えは斥けられることになる。結果から見れば、使命感をもって証言台に立ったコラインの言葉は、ミューア判事には届かなかったことになる。それというのも、その証言は原告側の狙いとは微妙にずれた印象を与えるものだったからである。

コラインの証言のスタイルはどのようなものだったのか。集中治療室を訪れたとき、コラインは、まず、レスピレータをつけたまま、目を閉じ、静かにベッドに横たわる患者をじっくりと観察したという。患者は「やせ細った女性で上肢が屈曲拘縮しています。肘、手首、指は胸の方へ屈曲。膝は両方とも、つまり膝の屈筋拘縮で、膝も胸にひっぱりあげられています。[身振りで示しながら]こういった具合の姿勢をしているわけです。これは胎児姿勢というよりも、足首関節足底屈曲、つまり、足先はバレーのポーズのように下に伸びているのに、膝が上がっている状態を伴う屈曲退縮姿勢と呼ぶべきでしょう」（*Briefs* I, 298）。「わたしが観察したときには、少し右向きに横になっており、枕がこんな風にあてがわれていました。頭部はやや右に傾斜していました。レスピレータが呼吸を維持しており、自発呼吸によるレスピレータの制御はありませんでした。それはレスピレータの小さな計器のランプからわかりました」（*Briefs* I, 301）。様子をじっくり観察した後、コラインはピンで刺激を与えて診断した。患者はパターン化された反応を示すだけで、正常な覚醒時反応を見せなかった。「唇を鳴らす、眼球を動かす、顔をしかめる、あくびをする、舌を動かすといった反応はすべて、型通りのものでした。刺激の強度に応じて、この種の反応は得られるのです。わたしは、この種の反応パターンは意識活動に関係しているとは決して解釈できないのだと申し上げたい。たとえ、そうした解釈がありうるとしても、わたしの見解では、意識活動には関係していないのです」（*Briefs* I, 302）。コラインはカレンではなく、ミス・クインランとしか呼ばない。フィリーンのいうように、観察事実を並べ、それに医学的解釈を与えるこの大学教授の証言はあまりにも冷静で、客観的にすぎた。コラインは、前日に証言した主治医のモースと比べると、カレンの庇護者には見えなかった。その証言の「スタイルがメッセージを押し殺してしまっていた」のである（FILENE, 32）。

無脳症のモンスター　こうしたコラインの態度は専門家の証言としては、当然のことだったかもしれない。しかし、事実を容赦なく列挙するその説明は、聞く者に一種の冷酷ささえ感じさせた。母親のジュリアは、コラインの証言の途中で、耐え難くなって法廷の外に出たという(70)。それも、無理はなかった。そこではカレンという人間は消失し、名をもたない物であるかのように客観的な観察結果が報告された。そのうえ、その証言には、その対象物を「モンスター」と名指すかのような印象を与える発言も含まれていた。

コバーンは反対尋問のなかでカレンが脳死ではなく、その脳機能がゼロではないことを強調するために、コラインにカレンの「精神年齢を示すことは可能か」と質問した。

「コライン：不正確になるかもしれませんが、……やってみましょうか。これを説明する一番いい方法は無脳症のモンスター（an encephalic monster）を例にとることでしょう。無脳症のモンスターというのは、大脳半球をもたずに生まれる新生児です。視床だけが残っています。いいですか。よろしい。さて、このような赤ん坊は正常のように見えることがあります。乳を吸うし、なんでもします。完全に正常に見えるのです。普通、行動がおかしいので気づくことになるのは六ヶ月後です。……もっと早いかもしれません。正確にはわかりませんが、六ヶ月前後でしょう。……さて、普通どうしてこれに気がつくかというと、子どもを高く差し上げますね、そうすると電球の明かりが子どもの頭から透けて見えるので、それでどうもおかしいと気がつくのです。……こういう子どもを暗いところに連れていって、懐中電灯を後頭部に当ててみれば、その明かりが瞳孔から見えます。子どもには脳がないのです。いいですか」（*Briefs* I, 328–9）[71]

このやり取りでコラインは直接、カレンが「無脳症のモンスター、奇形児」だといおうとしたわけではなかった。示そうとしたのは、むしろ精神年齢というういい方が適切ではない場合があることだった。しかし、聞いている者には、カレンが「無脳症のモンスター」であるといっているとしか思えなかった。

このモンスターのことをコラインが口にした瞬間のことを、後にハーバード大学医学部講師となるジャーナリストのＢ・Ｄ・コーレンはこう書いている。

「普段は物に動じない、好戦的なダニエル・コバーンが自分の質問へのジュリアス・コライン医師の答えにショックを受けたことが見て取れた。コバーンが懸命に引出そうとしていたのは、カレン・アン・クインランをかわいらしくて、抱きしめたくなるような生れたての赤ん坊になぞらえられるような答だった。だが、その代わりに聞くことになったのは、生々しい人間ランタンの説明だった」(COLEN, 105–6)

実際、この説明を聞いたコバーンは、この問題については質問を続けようとはせず、話題を切り替えている。しかし、話が変えられても、この「無脳症のモンスター」という強烈な印象は消えることがなかった。(72) カレンは伝えられていたような「眠れる森の美女」などではない。フランスの新聞が伝えたように、それは「生ける屍 (la morte vivante)」である (FILENE, 33; cf. *Karen*, 222［226］)。こうして、クインラン事件は一般の人々の間に、患者となった場合に置かれるかもしれないおぞましい状況に対する恐怖心と、そうした状況を強いている医療技術に対する警戒心をかきたてることになる。

実際、ニュージャージー州最高裁判所でクインラン事件の判決が出された後、被告側の法律家たちが事件について発言し始めるが、それらは、口調の違いはあるものの、いずれも恐怖や警戒につながるような事態について語っていた。コバーンは、「カレン・クインランは実際には死んでいる」と回想している。「わたしが話したドクターのひとりは、指を切り落として、それを食塩水につけて、ピンで刺激してやれば、しばらくの間、指は反応するだろうが、カレンの状態はそれと同じだといっていた。どれだけの時間反応するか、わたしは知らないが、それがカレン・クインランの現在の状態なのだ」(GRAD, 510)。

また、ハイランドとベイムは事件を総括する論文を次のように始めている。

「今日、この国のあらゆる病院には、この世に頑強にしがみついている幽霊(phantom)からなる影の社会が存在している。生と死の属性をともにもちながら、彼らは新しい名をもたぬ生存のあり方を形成している。医学と医療技術の分野で生じた驚くべき進歩は生と死の区別を消し去り、そうした不幸な人々のケアと治療に関する重大な問題を提起しているのである」(HYLAND, 37)

この言葉に、コレスターも続く。

「われわれは誰でも進歩には不幸な副作用があることを知っているが、それでも死に対する医学の闘いがきわめて特有の恐怖(horrors)をもたらす結果になっているのはやはりショッキングである。医療技術が法と伝統的な倫理をはるかに引き離してしまったことはいうまでもない。心臓を再び動かしたり、心臓を移植したりすることをほとんどありふれたものとする可能性をもたらした技術が同時に……近代的な病院の集中治療室のなかに、まさにその《人間性》が熱い論争の的となるような意識のない者たちが住み着く場を生み出す可能性をもたらした」(COLLESTER, 304)

第二章で触れた生命倫理学者のマッキンタイアは、クインラン事件を「新たな生物医学テクノロジーの適切な使用と制限を定義しようとする戦いにおける分水嶺」として位置づけていた(McIN-TYRE, 7)。そうした位置づけの背景をなすのが、一般の人々の間に事件が呼び起こした感情、医療技術の進歩に対する恐怖と警戒の念だった。そうした感情を、コラインの専門家証言は生み出した。それが「事実がどうなっているのか(what goes on)」を明らかにしようと法廷に立ったコラインの証言が、原告側の狙いとは微妙にずれながら、もたらした効果だった。こうして、クインラン事件はその後の生命倫理にマッキンタイアのいう「戦い」、あるいは解放というテーマを設定する意味をもつことになる。

3　現代医学のモンスター

現代のフランケンシュタインとモンスター　法廷での「無脳症のモンスター」についてのやり取りを報告したコーレンは、コバーンが話題を切り替えてしまったことが不満だったと述べている。そうしたモンスターに遭遇したとき、医師はどのように対応するのか、生かしておくのか、ミルクを与えるのか、親が自宅に連れ帰ることはあるのか。そうした疑問を抱き続けたコーレンは、裁判の後にコラインに直接インタビューする。コラインは、若い頃に人間とは思えぬ鳥のような奇形児（monstrosity）や髄膜脊髄瘤の新生児に積極的な治療をせずに、死なせた経験があったことを語った。それが、コラインによれば、コレスターに尋問された際に言及した「賢明なる放置」の例だった。

こうしてコーレンは、重度障害新生児の治療停止をめぐる状況を知ることになり、次のような感想を述べている。もしアームストロングがコラインに対する反対尋問の際に、無脳児のモンスターがどう扱われているのか質問したとしたら、「カレン・アン・クインランの命を維持するのがどれほどバカげたことなのか、カレンが死ぬのを許すような先例は見出しえないという主張のバカバカしさとともに、すぐさま明らかになったはずだ。というのも、全米では、毎日、分娩室や新生児集中治療室の医師たちは、身体的、精神的に恐ろしい奇形をもった新生児の死に立会い、意図的に死なせているのだが、そうした新生児たちはカレン・クインランから見ればはるかにましだからだ」[73]。無脳症のモンスターについての疑問から出発してまとめられたコーレンの著作は、クインラン事件が人々に呼び起こした感情を強烈に描き出した。

「カレン・アン・クインランは、善意の医師集団が生み出した現代のフランケンシュタインのモンスターなのだ」と、コーレンはいう。「モンスターを、『オックスフォード英語辞典』は《通常以上の不自然なもの》とか《部分的に正常から逸脱している動物や植物》とかいったように定義している。だとすれば、体重が三〇キロほどまでやせ衰え、一年以上もの間昏睡状態にあり、関節が完全に固まってしまい、呼吸は機械によって維持され、歯ぎしりで下唇を噛み切ってしまう完全な成人女性を、モンスター以外の何に分類できるというのだろうか」(COLEN, 71)。カレンは「医療技術の囚人」(COLEN, 11) にほかならない。

コーレンはクインラン事件の概要を振り返った後、救急医療の現場に場面を移し、レスピレータが普及した現在では、「女性を死から蘇らせるといった医学的奇跡は、ごくありふれたものとなってしまい、もはや奇跡的なものではなくなっている」(COLEN, 49) ことを指摘する。しかし、常に奇跡が起こせるわけではない。そこで、コーレンはドクター・フランケンシュタインが生み出したモンスターの比喩を持ち出す。

「近代的な設備の整った救急治療室、手術室、集中治療室を手にしている医師は、［フランケンシュタインの著者］シェリー夫人の奔放な夢想も及びもつかないような医学的奇跡を起こすことができる。……ドクター・ヴィクター・フランケンシュタインと同様に、医師たちは良かれと思ってことにあたっているに過ぎない。しかし、これもまたドクター・ヴィクター・フランケンシュタインと同じように、彼ら医師たちも時にモンスターを生み出す。このモンスターは深夜番組のモンスターのように血に飢えて暴れまわり、子どもたちを殺害し、村人たちを震え上がらせはしない。にもかかわらず、モンスターはモンスターであって、その存在そのものによって家族を破壊し、生活をめちゃめちゃにする。現代のモンスターとは、心も身体もあまりにもひどく、取り返しのつかない傷害を受けているために、いったい誰なのか、自分も家族もわからなくなっているような人たちだ。

彼らは生物学的意味で生きているにすぎない。彼らは全米の集中治療室や養護施設で身を横たえている多くのカレン・アン・クインランなのだ」(COLEN, 68–9)

実際、クインラン事件の報道では、同じような患者がカレン以外にもいることが語られていた。たとえば、『タイム』の記事は、「機械的手段によって生かされている末期の患者だけをとってみても、そうした例は実にたくさんあるのだ」というヘイスティングズ・センターのヴィーチの言葉を伝えていた(*Time*1, 42)。また、事件の判決が出された以後も、多くのカレンがいることが繰り返し報道されることになる(cf., STEVENS, 128, 187, n.72)。

モンスターと安楽死　カレンに起ることは誰にでも起る。そうした人々の意識がどのような影響を及ぼすかは、すぐ後で見ることになる。とりあえず、前章で概観した安楽死をめぐる議論との関係でいえば、クインラン事件を境に広義の安楽死の問題の立て方が大きく変化していくことが指摘できよう。従来の安楽死の議論は、もっぱら末期のガン患者の苦痛を出発点に立てられていた。一九世紀では一般的に安楽死は受け入れられなかったことを示す事例、一一四頁で触れた詩人のキーツやベルリオーズの姉の例もその点を示していた。そのため安楽死擁護論は末期患者の苦痛の非人間性を強調し、そこからの解放を医療に求めるというのがパターンとなっていた。

しかし、クインラン事件では、被告弁護側がカレンの治療拒否の意思表示に関して指摘していたように、末期ガンの患者に見られるような苦痛は問題とはならない。問題は人権を抑圧している医療技術からの解放という形で設定される。再度コーレンを引用すれば、「死に行く患者の生命維持医療を差し控える決定は日々行われている。今やわれわれが決するべきは、そうした決定が適切な人たちによって注意深く行われているかどうか、また、患者や家族や医師の権利が守られるような仕方で実施されているかどうか、ということなのである」(COLEN, 12)。適切な治療停止の決定、こうした問題設定を人々に意識させたものが、クインラン事件によって喚起された医療技術の進歩に対する恐怖と警戒の念だった。

ここで、そうした反応を、第二章で見たスティーヴンスのように、事件の本質を見誤らせるものだと切り捨てることは間違いだろう(74)。事件が医学的奇跡のもつもうひとつの意味を人々に痛切な形で意識させるものだったことは否定できない。そのことをコーレンは二〇世紀のドクター・フランケンシュタインたちが最善を尽くそうとして生み出したモンスターとして象徴的に表現した。ジョージ・アナスもいうように、医療技術が生み出したモンスターが問うているのは「人間であるとはどのような意味なのか」という問題である(ANNAS17, 635)。そうした理解の出発点には、明らかに、原告側の証人として出廷したコラインの証言があった。その証言はさらに、スタイルの違いによって、続く父親の証言に説得力を与える素地を作るものでもあった。次にジョゼフの証言をみることにしよう。

第八章　家族の証言

1　父ジョゼフ・クインランの証言

神の御心　ニューヨーク大学医学部教授コラインの証言は、事実審理二日目の朝九時から午後にまで及んだ。それがようやく終わると、短い休憩を挟んで、人々が待ちもうけていた父親の証言が開始された。原告側は、一連の家族の証言によって家族の信仰とカレンの事前の意思を明らかにしようと考えていた。

アームストロング弁護士は、父親のジョゼフ・クインランの宣誓が終わると、ジョーとファースト・ネームで呼びかけて尋問を始めようとした。リラックスさせて、父親の口から事件の経過を物語らせ、まず家族の信仰を浮かび上がらせようと考えていたからである。しかし、呼びかけたとたんに、訴訟後見人コバーンから異議が出される。「ここはまだ法廷です。やはり敬称をつけてもらわなくては困ります」(*Briefs* I, 357)。被告側としては、カレンの悲劇的苦境について、「父親版の…物語（narrative)」(*Briefs* I, 359–360) は避けたいものだった。ジョゼフには質問にだけ答えるように求めた。こうして、アームストロングは、ミスター・クインランといい直し、質問をすることになる。隙あらば異議を申し立てようと被告側が待ち構えるなか、ジョゼフは証言していく。

ジョゼフは家族全員ローマ・カトリックの信者で、マウント・アーリントンにある「湖の聖母教会」に属していることから話し始めた。しかし、緊張ですっかりあがっていたので、声も小さく、聞きとりにくい。ミューア判事は、証人にマイクのスイッチを入れるように命じた。しかし、証言していくうちに、ジョゼフもしだいに落ち着いて自分の気持ちを語れるようになる。

ジョゼフにはどうしても証言したいことがあった。前日の事実審理初日に、ジェイヴド医師は、クインラン家の人々とは治療方針について話し合ったことは一度もないと証言していた。ジュリアが証言するように、ジョゼフが最終的な決断をする「転換点（the turning point for Joe)」(*Briefs* I, 442) となったのは、レスピレータを切るようにというジェイヴド医師の勧めだった。それが、あっさり否定されてしまったのである。家族は強い憤りを感じていた。ジョゼフは、アームストロングの質問に答えて、ジェイヴドが「もう終わりにするべきだ、機械のスイッチを切るべきだと助言した」(*Briefs* I, 363) と証言した。本当のことをいうことができて、ジョゼフは気分が楽になった (*Karen*, 203［209］)。

ジョゼフはコラインのような医学の専門家ではない。ジョゼフは、「ごく普通のアメリカ人として」(FILENE, 34)、レスピレータの停止を求める訴えを出すに至った過程を朴訥に語っていった。そこでは、「神の御心（God's will）」、「主の御心（the Lord's will）」という言葉が幾度も繰り返されている。「わたしも、……とうとう、これは主の御心であり、主はカレンを召されようとしているのだ、と納得するようになりました」（*Briefs* I, 361）。

それでも、ジョゼフが決断するまでには半年が必要だった。思い悩んでいたことについては、トラパッソ神父にも相談した。神父の助言を受け、「ずいぶんと気分が楽になり」、すでに心に期していたことが「はっきりと固まったのです」（*Briefs* I, 363）。そうして、家族は病院側と正式に治療停止について話し合い、書類を作成することになったのである。

ジョゼフは繰り返した。病院側と話し合った時すでに、自分は「カレンの心と身体を……完全に主の御手、神の御心に委ね」ようと決心していた。病院側との話し合いでは、通常以上の治療の停止はローマ・カトリックの信仰に反しないことと、「カレンが自然の状態（a natural state）に帰るのを許可する」ように求めていることを確認した。こうして、「わたしたちは機械のスイッチを切ることにしようと決めたのです」（*Briefs* I, 364）。この言葉を引き出して、アームストロングは短時間で質問を終えた。

反対尋問　父親の宗教的信念の吐露に対して、被告側の法律家たちは問題を法律の場面に引き戻そうとしたが、空しかった。父親は、あくまでも素人としての自分の立場に忠実に、自分なりに考えたことを語り続けた。信仰、「それがわたしの生活のすべてです」（*Briefs* I, 366）。こう述べるジョゼフの話は自ずと信仰の場面へと帰っていった。

反対尋問の口火を切ったのは、コバーンである。コバーンはまず、カレンが父親と同じ宗教的信念をもつとする証拠を求めた。その点についてジョゼフは、カレンと直接話し合ったことはなく、妻のジュリアから聞いたのだと答えた。それでは、「カレンの自己決定権」とはいっても、伝聞にすぎないことになる。問題は自分のことではなく、法廷に不在のカレンのことであるのに、父親は、自己決定権を語る意味をわかっていないのではないか。こう詰め寄るコバーンに対して、ジョゼフには自分なりの理由を語ることしかできない。「親として、その権利があると感じたのです。娘は無能力でした。死にかけている、と思ったのです。あの子は自分では決められませんでした。これは主の御心であると、とても強く感じました。そこでただこう望んだのです。娘を主の御許に返そう。それだけがこの問題でわたしの考えたすべてでした」(*Briefs* I, 365)。

ジョゼフからすれば、もしかりに治療の停止が「道徳的に間違っている」としたら、治療停止を要求するようなことはなかったろう。実際に停止が許される「通常以上の手段」は、レスピレータだけである。感染症にかかったときの抗生物質の投与や、水分栄養の補給を拒否しようというのではない。「娘の命を普通の長さ以上に引き延ばしているものを、取り除いて欲しいのです。……点滴は食べ物です。それを取り除くのは許されません。そんなことをすれば安楽死になってしまうでしょう。それがわたしの考えなのです」(*Briefs* I, 369)(75)。こうして、通常以上の治療の停止を決断したジョゼフは、トラパッソ神父に相談し、決断が正しいと確信したのである。

コバーンは、争点となっている「カレンの死ぬ権利、自己決定権」に関して、わざわざ「非宗教的側面」について聞くのだと断わって、再度、質問を試みた。しかし、この試みも空振りに終わる。ジョゼフは、同じ答を繰り返した。カレンの死ぬ権利、自己決定権については、「そうした権利を娘の父親としてもっと考えたのです。妻も母親として同じように考えていると思います。あの子は無能力で、自分では決められません。ですからわたしたちが娘に代わって決めることができるのです」(*Briefs* I, 366)。裁判が始まってから、家族の決断に賛成する多くの手紙がクインラン家に届けられた。しかし、あくまでも「これは家族が決めたこと (a family decision) なのです」(*Briefs* I, 371)。決断は信仰に基づいて家族が考え抜いた結果だった。父親は、それを法が認めてくれることだけを求めていた。

そこで、コバーンは、ジョゼフの決心の内容を要約すると、カレンの死は避けられない、回復の見込みはないから、「その生命を終わらせるべきだ (the life should be terminated)」ということなのか、と質問した。これには、すぐさまジョゼフは、「終わらせるではありません。この言葉も嫌いです」と反論し、自分の信仰を繰り返した。

「嫌な言葉が幾つかあります。わたしは娘を自然な状態に戻したいのです。あの子が生きるのは一日かもしれませんし、一年、あるいは五年かもしれません。これは主の御心なのです。そうやって、神は自然の法によって働いておられます。神のみが自然の法を立てることができます。もし娘が自然の状態のまま生きることを望まれるなら、神は奇跡を起こされ、娘は生きるでしょう。もし娘が死ぬことを望まれるなら、人工的な手段はいっさい断って、娘は神に召されて亡くなるでしょう」

(*Briefs* I, 372)

続いて立った郡検察官のコレスターが強調したのは、最終的には主治医たちが治療の停止を受け入れようとはしなかったことである。その点は、モース、ジェイヴッド両医師を弁護するポージオにとっても重要だった。ポージオはまず、医師のジェイヴッドがレスピレータを切るように助言することなどなかったはずで、「あなたの記憶が間違っているということもあるのではないですか」と質問した。それに対してジョゼフは、思い違いは「先生方にも大いにありうることです」(*Briefs* I, 387)[76]と、やり返した。ジェイヴッド医師は確かにレスピレータを切るように助言した。ジョゼフには、証言した本当のことを引っ込めることなどできない。

そこでポージオは、質問を切り替え、少なくとも医師たちが家族の申し出を拒否したことだけは印象づけようとした。しかし、ジョゼフは繰り返した。「娘を死なせたくはなかった。わたしの望みは、娘を自然な状態に帰し、主の決定に委ねたいということだけでした。決定は神様におまかせしたかったのです」(*Briefs* I, 388)。このように、ポージオもジョゼフにその宗教的信念を繰り返させて、尋問を終えざるをえなかった。

ジョゼフの終始変わらぬ語り口は、人々に強い印象を残した。妻のジュリアは、「わたしは夫をたいそう誇らしく思いました」と回想している(*Karen*, 207〔213〕)。ここには、娘が突然意識不明に陥り、悩み苦しみながら、ひとつの決断にたどり着いた家族がいる。マスコミの報道に接した人々の多くには、その苦境に同情せざるをえないように思われた。弁護側の狙い通りに、クインラン家の信仰は余すことなく示された。アームストロングは、ジョゼフが家族席に戻ると、次にジュリアの召喚を予告した。それを受けて、ミューア判事は証人尋問二日目の終了を宣言した。

2　残る証人たち：聖職者、家族、医学専門家

神父たちの証言　事実審理三日目の一〇月二二日は、まずカトリックの神父たち、クインラン家の教会の司祭トラパッソ神父とセントクレア病院のカカヴァレ神父が召喚された。

トラパッソ神父は、アームストロングの問いに答えながら、クインラン家の相談に乗ってきた経過を明らかにした。これに対して、被告側はもっぱら、神父の与えた助言、通常以上の手段をめぐるカトリックの教えの意味について質問した。カトリック教会は通常以上と見なされる手段については停止することもできるといっているにすぎない。つまり、「カトリック教会は通常以上の手段の停止を要求しているわけではない」(*Briefs* I, 400) し、治療を継続しても「教会の目から見て罪を犯していることにはならない」(*Briefs* I, 411)。したがって、たとえカトリックの信仰を受け入れるにしても、レスピレータの停止が責務として課されるわけではないことになる。そのことを、被告側は神父の口から引出そうとした。さらに被告側は、通常以上の手段について語った教皇の一九五七年の文書が「教義的には拘束力があるものではない」ことも強調した。「生命の延長」は教書、回勅の下に位置する声明であるにすぎない。その点を確認することで、通常以上の手段の停止はカトリックにおいても選択肢のひとつにすぎないことを印象づけようとした (*Briefs* I, 408)。

続くカカヴァレ神父の尋問では、七月三一日にセントクレア病院でクインラン家と病院側が話し合い、文書を作成したときのことが問題となった。カカヴァレ神父は、ピウス一二世の「生命の延長」

とビーラノーバ大学のアウグスチノ会神父マクファーデンの『医療倫理』をあげて、カトリックの立場を説明した。後者の『医療倫理』はカトリック系医学部で正式の教科書として使用されていたものである。その教科書では、通常／通常以上という区別に関して、「すべての通常の手段は使用することが道徳的責務である」のに対して、「患者に対する利益」の期待できない「通常以上の手段」の使用は責務とはならないことが、第三章で見たケリー神父の『医学倫理の諸問題』の定義に基づいて、明言されていた（McFADDEN, 241）。[77]こうしたカトリックの立場を踏まえて、神父は「患者が医学的知識で有効に助けられる地点、生命の人間的な質（quality of human life）を確保できる地点を超えてしまったと告知された場合」、通常以上の手段は義務ではなくなると助言したのだと証言した（*Briefs* I, 413）。

ケリー神父の著作について見たように、カトリックの医の倫理では、通常以上の手段という判断は「治癒不可能」という評価と不可分だった。カカヴァレ神父がクインラン家に与えた助言も、そうしたカトリックの標準的な理解に従ったものだった。法廷ではさらに聖職者の証人喚問を続けるかどうかが検討されるが、結局、聖職者への尋問は二人の神父だけで終了し、次に母親のジュリア・クインランが証言台に立つことになった。

母親、妹、親友の証言　アームストロングにとって、家族の証言によって示すべく残されていたのは、カレンの事前の意思だった。ジュリアによれば、カレン自身が「通常以上の手段」による生命維持を望まないと語ったことは、三度あった。三年前におばのエレノアが亡くなったとき、一年前の一九七四年一月に友人の父親が亡くなったとき、そして、この二月に家族と親交のあったバーチが亡くなったなったときである。いずれも原因はガンだった。そうした人たちの死について話し合ったとき、カレンは機械に頼ってまで生きていたくないと繰り返したという。これに対して、州司法副長官のデイヴィッド・ベイムが、この証言は伝聞にすぎない、「事件の三年前の患者の言葉などまったく取るに足らない」（*Briefs* I, 430）として、却下するように強硬に主張する。しかし、ミューア判事は証言の続行を許可した。ジュリアは続けて、こう証言した。

「おばのエレノアが亡くなったとき、娘は、通常以上の手段によって生かし続けられるのは決して、決して望まないといいました。……あの子はとても生き生きとした、とても活発な娘で……いつもこういっていたんです、もし死ぬことになったら、《ママ、あの人たちが通常以上の手段を使ってわたしを生かしておくようなことをどうか絶対にさせないで》、と」（*Briefs* I, 431）。

父親がきわめて朴訥に信仰を語り続けたのに対して、母親は娘の意思について断固たる確信に満ちた態度で証言した。その証言には、さらにベイムが食い下がった。あげられた三つの例はいずれも末期ガンの患者で、死が避けられず、しかも大きな苦痛があった。カレンの場合とは状況がまったく違うとベイムは指摘した。そのうえ、現在のような状況になることなど、クインラン家の人々は想像もしなかったはずである。「通常以上の手段」という言葉をカレンは本当に使ったのか、ベイムは疑ったが、ジュリアは譲らなかった。その母親の確信が何に由来するのかは不明である。しかし、被告側は、その母親にレスピレータという言葉は使わなかったはずだということだけを確認して、席に着かなければならなかった。

後にコバーンは、この母親の証言をめぐって次のように語っている。

「母親がカレンがいったとして繰り返した言明を聞くのは、きわめてドラマチックだった。その言明について母親がした説明の正確さはいささか疑わしい。それまでにこうした状況についてまったく聞いたことのなかったカレンのような人が《人工的な生命維持装置によって維持されたくはない》という言明を二、三年前にするとは信じがたいからだ。事件にかかわった医師たちでさえ、この事件以前にはそうした言葉を使ったことがなかった。医師の一人は、《「生命維持の通常以上の手段、とりわけMA-1レスピレータ」といったいい方は、一度も耳にしたことがなかった》と語っている。その医師は、この事件以前には、そんなことをいったことはないし、誰か他の人がそうしたいい方をしたとも思えないと語った。しかし、その話の要点はカレンは植物としては生かされていたくないはずだという点にあった。カレンがそういったというのなら信じられるし、裁判所もそう信じたのだと思う」(GRAD, 512-513)(78)

次にカレンの妹のメアリー・エレンが証言席についた。原告側は母親の証言の補強を狙っていた。しかし、尋問には被告側から次々に異議が出され、妹の証言はごく短く終わってしまう。そこで、アームストロングはさらに弟のジョンにも証言させようとした。しかし、これは判事から却下されてしまう。クインラン家の人々の意見についてはもう十分な証言が得られているというのが、理由だった。

すでに証人席についていたジョンは、言葉を発する機会を与えられず、家族席に戻らなければならなかった。しかし、カレンの親友のロリー・ガフニーの証言は認められ、カレンが二度にわたって、末期ガン患者が機械で生かし続けられるのはひどいといっていたことを証言した（*Briefs* I, 448）。

この証言が終わるのをまって、アームストロングは再度、ミューア判事にカレンの病床を訪れるように申し立てた。それに対して、ミューア判事はこう答えた。

「わたしは、わたしを含めみなさんの誰もが認めるように、普通の考え方と普通の感情をもつ普通の人間です。この事件でのわたしの役割は提出された証拠（evidence presented）に基づいて、判決を下すことです。わたしには、……適切だと思えば、カレンに会いに行く権利があります。しかしながら、あらゆる点を考慮し、感情（emotion）を基にしてこの事件の判決を下すことはできないと考えますので、会いに行くのは適切であるとは思いません。したがって、申し立てを却下いたします」（*Briefs* I, 449）

ミューア判事は法的判断が感情によって揺らぐのを恐れたのだろうか。家族の証言によって情に訴えようとしたアームストロングの作戦は、判事には通じなかった。こうして、州高等裁判所の事実審理で原告側の予定していた証人尋問はすべて終了した。

再び、医学の専門家　クインラン家の関係者による証言が終わると、被告側は曖昧になりかけていた裁判の法的な争点を再度前面に打ち出そうとした。アームストロングが取り下げた最初の主張、つまり、カレンは法的にも医学的にも死んでいると主張したことを蒸し返し、予審命令の書き換えを要求したのである。判事の予審命令は、原告側の誤った主張を前提に作成されている。しかし、カレンは法的にも医学的にも生きている。原告側の主張が根拠を失った以上、予審命令も書き直されるべきである。そうでなければ、裁判を続行することは不可能である。こう、被告側の法律家たちは次々に立って、繰り返した。しかし、結局、ミューア判事は、予審命令が広い範囲の問題を包含できるような形で作成されたことを理由に、書き換えの申し立てを却下した。

そこで、被告側は今一度カレンの客観的な病状を確認するために、脳神経医学の専門家たちの証人尋問を要求した。こうして、事実審理の三日目の最後から四日目にかけて、医学の専門家による証言が続くことになった。証言したのは、モリスタウン記念病院の医師ユージン・レーザー、コーネル大学医学部神経学講座主任教授フレッド・プラム、ニューヨーク市立大学医学部マウント・サイナイ病院神経学教授シドニー・ダイアモンド、ニュージャージー大学医学部教授スチュアート・クックだった。被告側の法律家たちは、医学の権威を再度呼び出すことで尋問を終えることにしたのである。そのうち、特にダイアモンドは、カレンの主治医たちは「医療実践の標準に完全に従っており」(*Briefs* I, 496)、レスピレータの使用は医の倫理に適っていると述べ、被告側の主張に沿う証言をしている。(79)

しかし、それらの証言は、基本的に、事実審理二日目のコラインの専門家証言を再現するものにすぎなかった。たとえばダイアモンド医師は、診察したカレンの様子を説明するように求められ、「説明がご家族には苦痛になると申し訳ないのですが」と断わりながら、詳細に語り始めた。「まずわたしは患者を離れたところから、完全に視野の外にいるようにして、いっさい外的刺激を与えないようにしながら、観察いたしました。患者はベッドに横になっており、やせ細り、屈曲拘縮として知られる姿勢で丸くなっておりました。すべての関節が屈曲しており、きつい胎児姿勢をなしていました。実際、胎児といった人間的な言葉で説明するにはあまりにもグロテスクでした」(*Briefs* I, 492)[80]。さらに、ダイアモンドはカレンの眼球運動の様子や各種の刺激への反応、検査の結果などを淡々と説明していった。

こうして、ニュージャージー州高等裁判所における四日間にわたる証人尋問は、専門家による客観的で、冷静な病状の説明が最後に繰り返されて、幕を閉じたのである。残るは、最終弁論のみとなった。

3　死ぬ権利

家族の証言の意味：道徳的権利　フィリーンは、証人尋問で家族の証言が始まると、メディアの論調が突如変化したことを報告している。それまでは裁判の客観的事実を冷静に伝えるだけだったのが、クインラン家の涙に焦点が合わされたのである。ジョゼフが語った「カレンを主の御手に」という言葉や、ジュリアが伝えた「ママ、わたしを生かしておくようなことをどうか絶対にさせないで」という言葉とともに、事件の報道が一面を飾ることになった。メディアは二〇世紀版のメロドラマを仕立て上げた。フィリーンによれば、一九世紀に成立したメロドラマで人気を博していたのは、中流家庭出身の娘が上流階級の男に性的虐待を受けているのに、娘の父は無力でなすすべがないといった筋立てだった。カレンの場合、虐待は医療技術によるものだった。医療がグロテスクな怪物であることをカレンに強いている。そうした状況に対して家族は無力だった（cf., FILENE, 35–38）。

たしかにフィリーンがいうように、ジョゼフの証言は医療による虐待を強く印象づけるものだった。反対尋問のなかで、コバーンはカレンは本当に回復不可能であるのかを問題にし、ジョゼフに向かって、「カレンがセントクレア病院に入院したとき、あなたは少なくとも部屋にあなたがいることにカレンが気づいたように感じたのではありませんか」（*Briefs* I, 374）と質問した。それに対して、ジョゼフは次のように答えていた。

「いえ、そんなことはありません。でも、看護婦さんたちはお医者さんたちとは少し違うように思っているようです。どうしてかはわかりませんが、看護婦さんたちは昏睡状態の人に言葉がわかるかのようにいつでも接しています。……そして、カレンのベッドの周りで話をするときにはいつでも、カレンが理解できるかのように話しかけるんです。わたしも同じようにやってきました。娘に話しかけるんです、万一に備えて。これは今では長い習慣になっています。そんな風に私たちはやってきました。……この六ヶ月間、娘に会うたびに、わたしたちはそんな風にやってきたんです。……ある看護婦さんが、カレンに聞こえるかどうか、聞こえたら、まばたきしてねといったら、カレンがまばたきしたことがあったと話してくれたことがありました。もう一度まばたきするようにいうと、カレンはまばたきしたというんです。看護婦さんはほかの看護婦さんたちを呼び、みんな興奮しました。でも、間違いだったとわかりました。[81] 看護婦さんたちは、わたしと同じように、人間（human）です。いつも、わたしがするように、患者に話しかけているのです。……でも何もありませんでした、娘が聞こえていると思えるようなことはまったく何もありません。でも、わたしたちはともかく行って、娘に話しかけるんです」（*Briefs* I, 374）。

こうした証言から、現代の医療技術が生み出したモンスターやファントムをめぐるメロドラマを仕立てることは容易であろう。登場人物の一方には、コラインやダイアモンドなどに象徴される権威ある医師たちがいる。彼ら現代のドクター・フランケンシュタインたちがモンスターを生み出し、家族を虐げ、絶望のふちへと追いやる。ドクターたちには悪意がないだけ、その冷酷さが際立つ。なすべをもたない家族に寄り添うのは、脇役の看護婦たちだけである。しかも、家族を虐待しているのは権威的な医学、医療技術だけではなかった。法もまた、医学と同じく、家族には救いの手を差し伸べようとはしていない。ジョゼフの証言は、法もまた虐待者であることを印象づけるものだった。

反対尋問でコバーンは、死ぬ権利や自己決定権の非宗教的側面に焦点を合わせようとしていた。しかし、ジョゼフからは望んだような答を引出すことはできなかった。そこでコバーンは、裁判所が法に基づいて訴えを認めなかったらどうするつもりなのかと尋ねた。ジョゼフは次のように答えている。「機械のスイッチを切るのは正しいと考えていますし、裁判所が賛成してくれるように願っていますし、祈ってもいます。もし裁判所が訴えを認めてくれなかったとしたら、どうしたらよいのかわかりません。自分で機械を切ろうとは思いません。これは医療の問題です。医療に関わる人たちが、神父さんと家族がいるところで、切るべきだと思っています」（*Briefs* I, 367）。

もちろん、ジョゼフも今では、これまでカレンのような場合に治療の停止を認めた判決がないことはよくわかっている。「こうした問題を扱っている法律はないと聞かされました。法律、州の法律ができるまでは、切ることはできません。でも、道徳法（moral law）は切るのを認めているのです。……わたしの理解では、州法はそうすることを許していない、というか、まだ決めていません」（*Briefs* I, 368）。しかし、カトリックの教えからすれば、「許されているだけではありません。最初からわたしは正しい、そうするのは自然なことだと思っていました。……娘を主の御手に完全に委ねること……それがわたしが望んでいることです。これはわたしには自然なことです。幸いなことにわたしの教会の後ろ盾もあります。すばらしいことです。それがわたしが求めたことですが、わたしの考え方からすればとても自然なことなのです」（*Briefs* I, 368）。医学とともに家族を苦境に追い込んでいる法に対して、ジョゼフは「道徳法」を拠り所に救済を求めていた。

こうしたジョゼフの証言は、普通のアメリカ人、「中流の郊外居住者の平均的な人間」（CLARK, 44）の苦境を人々に強く意識させるものだった。ジョゼフたちが悩み苦しんでいたことは、明らかだった。その苦境は普通の人間が普通でいられないことから生じていた。しかし、医学と法は家族を苦境から救い出してくれるものではなかった。医学と法は普通であることを許さない。そうした権威を前にして、よるべなき普通の人間には、頼るものとしては信仰しかなかった。それは、ジョゼフの言葉にならえば、道徳の次元に立つことを意味した。そうしてクインラン家が承認するように求めたものが、「死ぬ権利」と名指されたのである。それは、医学と法の権威に対する道徳からの請求だった。道徳だけが、普通に自然であることを支えてくれる。ここで「死ぬ権利」は、ジョエル・ファインバーグにならっていえば、「道徳的権利（moral right）」（FEINBERG）として主張されている。こうして、時に法や慣習に抗してさえも請求されうる人間に最も基本的な「権利」として「死ぬ権利」が浮かび上がることになった。そこに、クインラン事件が「死ぬ権利」を求めた裁判として報道され続けることになった理由がある。背景には、普通であることへの強い欲求があった。

死ぬ権利：前史　クインラン事件に先立って、「死ぬ権利（right to die）」といういささか奇妙に響く言葉を盛んに用いていたのは、米国の生命倫理の先駆者のひとり、ジョゼフ・フレッチャーである。その一九五四年の著作、『道徳と医学』の第六章は、「安楽死―われわれの死ぬ権利（Euthanasia: Our Right to Die）」と題されていた（FLETCHER1, 172ff.［186ff.］）。フレッチャーは、この著作の前後にも、「死ぬ権利」という表題をもつ文章を幾つか発表している。ここでは、「患者の死ぬ権利（The Patient's Right to Die）」という一九六〇年の文章を見てみよう（FLETCHER2）。それは病院付の牧師の経験談から始まり、現代の病院における死を論じている。そこには、「死ぬ権利」を擁護する際の典型的な論法が示されていた。

フレッチャーは、「愛に満ちた別れと荘厳な最期の言葉を含むような古典的な臨終の場面は、実際には過去のもの」となったことを強調する。そして、「尊厳のうちに死ぬ権利（the right to die in dignity）という問題を引き起こすのは、医学の失敗であるよりも成功であることの方がはるかに多い」という。今や、医療技術の進歩によって、「以前ならもう終わりであったような時期の後でも長く人々を《生かす》ことが可能」となり、「生命の延長と死の過程の延長という二重の結果」がもたらされた。フレッチャーは、末期患者病棟担当のインターンが回診をベッドの「植物に水をやりに行く」と表現するという話を紹介している。医学は、昏睡状態のまま、さまざまなチューブをつけられ、操作される対象と化した患者を生み出した。こうして、「人々を慈悲深く解き放ち《逝かせる》という問題」が生じたのである。こう論じ、フレッチャーもモンスターについて語る。「生命の始まる誕生の時点でモンスターを蘇生させようとはしない医師であれば、ましてや生命の終わりの時点では人間をモンスターにしてしまおうとはしないだろう」。人間の誕生と死の場面に登場するモンスターの治療停止、それをフレッチャーは「死ぬ権利」の問題として提起した。

フレッチャーの場合、「死ぬ権利」の主張は安楽死の肯定の主張に重なるものだった。フレッチャーは、論文「患者の死ぬ権利」の中で、医療技術の進歩によって生まれた問題に対処しようとする場合に、生と死が人間の力を超えた自然に属すという考え方が最大の障害となると主張している。医学の進歩は人間による生と死のコントロールの可能性を増大させた。人間はそのことを正面から受けとめ、責任をもってバース・コントロールとともにデス・コントロールを行うべきである。フレッチャーは、『道徳と医療』以来の主張を繰り返した。「死ぬ権利」とは人間の手によるデス・コントロールの主張であり、積極的安楽死はモンスターを押さえ込む手段だった。

ここに、「死ぬ権利」が語られる常套的な論法を見ることができる。あるのは、医療技術の進歩がもたらしたモンスター、それに対抗する手段としての「死ぬ権利」という図式だった。そうした発想の枠組みは、一九八〇年にヘムロック協会を設立するデレク・ハンフリーとアン・ウィケット夫妻が書いた『死ぬ権利――安楽死を理解する』でも確認できる。その著作は、安楽死を死ぬ権利といい換え、その歴史を古代ギリシアから始めて詳しく跡づけている。そして、医学の進歩と死という現代のディレンマの淵源を、個人の自覚と科学の誕生の時代ルネサンスに求めている（HUMPHRY, 9）。「死ぬ権利」は個人の自覚が行き着く「最後の権利」（MANNES）である。それが科学の進歩による桎梏からの解放を可能にするというのである。

しかし、こうした人間の手によるデス・コントロールという発想は、強い抵抗感を生み出す。特に第二次大戦以降、安楽死の主張は、端的に悪とみなされてきた。ハンフリーたちによれば、「ナチスの絶滅計画の大きさが（ニュルンベルクの戦争犯罪裁判において）見出されてからの四〇年間は、安楽死運動の理知的で法的な進歩は、とりわけ英語圏では、ドイツの残虐行為の消えることのない記憶によって、きわめて阻害されてきた」（HUMPHRY, 20）。医学の進歩を背景に死ぬ権利を主張する常套的議論に対しては、いわば自動的に、それをナチスに結びつける常套的批判がぶつけられた。すでに見たように、被告側の弁護士ポージオも「死ぬ権利」をナチスの残虐行為に結びつけ、安楽死を許すわけには行かないと主張していた。

こうした状況に対して、フレッチャーは、別の安楽死擁護の論文で、安楽死を認めようとしない立場を生命至上主義（vitalism）と呼び、「勢力を失っても最後までがんばる生命至上主義の賛成者たちは、《ナチスがしたこと》について今でも脅迫するように不平をいう。しかし、ナチスが安楽死や慈悲殺人を行ったことは一度もない。ナチスが行ったのは、大量虐殺や残忍な実験を目的とする殺害といった無慈悲な殺人なのである」（FLETCHER3, 114［136］）、と反論している。第二次大戦以降、死ぬ権利を主張する者は、ナチスとの違いを強調しなければならなかった。

この対立の図式のなかで、クインラン家、とりわけ父親の証言は、どのような効果をもつものだったのか。ジョセフは、医療技術の進歩がもたらすディレンマに対して、フレッチャーのように、人間の手によるコントロールを主張したわけではなかった。求めているのはあくまでも通常以上の手段の停止にすぎない。医療技術は人間の生死の問題を人間の力を超えた自然の出来事としてではなく、人間のコントロールの下に置くことを可能にしたかもしれない。それによって、出現した事態は当然、自然には起こらない。それに対抗する唯一の手段としてクインラン家が主張した「死ぬ権利」は、医療的コントロール以前の自然の状態に帰してもらうという主張だった。そうした状態を出現させたのが医師たちである以上、それ以前に戻すのも、当然医師たちでなければならない。治療の停止もまた消極的安楽死として、広義の安楽死の問題のなかで議論されてきたことなど、ジョゼフの関知するところではなかった。[82] ジョゼフにとって、安楽死とは積極的安楽死に他ならず、治療の停止とは次元の違う問題だった。

このように、クインラン事件の原告側の主張は、それ以前に展開されていた「死ぬ権利」の主張と同じ図式、すなわち、医療テクノロジーからの人間性の回復という要求に立ちながら、その主張の枠組みを微妙にずらしたものとなっている。そのずれは、通常と通常以上の区別を背景としながら、自然への回帰というレトリックによって生み出された。死ぬ権利は安楽死ではなく、治療の停止をめぐる権利として再登場した。それは、「死ぬ権利」という問題設定を、ナチスをめぐる応酬の常套的枠組みから切り離し、日常の問題として人々に意識させる結果をもたらす効果をもつものだった。[83]

『死ぬ権利』のハンフリーとウィケットは、次のように述べている。「カレンをレスピレータから切り離してもクインラン家の苦難は終わらなかったとはいえ、それは末期患者のケアに関する世論と法に深い影響を及ぼした。一九七五年以前には、死ぬ権利の立法化はわずか五つの州で提案されたに過ぎなかった。それが翌年には、下級審がジョゼフ・クインランの請求を斥けた後、州最高裁での審理が行われている間に、同様の法案が、すべて否決されたとはいえ、一七の州で提案されたのである」(HUMPHRY, 108)。

クインラン事件は「死ぬ権利」の問題をナチスから切り離し、平均的な米国人の問題として意識させ、議論の新たな展開、すなわち公共政策と法の動きを画することになる。その点について話を進める前に、「ジョゼフ・クインランの請求を斥けた」下級審、州高等裁判所の判決はどのようなものだったのか、それをまず確認しておかなければならない。

第九章　州高裁判決と生命倫理の自己規定

1　最終弁論

ニュージャージー州高等裁判所におけるクインラン事件の審理は証人尋問が終り、翌週の一九七五年一〇月二七日月曜日、最終弁論を迎えた。

最終弁論では、まず被告側の法律家たちが順に立ち、カレンが死んではいない以上、レスピレータ撤去を認めるわけにはいかない、父親の「通常以上の請求（extraordinary relief）」（*Briefs* I, 509）は却下されるべきだという主張を繰り返した。

被告側も、クインラン家の人々の苦境には同情すべきことは認める。しかし、「この世の生における苦痛や苦難や悲しみや悲嘆には法や法体系によっては治しえないものがある」（*Briefs* I, 516）し、法による解決がすべてよいとは限らない。再度ナチスとの比較を持ち出したポージオは、父親の請求は安楽死の請求であり、ナチスの「おそらく大量虐殺（the Holocaust）にも」(*Briefs* I, 518) つながりかねないと断じた。また、コレスターも、「よい意図だからというのはいい訳にはならない。慈悲に満ちた動機というのは正当化にならない。安楽死は殺人であり、殺人は犯罪である」(*Briefs* I, 523) と繰り返した。

続いて立った原告側弁護士アームストロングはまず、「人間的な同情」ではなく、「コモン・ローと合衆国憲法」による根拠を示すことから最終弁論を開始した (*Briefs* I, 532–539)。まず論じられたのは、エクイティ裁判所が「すべての無能力者の最高の保護者」として「代理判断の法理」を行使すべきであるということだった。アームストロングによれば、「医学は人間に奉仕するものでなければならないし、技術は医学に奉仕するものでなければならない」。しかるに、「治療の継続を命じても、カレンの身体的な最善の利益に何ら資するところがないであろう」。「やせ衰えて骨と皮になり」、「ごく原始的な神経反射しか示さない憐れな悲劇的被造物」を生かし続けることは、「カレンの道徳的な最善の利益（Karen's moral best interests）」と「人間の尊厳」に反しているのである。こう述べたアームストロングは、後見人指名を待っている父親ジョゼフの請求を斥けるに値するようなやむにやまれぬ州の利益、「クインラン家の宗教的信念の自由な行使、彼らの個人的な決定や、自己の身体に対する主権に干渉するような反対の利益」は存在しないと主張した。

続いてアームストロングは、プライバシー権が治療の拒否権を含むのだと論じた。「プライバシーの権利は通常以上の医学的手段の無益な使用を止める個人と家族の決定を含んでいる」。それは「人権宣言」と「憲法第九修正」によって認められている権利である。「この権利は成長し、個人と家族の生命に影響する決断を含むものとなった」のである。

さらに、アームストロングは治療の拒否権を、信教の自由にも結びつけようとした。アームストロングによれば、原告側が求める通常以上の手段の停止は、憲法に認められる信仰の自由な行使をも根拠としている。クインラン家の人々は、カレンも含め、ローマ・カトリックを信仰している。その教えに従えば、ここでの治療停止は不道徳なものではない。それを法も認めるべきである。道徳的権利は法的権利とならなければならないというのである。そして、アームストロングは、こうした論拠があるにもかかわらず、もし裁判所が治療の継続を要求するとすれば、それは「憲法第八修正」が禁じる残酷で異常な刑罰をカレンに与えることになるだろうと付け加えた。

こう論じたアームストロングは、最後に感情に訴えた。「本訴訟を始めることになったクインラン家の人々の願いは明らかであります。わたしたちはカレンを愛しています。でも、望みが消えてしまったことも知っているのです。カレンを神の許に帰してください。カレンの病気に苦しんでいる者の誰一人としてこれ以上カレンの旅立ちで苦しませないようにしてください。これが一家の願いでありますとそして、アームストロングは、モースとジェイヴド両医師に、「あなたがたの姉妹のカレンを引き受けてください。……どうか彼女を、永遠の平和へといざなう優しい呼び声に彼女自身の肉体が耳を傾けることのできる状態へと、わたしたちの祝福のうちに、戻していただきたいのです」(*Briefs* I, 538–539) と呼びかけた。この呼びかけをもって、ちょうど一週間前に開始されたニュージャージー州高等裁判所における事実審理は、幕を下すことになった。ミューア判事は判決を二週間以内に出すことを予告し、閉廷を宣言した。

2　州高裁判決

事実認定　ミューア判事の下した判決文は、一一月一〇日月曜日の午後、ニュージャージー州高等裁判所モリス郡エクイティ裁判所で関係者に手渡された。判決はジョゼフ・クインランの請求を斥け、基本的に被告側の主張を追認したものだった（cf., 吅, 247ff.）。判決内容を順に見ておくことにしよう。

判決文は、まず裁判で認定された事実の確認から始まる。そこで強調されたのは、ハーバード大学基準に照らしてカレンが死んではいないということだった（*Briefs* I, 547）。カレンは遷延性植物状態である。認知機能は回復しない可能性が大きいとはいえ、脳が生物学的に死んでるわけではない。こうした点で医師たちの見解は一致している。また、カレンが「レスピレータなしに身体的に生き続けられるという証拠はまったくない」（*Briefs* I, 550）という点でも、専門家たちの意見は一致している。たしかに、コライン医師はレスピレータが通常以上の手段であると証言したが、通常と通常以上の区別を認めた専門家証人はコラインだけにすぎない。そのコラインも通常以上という言葉には厳密な定義が欠けていることを認めているのである。

カレンは生きているが、レスピレータなしには生き続けられないだろう。ミューア判事は、この医学的判断を確認したのに続いて、事実経過をまとめていく。カレンが回復しないことを知り、クインラン家の人々は決心を固め、セントクレア病院との間に、通常以上の治療の停止を求める免責証書を取り交した。しかし、レスピレータ停止には、モース医師は同意できなかった。モースは「レスピレータを停止することは医学の伝統から大きく逸脱することであり、《生命の質》を認めるもので、停止するわけにはいかないと結論した」(*Briefs* I, 552)。こうして、裁判が起こることになった。

裁判の争点　判決によれば、対立点は次の通りである。原告側は、レスピレータの撤去を求めている。カレンは通常以上の手段を使って生きていたくないといっていたというのが、その理由である。これに対して、カレンが生きている以上、レスピレータの停止は殺人で、安楽死にあたるというのが、被告弁護側の立場である。憲法は死ぬ権利を認めておらず、州には生命を維持すべき止むに止まれぬ利益があるというのである。さらに、主治医たちは、治療の決定は裁判所ではなく、医師が生命の質的判断を注意深く排除しながら下すべきものだと主張している。また、病院側は、裁判所に対して、ハーバード基準が治療停止の許される脳死判定の医学的基準であると認めるように求めている。そして、検事当局はもし原告の訴えが認められれば、殺人罪で告訴するつもりであることを表明している。

こうした対立を前にして、ミューア判事はまず、「カレンは法的および医学的な定義からして生きている」(*Briefs* I, 557) ことを強調した。たしかに、遷延性植物状態のカレンには、回復の可能性はきわめて乏しいだろう。しかし、昏睡の正確な原因が不明であることや、長期にわたる昏睡状態の後で回復した例が存在することを考慮すれば、回復の可能性については医学的になお留保せざるをえない。カレンがレスピレータなしでも生き延びられるかどうかは大きな問題だが、レスピレータを停止すれば、カレンの脳がさらに傷害を受けるのは明らかである。

こう事実をまとめたミューア判事は、「医師の責務」に判断の基準を求めようとする (*Briefs* I, 559–560)。ケアを求める患者は、「医師が患者の生命を守るために、できるすべてのこと、現代医学で知られているすべてのことをしてくれるように期待」している。その患者の期待に応え、「医療の性質、範囲、期間」を決定することが、医師の責務となる。そこに医師の法的義務の出発点もある。したがって、その義務の内容を「医学専門職の支配（the control of the medical profession）から引き離して、裁判所の手に委ねること」はどのようにしても正当化できない。主治医のモース医師はレスピレータの停止を拒否している。本件では、その点こそ重要で、「生命維持装置を継続して使用すべき義務が存在する」と判断しなければならない。こう結論したミューア判事は、主治医たちが望んでいたように、決定を医師たち専門職の判断に委ねたのである。

憲法上の権利　では、プライバシー権あるいは自己決定権、信教の自由、野蛮で異常な刑罰の禁止という原告側の法理論上の主張については、どのように判断されたのか。

ミューア判事は、「もし対応能力があれば、カレンはレスピレータの停止を選ぶはずだという主張は、注意深い吟味が必要である」（*Briefs* I, 560）という。カレンが停止したいと述べたのは、苦痛にさいなまれていた末期ガンの人たちについて話していたときだった。しかし、現在、カレンが苦痛を感じているという証拠はないし、むしろ苦痛は経験していないと考えるのが合理的である。しかも、母親や友人たちと交わした会話は「自分自身について（personally）」語ったものというよりも、「理論的（theoretical）」で、抽象的一般的なものである。その言葉は、「インフォームド・コンセントの概念に基づくリビングウィルと見なせるようなものではない」。家族の証言は、カレンが自分のレスピレータ停止を選ぶはずだと考える根拠とはなりえないのである。

ミューア判事も、裁判所は無能力の状態に苦しむ人を保護し、その最善の利益を援助する権能をもつことは認める。しかし、レスピレータを切るかどうかは、主治医の権限に属す。しかも、カレンを死なせることは保護ではないし、最善の利益にかなうものでもない。「カレン・アン・クインランの有する唯一の最も重要な現在の性質は、生命である（The single most important temporal quality Karen Ann Quinlan has is life）。当法廷は彼女から生命が取り去られることを認めるつもりはない」（*Briefs* I, 561）。コモン・ローの殺人の概念からすれば、意図的に他人の生命を奪うことは、動機のいかんにかかわらず、有罪の十分な理由となる。「動機が人道的であるからといって、人間の命を奪うことを正当化することはできない」（*ibid.*）。死が迫っているとか、末期だとかということで、法が殺人を容認することはないのである。

また、ミューア判事によれば、プライバシーの権利を持ち出すことも不適切である。たしかにプライバシーの権利の及ぶ範囲はしだいに拡張されてきた。しかし、無能力成人について、プライバシーの権利を認めた判例は存在しない。本件では、生命を保持する州の利益と裁判所による無能力者の保護義務がやむにやまれぬものとして存在している。その点で本件は、一九七三年のロー対ウェイド判決に至るプライバシー権をめぐる一連の判決とは決定的に異なる。「無能力の成人の子に関して、親に認められるような憲法上の死ぬ権利などは存在しない」（*Briefs* I, 565）のである。

さらにミューア判事は、本件の場合、原告の主張する信教の自由も、州の生命保持の義務を凌駕するものではありえないことを確認する。また、本件の治療継続が「残酷で異常な刑罰」であるとする原告側の主張についても、根拠がないとして退けている。「［本件のような場合、］人は生き続けることを選ぶと推定される根拠（a presumption that one chooses to go on living）がある。……生存権と生命の保持は《最も高い次元の利益》であり、当法廷は原告の請求を退けることが憲法的にも正しいと考える」(*Briefs* I, 566)。

ミューア判事も、父親のジョゼフ・クインランが「きわめて真摯で、道徳的、倫理的、宗教的な人」であることは認める。しかし、「カレンの宗教的信念を主張しているのはカレンではなく、その両親なのである」。したがって、治療停止を求めるジョゼフを後見人に指名することはできない。判事は、訴訟後見人に指名したダニエル・コバーンをカレンの身上後見人(guardian of her person)に指名し、判決文を結んだ。

3　原告側上訴

ミューア判事の判決は、クインラン家の人々を失望させるものだった。しかし、弁護士のアームストロングは、事態をある程度予想していた。歴史的に見て、第一審が「重要な憲法上の権利を認め、擁護することは稀」である。高等裁判所の段階ではむしろ、州最高裁での裁判に備えて「争点を記録に残す」ことが重要だと考えていたという(cf. *Karen*, 232［236］)。マスコミも、裁判開始当初から、「高等裁判所ロバート・ミューア判事がどのような判決を下そうとも、事件の重大性を考えると、おそらくニュージャージー州最高裁まで裁判は進むだろう。そして、もしカレンがまだ生きていれば、さらに連邦最高裁まで行く可能性がある」(*Time*1, 42)と、報道していた。

クインラン夫妻は数日間考えた後、控訴する決心を固めた。判決から一週間後の一九七五年一一月一七日、アームストロングはニュージャージー州の州都トレントンにある州最高裁判所の上訴部に「上訴状」を提出した（*Briefs* II, 1-40）。上訴状はそれまでの経過と事実を記載し、再度ジョゼフ・クインランの後見人指名を求めている。カレンの言葉から治療停止を望んでいることは明らかで、家族には治療停止を求める憲法上の権利がある。その権利を認めないことは残酷で野蛮な刑罰にあたる。治療停止は殺人罪を構成せず、カレンの最善の利益に適っているのである。上訴状は、こうした従来の主張を繰り返していた。そこには、一九五七年のピウス一二世の声明「生命の延長」と、七月三一日に病院側に提出した免責証書が証拠として付されていた。

クインラン家側の上訴状の提出を受けて、ニュージャージー州最高裁判所における審理は、年明けの一月二六日から開始されることとなった。

4　判決批判と生命倫理

反響　世間の注目を集めていた州高等裁判所の判決は大きな反響を呼び起こしたが、すでに父親ジョゼフの証言以降、クインラン家に同情が集まっていたこともあって、批判的な反応が一般的だった。たとえば、翌年の一九七六年の一月に刊行された雑誌『キリスト教と危機』の「誰が決定すべきか。カレン・クインラン事件」という特集である。その序文によれば、特集は「さまざまな人たちの見解」を集めようとして企画されたものだったが、「きわめて驚いたことに、事件とその対応に関する反応にはかなり高い見解の一致が見られる。大部分が判決に反対し、こうした問題に対する医学の権威を簡単に受け入れている点に疑問を呈しているのである」(*Christianity*, 322)。また、同じ年の二月の「クインラン判決、五つの論評——後見人、医師、そして医療技術」という『ヘイスティングズ・センター・リポート』の特集でも、論評の多くは判決に否定的だった。この二つの雑誌の特集には、高裁の判決が出されてから上訴審へ至る時期の雰囲気がよく現れている。それを手がかりに、クインラン事件の高裁判決がどのような反響を生み出し、誕生したばかりの生命倫理がどのような対応を示していたのか、確認しておこう。(84)

誰が決定するのか　まず、『ヘイスティングズ・センター・リポート』から見ることにしたい。その小特集はロイ・ブランソンとケネス・ケースビアの「医師の役割を曖昧にする判決」(BRANSON, 8-11)から始められている。二人はジョージタウン大学ケネディ研究所生命倫理センターの研究員で、ケースビアは法学者だった。論文は高裁判決を「多様な合理的な医学的結果」を排除するものだとして批判している。判決は、医師に「専門家(expert)」、「擁護者(advocate)」、「判定者(arbiter)」の三つの役割を認めている。医師は専門家であるがゆえに決定し、擁護者として生命維持のために可能なことすべてをする道徳的責務をもち、治療をめぐる意見の対立が生じた場合の最終的な判定者でなければならないというのである。そこでは、医学的権威がそのまま価値的判断の権威として承認されている。しかし、判決の前提は、成り立たない可能性がある。予後の判定や医学的対応をめぐっては、医学専門家の間にも見解の相違が見られるからである。そのうえ、判事は生命維持をめぐる医師の道徳的責務が社会的要請に基づくものだと主張しているが、これは明らかに事実に反している。

こう判決を批判したブランソンとケースビアは、一九七五年一一月に全米の九八二世帯を対象に実施された世論調査を引き合いに出す。その無作為抽出による調査によれば、末期でもう助からないとわかっている人については、あらゆる救命処置をすべきだとしたのは三〇%であったが、逆に死なせることが正しいと考える人が五九%にのぼっている。すでに社会は、いかなる場合も生命を維持すべきだとは考えていない。さらに、後者の回答のうち、誰が決定を下すべきかという問いには、二七%が近親者、二六%が近親者と医師と答えており、医師だけというのはわずか七%だった。この結果からすれば、延命絶対主義が社会的要請であるとする判事の前提が事実に反しているだけではなく、医師を最終的な判定者とする考え方についても社会は否定的だとしなければならない。

ブランソンとケースピアによれば、こうした世論の動向に医療の専門家たちもすでに対応し始めている。たとえば、一九七三年の全米医師会代表者会議は、「生物学的な死が切迫している否定しがたい証拠がある場合に身体的生命維持のための通常以上の手段（extraordinary means）を停止するかどうかは、患者および、あるいは患者の最近親者が決定することである」[85]と、はっきりと認めている。そのことを考えれば、この事件で両親に後見人資格が認められなかったのは、不当である。ミューア判事も、カレンの両親がきわめて真摯で、倫理的で、宗教的であり、悩み苦しんだ末に、レスピレータの停止を求めるに至ったことを認めている。だとすれば、むしろ両親は後見人となりうる条件を満たしていると考えるべきなのである。このように、ブランソンとケースピアは、高裁判決を医師の役割と延命に関する社会的要請を誤認したために、多様な合理的決定の可能性を排除してしまったものとして、強く批判した。

臨床での意思決定　続く論説、ハーバード大学で医療倫理教育にも携わる小児科医メルヴィン・ルヴァインの「スイッチを切ること、臨床医の見解」は、事件そのものというよりは、臨床の現場での実情を紹介する形で、判決に見られる延命絶対主義を批判するものだった（LEVINE, 11-2）。

ルヴァインによれば、レスピレータのスイッチを切ることは、「医療施設では普通に行われている（a common occurrence）」。しかし、医学には予後の判断などに関して常に不確実性が伴うため、臨床医の治療停止の決定には、さまざまな人たちに相談し、患者の意図を汲み取ろうと努力した場合でも、道徳的な不満が生じる可能性が出てきてしまう。その点で、近年提案されているような「治療停止をめぐる学際的委員会（interdisciplinary disconnection committees）」や「患者の代弁者（patient advocates）」といった考え方がたいして役に立つとは思えないと、ルヴァインはいう。最終的な責任はあくまでも主治医が負うからである。しかし、それでも、臨床の場面での倫理的推論を教育する機会を増やし、臨床医に問題の存在を意識させる必要があることを指摘し、コメントを終えている。

ここには、生命の質的判断も含め、さまざまな判断の揺らぎの中で、医師が治療停止を行う場合があることがはっきりと認められている。それは、「医師は患者の生命を守るために、現代医学で知られているすべてのことをする」としていたミューア判事の判決を事実をもって否定するものだった。

州高裁判決の意義

ルヴァインが治療停止の現実を認めたのに続いて、ドルー大学神学部の神学・倫理学教授トーマス・オーデンの「直接的な同情の倫理を超えて」が来る（ODEN, 12-4）。それは、すでに第五章の末尾で見たように、アームストロングの法廷戦略のまずさを指摘するものだった。オーデンは、プライバシー権を持ち出して困難な法的問題に入り込むよりは、まず後見人指名を得て、治療停止に同意してくれる病院を探すほうが、はるかに容易に事件は解決できたはずだと述べていた。しかし、オーデンは高裁判決に否定的だったのではない。その論評は、この『ヘイスティングズ・センター・リポート』の小特集で唯一、ミューア判事の判決の意義を評価するものだった。

たしかに、判決は苦悩する家族の訴えに直接的な同情を感じている人々にとっては、残酷に響くかもしれない。しかし、オーデンによれば、判決には無能力者の生命保護という「法のより深い本能的直観（the deeper instincts of the law）」が示されている。「本件における裁判所の直観は大多数の道徳的見解よりも道徳的に深い。人間の生命が存在する時にはいつでも、たとえ欠陥のある生命であっても、というよりも欠陥のある場合にはとりわけ、無差別な州による保護を受けるべきなのである」。オーデンからすれば、そもそもカレンについていわれている「遷延性植物状態」という言葉が「侮蔑的で、偏見に満ちた、非人間的な比喩の用法」であり、すでに一定の道徳的対応を予想させる。その比喩は、神の贈り物として特別の価値をもつ人間の生命という理解に対立する。それを考えると、プライバシー権を持ち出して「死ぬ権利」を主張することは認められない。こう述べたオーデンは、「もしミューアの判断が上訴審で覆されることになれば、米国の裁判史上初めて、既存のいかなる定義からしても文句なく生きていると認められる人間が、何らの罪もないにもかかわらず、代理判断という装置によって、死刑宣告に等しい判決を受けることになろう」と警告している。

ラムジーとケイプロンの批判　オーデンの議論は、裁判の過程で展開された被告弁護側の主張に重なる。しかし、こうした立場は、論評の中ではあくまでも例外だった。この雑誌の特集には、さらにポール・ラムジーの「引き延ばされた死、医学的適応なし」とアレグザンダー・ケイプロンの「意思決定の重荷の転嫁」が収められているが、いずれも判決に否定的だった（RAMSEY2, 14–7; CAPRON1, 17–9）。

ラムジーは通常と通常以上（ordinary/extraordinary）という区別に代えて医学的に適応がある場合とない場合（medically indicated/not medically indicated）という区別を提案し、患者の自由な選択の権利を強調しながら、カレンのレスピレータ撤去に賛成している。また、法学者のケイプロンは、判決が法的問題を医学的問題に矮小化し、すべての決定の重荷を医学専門職に転嫁してしまったと批判する。ケイプロンによれば、治療方針について患者自身の価値観にもっとも沿う形で決定できるのは、患者をよく知る家族である。患者家族の決定が不合理な（unreasonable）選択でない限りは、それに制限を課すことは認められない。州高裁判決は決定を専門家の医師に委ねるもので、インフォームド・コンセントの開示基準をめぐる一連の判決、つまり専門家の慣行基準から合理的人間基準へという流れとは「反対の方向へ歩を踏み出している」。ミューア判決は問題を正面から受け止めず、「法的責任を放棄」したものだというのが、ケイプロンの結論だった。

テクノロジーの残虐行為　判決批判ということでは、『キリスト教と危機』の特集の方がいっそうはっきりしていた。特集には、二名の生命倫理の専門家（ヘイスティングズ・センターのウイラード・ゲイリンとロバート・ヴィーチ）と三名の宗教家（キャシー・ライアンズ、ハーモン・L・スミス、ロジャー・L・シン）が論評を寄せていた。論評はいずれも判決に否定的だった。ここで、この特集を通じて、生命倫理の議論の特徴を宗教家たちの議論に対比する形で指摘しておくことにしよう。

三人の宗教家のうち、統一メソジスト教会の医療問題担当のライアンズは「誰が決定するのか」という観点から医師に全権を委ねた点を批判した（LYONS）。他方、デューク大学神学部道徳神学の教授スミス（SMITH）とニューヨーク市ユニオン新学校でキリスト教倫理を教えるシン（SHINN）の二人は、医療技術のコントロールの問題に事件の核心を見ている。

「われわれがテクノロジーをコントロールするのか、それともテクノロジーによってコントロールされるのか」。これが、スミスによれば、この事件が提起した最大の倫理的問題である。われわれは、ルネサンス以来、ただ前進のみを考え、テクノロジーの発展のみを追及してきた。しかし、すでにテクノロジーの発達がわれわれを最終的な勝利へと導くだろうという考え方は揺らぎ始めている。遠くは第一次世界大戦後の経済と政治の失敗、近くはベトナム戦争、人種差別、環境問題、世界的な飢饉、エネルギー危機である。それらの事態は、テクノロジーによる簒奪に制限を課すべきことを教えている。今やテクノロジーのもたらす危険性を「否定し、拒否し、論駁する時である」。問うべきは、「現代の自由主義的心性の基礎（the foundations of the modern liberal mentality）」にある。神ならぬ人間であるとはいかなる意味であるのかという問いこそ、われわれが格闘すべき問いである。クインラン事件における人工的な生命の延長という問題も、テクノロジーのコントロールの問題を介して、人間とは何かという問いを提起している。この判決では問われることのなかった問いを問うことなしには、解決はありえないだろう。それが宗教家スミスの主張だった。

また、シンは、「カレン・クインランの死を引き延ばす努力は、悪玉のいない残虐行為である」という言葉から論評を始めている。この残虐行為は現代の医療技術によって生み出された。それをもたらした医師、さらには法律家に悪意があったわけではない。しかし、シンによれば、彼らは邪教のビオス（生命）神の崇拝者である可能性がある。ミューア判事は、「カレン・アン・クインランの有する唯一の最も重要な現在の性質は、生命である」と述べていた。そこには、機械的に維持される生命を高く評価する「異様な絶対主義（a weird absolutism）」がある。家族が求めているのは慈悲殺などではなく、現代版の残虐行為の停止である。しかし、シンは、クインラン事件が現代社会にとって必要な残虐行為である可能性を指摘する。現代は、飢餓と戦争によって生命が軽んじられている時代である。判決に見られるビオス神崇拝は、そうした現実によってわれわれが、言葉の上だけでも、ビオス神を賛美するように駆り立てられている証左なのかもしれない。シンがこの事件で強調したのは、そうした可能性にも思いを凝らすべきことだった。

第七章で見たように、クインラン事件は、新たな医療技術を駆使するドクター・フランケンシュタインが新たなモンスターを生み出しているという恐怖感を人々に抱かせるものだった。スミスとシンは、そうした恐れを背景に、医療技術の進歩の問題を現代社会や人間の意味に結びつけ、問おうとした。同じ志向は、意思決定の主体を問題にしたライアンズにも認められる。ライアンズは医療的意思決定を誰がするのかという問題には、医師が擁護すべき「人間性（humanity）」とは何かを問うことなしには答えることができないはずだという。ライアンズからすれば、ミューア判事の判決はそうした問題があることさえ意識せずに治療の決定が出来ると考えた点で間違っているのである。

ゲイリンとヴィーチの批判　このように、三人の宗教家たちは、クインラン事件の判決を論じながら、より大きな文脈の中に事件を置き戻そうとする姿勢を示していた。他方、生命倫理の専門家たちは、そうした医療テクノロジー批判とはいわば逆方向に議論を展開していく。同じ『キリスト教と危機』の特集におけるゲイリンとヴィーチの議論を見てみよう。

ゲイリンも医療技術が問題を生んだことは認める（GAYLIN, 322–4）。医療技術の進歩によって生と死の境界が曖昧となり、人間的な性質が喪失すれば死が訪れるというバランスが失われ、容易に解決を許さない問題が生じてきている。しかし、ゲイリンはこう述べながらも、無能力者の治療停止の問題に一定の解答を与えようとする。ゲイリンによれば、「問われているのは、権威と自律の問題、個人や家族の権利対州の権力の問題」である。それを、有能力者の治療拒否権を基本的権利として前提しながら、検討しなければならない。そこでゲイリンは、従来の「通常／通常以上」という区別を「合理的／合理的でない（reasonable and unreasonable）」という区別に置き換えるように提案する。合理的か否かという判断は、維持される生命の質に対する個人や社会の価値観を基準にしている。もちろん、従来から認められているように、家族の代理判断には制限を課すことが可能である。しかし、家族の権力を制限することは極力避けるべきである。価値の多元性を認める社会（a pluralistic society）にあっては親と後見人に決定を委ねることは不可避だし、パターナリスティックな州（a paternalistic state）の方が悪しき結果をもたらす危険性は大きい。ゲイリンにとって、問題は客観的な医学的事実ではなく、あくまで価値的評価にある。それを強調することで、自律や自己決定の優位が主張されているのである。

他方、ヴィーチは事件をとりまく誤解と無知を強調した（VEATCH1, 329–31）。もともとこの事件は、死の定義をめぐるものだという誤解とともに始まった。しかし、問題はまだ生きている患者の治療停止にある。死の定義とはまったく関係がない。また、積極的安楽死と消極的安楽死をめぐる誤解もあり、その区別が重大な法的判断の違いに結びつくことさえ気づかれないままになっている。そのため、医師のなかにはレスピレータの停止を血液中に空気を注射するのと同じだとし、治療停止と慈悲殺を混同する者も多い。しかし、倫理学では、さまざまな議論を通じて、治療停止は治療を開始しないことと同義であることを明らかにしてきた。さらには、「通常／通常以上」という区別も、伝統的には医療の適切さを技術そのものとではなく、患者との関係で判断するものだったことも知られていない。ある患者には通常の治療であるものも、無益で大きな負担となる他の患者には、通常以上の手段となり、それを拒否することも不合理ではなくなる。そもそも、治療停止は医師たちが考えてきたように、技術的科学的な問題ではなく、あくまでも倫理的な価値判断の問題である。通常、そうした問題に対しては、医師は専門家ではない。にもかかわらず、ミューア判事は「悲劇的に誤った分析（tragically faulty analysis）」を基にして、医師に全権を委ねてしまった。判決は「専門性を不当に一般化する誤謬（the fallacy of generalizing expertise）」を犯し、医療的意思決定の本性を見逃し、家族から判断する権利を奪ってしまった。そこに、この判決の「悲劇的欠陥」がある。

このように、ヴィーチは医療的意思決定の価値的側面に注目し、医師が価値的判断の専門家ではないことを強調した。高裁判決は医学の科学的判断が患者自身の価値観を凌駕してしまった悲劇である。カレンは自分では決定を下すことはできない。また一般に裁判所には、家族の不合理な代理判断を斥ける権限が認められる。しかしだからといって、裁判所が決定の権限を「医師という他の私人（another private citizen—a physician—）」に委ねることも不合理である。治療の継続や停止をめぐる判断は、価値判断である。そのことは、医師の間の見解が分かれていることからも明らかである。ここで、「いわゆる専門職基準（the “standard of the profession”）」を適用することは不可能なのである。むしろ患者をよく知る家族に、判断を委ねる方が合理的である。

こう述べたヴィーチは、インフォームド・コンセントをめぐる裁判の流れについて言及する。開示基準をめぐって判例は、専門家慣行基準から合理的人間基準へと動いて来た。つまり、医師が患者に提供する情報は、専門家から見て必要と思われるものだけでは不十分で、理性的な判断力のある人にとって必要となるものすべてにわたるべきだと考えられるようになってきた[86]。同様に、クインラン事件でも、判断は専門家の観点だけでは決まらない。問題は、患者の負担と治療の無益性を理由に、後見人が治療継続を拒否できるのか、その拒否は合理的といえるのかという点にある。それを医師のみに委ねようとした高裁判決は「分析の恐るべき誤り」を犯しており、「われわれの自律と利益を危うくする」。こうして、判決は覆されなければならないと、ヴィーチは結論した。

生命倫理の自己規定：概念的分析の専門家　こうしたゲイリンとヴィーチの議論では、医療的意思決定が価値判断であることが強調されている点が目立つ。医療的判断が倫理的性格をもつという指摘は基本的に正しい。その指摘は、少なくとも倫理学者にとって、目新しいものではない。生命倫理家たちは、その点を踏まえて、概念的分析を精緻にすることで問題に迫ろうとした[87]。こうした概念的な倫理分析こそ、生命倫理の担い手たちの専門性を示すものだった。そうした分析の精緻さが行きすぎれば、ラムジーが懸念したように、「主観的主意主義と医師のロボット化（subjective voluntarism and animated physicians）」（RAMSEY2, 15）がもたらされる恐れはあるだろう。しかし、生命倫理の議論は、ラムジーも含め、より大きな問いへの志向を示す宗教家たちの議論と対比すれば、逆に細かな概念的区別をもって問題の内側に入り込み、具体的指針を与えることで、自らの地歩を確保しようとしているように見える。そして、そうした分析を、自律、自己決定、選択の自由という価値が駆動していた。

ミューア判事の判決に「法のより深い本能的直観」を見たオーデンは、事件をめぐる道徳的な議論について、こう述べていた。「不幸なことに、米国の道徳的な論評家の多数意見は要求を保障する側面に重きを置くことに急であった。米国の生命倫理が問題を考える場合、ごく限定された規範を欠いた状況倫理（これは非道な独善と結びつく感情的な直接性の倫理であることがあまりにも多い）に、あまりにも長く拘泥してきた。米国大衆の道徳的判断が学ばずに来たのは、直接的な同情の倫理を超えて結果と義務の倫理について注意深く考えることなのである」（ODEN, 13）。こうした評価に対しては、ラムジーなどは承服できないだろう。状況倫理を否定するラムジーには、医師たちから「絶対主義者（absolutists）」（RAMSEY2, 16; cf., 香川 2, 80–3, 147）という非難が浴びせられていた。しかし、少なくともここで検討した生命倫理学者たちの言説を見ると、ラムジーも含め、このオーデンの批判を完全に斥けることは難しいように思われる。

しかし、この点の評価は単純な良し悪しで済ませられるものではない。事態は逆からいうこともできる。生命倫理の担い手たちは、治療停止の問題に対して、価値的判断の専門家として一定の解答を与えようと努めている。それは批判的と称して空理空論を振り回して自足しているよりも、はるかに知的に誠実な態度かもしれない。具体的な緊急性をもつ問題が現にある以上、必要なのは大きな問を立てることではなく、問を小さくして、諾否を示すことだった。アームストロングがヴィーチたちに助言を仰いだように、クインラン事件はそうした役割の担い手を求めるものだった。ここにクインラン事件が米国の生命倫理にとってもつことになった意味のひとつがある。事件は医療における個別的、具体的な倫理的問題の専門家の登場を促し、その役割を広く認知させることになる。生命倫理はこの事件よりも前から登場しつつあった。しかし、それが社会的に広く認知されたのは、クインラン事件によってである。そして、その考察を導くのは、それまでに生命倫理が自らの原理として見出していた自律であり、自己決定であり、また患者の選択の自由だった。

第一〇章　州最高裁判決

1　高等裁判所から最高裁判所へ：生命倫理の専門家たち

生命倫理とマスメディア　生命倫理の専門家たちは、裁判の開始当初からクインラン事件について、マスコミからさかんに意見を求められるようになっていた（Cf., *Time*1, 42; *Karen*, 153［161］）。そうしたマスコミの注目は、スティーヴンスが指摘するように、「社会制度としての生命倫理の長期的発展にとってきわめて重要」（STEVENS, 144）な役割を果たすことになる。社会は、専門家の論評を求めていた。事件は、生命倫理の存在を広く社会に知らせ、エシシストあるいはバイオエシシストたちを医療をめぐる倫理問題の専門家として認知させる。前章末で見た生命倫理の議論は、そうした社会的要請に応えたものだった。ここには、後にジェイムズ・ガスタフソンが生命倫理を「米国の成長産業」と皮肉を込めて呼ぶことになる素地がある（GUSTAFSON, 2）。

ガスタフソンは、この「成長産業」の特徴のひとつを、道徳的問題がマス・メディアによって供給される点に求めている。ガスタフソンも、ビーチャーの指摘（一九六六年）に端を発し、国家研究法（一九七四年）へと至る人体実験をめぐる問題が生命倫理の成立にとって大きな意味をもっていたことは否定しない。「しかし、それでもやはりわたしたちが最も関心をもつのは、死の否定や生命の延長にドラマチックに結びついた事例であるように思われる」。耳目を引き付ける事例は、一九六七年の世界初の心臓移植以降、クインラン事件に至るまで、次々と登場した。生命倫理はメディアの需要に応えることで、産業として成長していく。「倫理をめぐるトークショーをはじめ、メディアの報道は、たいてい、苦渋に満ちたディレンマを指摘し、視聴者に《ああ、なんと難しい選択なんだ》と認めさせるだけにすぎない。しかし、関心の増大は否定しえないのである」。成立したばかりの生命倫理が社会的な地歩を固める大きなきっかけとなった点でも、クインラン事件は米国の生命倫理の展開にとって逸することのできない出来事となった。

生命倫理学者たちの助言　上訴状提出後の一九七五年一二月二〇日、カレンの身上後見人がコバーンからトマス・R・カーティンに変更される。クインラン家の人たちはろくに連絡もくれず、思いやりの感じられないコバーンに強い不信感を抱いており、二度にわたって後見人変更を裁判所に申し立てていた。その申し立ては退けられたものの、コバーンが自ら辞意を表明したからである。

原告側のアームストロングとクローリーの両弁護士は、最高裁判所での審理に向けて、準備に余念がなかった。年が明けると、二人は一週間ほどかけて、さまざまな専門家たちのレクチャーを受けている。教授したのは、主に生命倫理の専門家たちだった。すでに見たように、生命倫理の専門家のほとんどは第一審判決に批判的で、原告側に同情的だった。彼らは精緻な概念的分析の専門家である。その助言は、原告側が弁論を組立てるべき諸概念を再検討し、明確にするのに役立ったはずである。

アームストロングとクローリーはまず、「ジョージタウン大学のケネディ研究所生命倫理センターの著名な学者グループ」に接触した。バッテルは、イエズス会の聖職者ジョン・コナリーとリチャード・マコーミックが具体的な弁論を教授したことを伝えている（*Karen*, 252ff.［254ff.］）。コナリーはロヨラ大学の道徳神学教授、マコーミックはセンターのキリスト教倫理学教授だった。

このうち特にマコーミックは生命倫理の専門家として活躍し、後にジョンセンからジョゼフ・フレッチャーとポール・ラムジーとともに初期生命倫理を代表する「神学者三人組」の一人と評されることになる（JONSEN2, 41ff.）。すでに重度障害新生児の治療停止の問題などを論じていたマコーミック（McCORMICK1）は、クインラン事件についても医学専門誌に短い論説を発表していた。その論説（McCORMICK2）は、事件を伝統的な望ましい医療関係の揺らぎを示すものとして論じていた。マコーミックによれば、従来、医療は死にゆく患者に対して、最後まで受肉した精神として接し、患者やその家族との信頼関係の中で適切に対応して来た。しかし、そうした医療の信頼関係が崩れ、とげとげしい医療過誤訴訟が頻発する雰囲気と時代遅れの殺人禁止法のために、この事件が生じてしまった。当事者たちを苦しみから解放し、医療における意思決定が真に人間的なものであろうとすれば、問題を患者と家族と医師の関係の中で調整し、事例に合わせた決断を下さなければならない。マコーミックは、医療技術と法が真に人間的な意思決定の要求を侵犯するとすれば、悪しき結果が生じるはずだと警告していた。

このマコーミックは、コナリーとともに、センターを訪れた弁護士たちに、死ぬにまかせることと積極的に死なせることとの区別、治療停止と安楽死との関係、治療停止の決断が老人や知的障害者の医療に及ぼす影響を再度検討するように促した。二人は、さらにヘイスティングズ・センターを訪れ、ヴィーチの助言も受けている。その結果、アームストロングは「わたしたちの頭は前途に待ちかまえている仕事に備えて、鋭く冴えていた」と感じたという。そして、コナリーと予行演習を繰り返し、州最高裁判所での審理に臨むことになる（*Karen*, 253［255］）。

2　事実審理

ニュージャージー州最高裁判所での事実審理は、一九七六年一月二六日の午前九時から開始された。裁判にあたるのは、主席判事のリチャード・ヒューズを始め七名の裁判官たちだった。法廷には、高等裁判所と同じ法律家たちが顔をそろえた。原告側にはアームストロングとクローリー、対する被告側にはハイランド司法長官、コレスター検察官、それにポージオ、アインホーン、そして後見人代理を務めるコバーンの各弁護士が席についていた。審理は午後まで四時間にわたって行われた。

今度の事実審理は、フィリーンがいうように、メディアが飛びつくようなドラマティックな要素には乏しかった。「涙にくれる親もいなければ、生々しい医師たちの証言もなく、同じ顔ぶれの法律家たちが判事の審問に応えるだけだった。……今度の法廷ドラマはチェスのゲームのようだった。判事たちがひとつひとつ質問を出し、議論をこちらに向けたり、あちらに向けたりすると、それに合わせて法律家たちは自分たちの立場を擁護する答えを編み出した。それは抽象的、法律的で、しばしば行きつ戻りつしながら進められる、ソクラテス的問答だった」(FILENE, 84)。そのうえ、刊行された記録では、速記ではなくテープ録音が基になっていたこともあって、七名いた判事側の発言はヒューズ主席判事を除けばすべて「判事」とのみ記され、どの判事が発言したのかは判らない。第一審の記録と比べると臨場感に欠ける印象は否めない。

審理はアームストロングの口頭弁論に始まり、淡々と進められた。原告側に続いて、被告側のコバーン、ハイランド、コレスター、ポージオ、アインホーンが順に発言した。最後に、アームストロングが再度立って、ごく簡単に反証を行い、審理が短時間で終了したことをクインラン家に代わって裁判所に感謝し、席に着いた。それを待ってヒューズ主席判事は、「これは困惑させられる事件であり、悲劇的で、きわめて難しい事件であり、われわれはすべての法律家の方々に深く感謝しております」(*Briefs* II, 286) と述べ、ほどなく判決を出すことを約して閉廷を宣した。事実審理は、わずか一日だけで終了した。

新たな論点、無益な医療　州最高裁での事実審理は、基本的に第一審の論点を繰り返したものだった。しかし、原告側の口頭弁論には、微妙ではあるが、重要な論点の変更があることも見逃すことはできない。アームストロングは、請求内容を明らかにするように求められ、「わたしたちは、当法廷が次の点を認めるよう、クインラン家の人々に代わって求めています。それは、遷延性植物状態で終末期にある個人について、家族は無益な医学的手段 (futile medical measures) を停止し、身体の自然な経過にまかせるように要求できるということです。このことをわたしたちは申し出ているのです」（*Briefs* II, 213）と、答えている。

アームストロングはもはや自分からは、通常と通常以上の手段という区別について語ろうとしない。代わりに登場するのが、「無益な医療」という言葉だった。単に「生かし続けるだけ」にとどまらず、「死のプロセスを邪魔する」にすぎない医療行為は「無益」である。そう規定したアームストロングは、治療行為が無益である場合、治療停止は最初から治療を差し控えることと変わらないと主張した。その治療停止は「身体をその自然な経過に委ねること」であって、「空気を血液中に注射したり、過量のモルヒネを注射して人間の生命を終わらせる」安楽死行為とはまったく異なる（*Briefs* II, 225）。個人は無益な医療行為の中止を求める権利をもつ。それは、最近親者が後見人として適切に代行できる権利である。原告が裁判所に求めているのは、その点の確認である。裁判所の力をかりて、主治医たちに信念に反する行為を強制しようとしているわけではない。医師は診断を下す。診断は医学的問題である。しかし、患者が「どのような見解をもっているかに関わらず、特定の医療が用いられる」（*Briefs* II, 223）ようなことがあってはならない。治療方針は、患者の価値観に基づいて決定される必要がある。もちろん、医師の信念が患者や家族の意向と対立する場合はある。その場合、患者や家族の意向が無益な医療を拒否しようというものであるのなら、医師はその意向の実現を妨害してはならないし、妨害しなくとも罪には問われないはずである。原告が求めているのは、あくまでその点について裁判所が事前に確認する「宣言的救済（declaratory relief）」であって、医師に治療停止を命ずることではない。

こう論じたアームストロングは、原告側は実際には、裁判所の宣言的判断を得て、家族の求めに従ってくれる医師の許へ転院することを考えているだけだと述べた。それが、第一審では明示されていなかった原告側の意向だというのである。こうして、原告側は「無益な医療」の概念を前面に立て、治療停止のための転院を求める形に、請求の内容を大きく変更した。

こうした弁論に、生命倫理の専門家たちの影響を指摘することは容易である。とりわけ、前章で触れたヴィーチの議論との類似は著しい。問題は価値判断にあり、レスピレータ停止は安楽死ではなく、治療を拒否する患者の権利一般と結びつく。その点を強調するために、アームストロングは、第一審とは異なり、クインラン家の信仰については語らず、信仰については後に続くクローリーの弁論にすっかり委ねる戦略をとった。そのクローリーも信教の自由を強調しただけではなく、アームストロングと同じ論点を繰り返した。治療の拒否権は「無能力者も有能力者と等しく確かに有するものであり、無能力者の最善の利益のために後見人によって適切に行使される」(*Briefs* II, 242) のである。原告側の弁論は、無益な治療を拒否する患者と家族の権利に焦点が絞られた。

ここで治療停止の問題との関連で、「無益性 (futility)」の概念が登場していることには注目しておくべきだろう。無益性自体が本格的に議論となるのは、一九九〇年代以降のことである。特にヘルガ・ワングリー事件(88)、全米医師会のガイドライン(89)と続いた九一年以降、米国の生命倫理では医療の無益性が活発に論じられることになる。しかし、治療停止との関係で「無益な医療」という考え方は、すでに八〇年代から議論になり始めていた。たとえば、第一三章で触れるレーガン政権下のベビー・ドゥ規則最終規則には、治療をしなくともよい例外規定として、治療が「無益で非人間的」である場合といういい方が登場している。そのあたりからすでに医療を無益性の観点から見直す動きは始まっていた。そして、医療費削減のプレッシャーを背景としながら、無益性の概念が治療停止の問題に密接に結びつき、九〇年代に至るのである。しかし、ロバート・トゥルオグが指摘するように、「無益性の概念は、狭く定義された生理学的無益性を持ち出すことが説得的でありうる場合を除けば、一般的に生命維持処置を制限する倫理的に一貫した根拠を提示しえない」（TRUOG, 1563）可能性が高い。また、その概念が、ヴィーチが分析していたように、ひとつの価値判断を示すものであるにもかかわらず、客観的な指標であるかのような装いをとりやすい点でも問題は大きい。そうした問題点は、すでにこのアームストロングの主張にも指摘できるだろう。アームストロングが「無益な医療」を前面に立てたのは、レスピレータ停止の要求を安楽死との非難から切り離すためだった。治療が無益であるということを治療拒否権の発動が許される指標と見なそうとしたのである。この州最高裁の口頭弁論での原告側の論点の変更は、九〇年代以降の議論がそうであるように、治療停止の決断が無益さという理由を呼び出すものであることを示すものとしても注目される。

州最高裁の判事たち

変化が見られるのは、原告側の弁論だけではなかった。州最高裁はさまざまな仮定的な事例を持ち出し、弁論をコントロールしようとしている。たとえば、ヒューズ主席判事はアームストロングに対して、「恐ろしいやけどを負い、ひどい苦痛に苛まれ、明らかに末期である患者」について考えて見るように促している。そうした患者について、医師が最初から生命維持装置を使わないように決断する場合と、週末の休暇から戻った主治医がその間に助手が使い始めた生命維持装置に賛成せず、「開始された治療を停止しなければならない」と考えた場合を比較するとすれば、中止することと開始しないこととの間に「何か、論理的な違いがあるのだろうか」。主席判事の問いが否という答えを引き出そうとするものだったことは明らかである（*Briefs* II, 230–231）。

さらに、ヒューズ主席判事は、被告側のコレスターに対しても、「機械をつながないという決定と機械を外すという決定との間の本質的な違いは何なのだろうか。論理として、何か実際の相違があるのだろうか」と、尋ねている。コレスターは、自らの立場にそって何とか「相違があると思う」と主張しようとした（*Briefs* II, 267）。しかし、他の判事たちも口をはさみ、本当に区別が可能なのかが執拗に問われている。主席判事は「専門家がこの人工呼吸がこの先も続けることができて、彼女を五〇年生きたままにできると証言できたと仮定したら」どうなるのかとまで尋ねている（*Briefs* II, 270）。[90]

第一審のミューア判事は、あくまでも延命に努めるのが医療標準だとする立場から、審理をコントロールしていた。それが今度は、そうした基準に疑問を付す形で、事実審理が進行した。たとえば、判事の一人は、アームストロングに対して、「完全に絶望的で、生かし続けられる方が治療停止よりも患者が苦しむことになるような場合」、治療を止めることは医療の「日常的なルーチン」となっていることを、なぜ証明しようとしなかったのかと尋ねている（*Briefs* II, 228）。問われたアームストロングは、法廷で証言してくれる医師を見つけるのが「きわめて難しい」のだと答えた。すると判事は、ハイフェッツ医師の著作『死ぬ権利』をあげて、畳み掛けている。『死ぬ権利』には治療停止の実例が数多く含まれている、「それは活字となって、出版されているので、誰でも読めるのではありませんか」（*Briefs* II, 229）というのである。[91] アームストロングは、その通りだが、証人となる医師を見つけ出すことは難しかったのだと繰り返した。

他方、被告側のハイランド州司法長官は治療停止の問題に価値判断、つまり、苦痛や家族の経済状態や年齢や精神状態などといった厳密に科学的に測定できないものを持ち込むのは危険であることを強調した。これは、州当局の第一審以来の論点である。すると、判事のひとりは「擬似的な生命を維持される恐怖（the horror of continued pseudo-life）は実際に何らかの対応を必要としているのではないか」と反論した。その判事によれば、そうした恐怖は「現実にさまざまな事例に見られる事実」（*Briefs* II, 260）なのである。

バッテルは、この口頭弁論の際に、アームストロングが次のような印象を抱いたことを伝えている。「判事たちはすべて鋭い知性をもっており、法律とこの悲劇的な事件の現状にはよく精通していて、計りしれないほどの共感をもって、献身的に問題の正しい解決をはかろうとする熱意を内に秘めていた」（*Karen*, 256［257–8］）。事実審理におけるやり取りからすれば、そうした印象が出てきても不思議はない。州最高裁はすでに原告側の主張に何とか道筋をつけようと決していたかのように見える。残るのは、その結論に法的な理由をつける判決を下すことだった。

3 クインラン事件判決

二二歳の誕生日　事実審理から二月が経過した一九七六年三月二九日、カレンは入院しているセントクレア病院で二二歳の誕生日を迎えた。判決はまだ下されていなかった。母親のジュリアは親族や友人たちを集めて、集中治療室でカレンのためにミサを捧げることを計画した。その夜、トラパッソ神父は、カレンの病床で次のような説教をしたという。

「わたしたちは死にかけているひとりの人間を見守っています。見守ることがわたしたちの信仰を示す最良の方法であります。神がじかに真実を与えてくださることは決してありません。なぜ神はカレンをお召しにならないのでしょうか？　わたしにはわかりません。ただ、わたしにわかっているのは、二二年前に生まれたひとりの子どもが何らかの意味で世界を変えるだろうということです。彼女の名前は歴史に残るでありましょう」(*Karen*, 273〔273〕)

この神父の説教を受けるかのように、ミサの翌日、州最高裁から事件の関係者に、三月三一日午前に判決が出されることが通知された。

下された判決　ニュージャージー州最高裁判決は七名の判事の全員一致をもって下された。それは、アームストロングが涙なしには読めないようなものだった (*Karen*, 275〔275〕)。アームストロングは、渡された判決文を後ろから繰っていった。ヒューズ主席判事の書いた「判決 (Opinion)」(*Briefs* II, 287–319 cf., 皿, 290–320) は、次の二点を結論としていた。第一に「現在、カレン・クインランの身上後見人に指名されているトーマス・R・カーティン弁護士を……その任から解くこと」、第二に「ジョゼフ・クインランをカレン・クインランの身上後見人に指名し、その主治医たちの認定 (identity) に関する決定を下す全権を認めること」である (*Briefs* II, 316)。ついに原告側の主張が受け入れられたのである。

訴訟経過と事実的基礎　州最高裁判決は、まず、この「通常ならざる性格 (extraordinary nature）をもつ」事件が「並外れた重要性をもつ」ことを指摘している。そこには、「死の定義と死の有無、……医療技術の進歩がもたらした人工的手段による生命の延長、そうした無際限に続く人工的な生命延長が無能力者とその家族さらには社会一般の権利に与える衝撃、憲法上の権利の意味と、原告の請求の通常ならざる求めに対して正義のエクイティ裁判所が適切に対応するための法的責任の範囲、こうした諸問題が含まれている」（*Briefs* II, 289）。こう述べた判決は、訴訟経過と事実の確認から始め、法的な争点を検討し、宣言的救済をまとめて、結論に至っている。

州最高裁が確認したのは、次の諸点だった。原告側は当初、カレンが法的にも医学的にも死んでいると主張した。しかし、カレンがハーバード基準などに照らして、脳死でないことは明らかである。そのカレンの心肺機能を人工的に維持することは医療標準に適っているというのが主治医の判断だった。ただ、カレンは無能力であり、後見人が必要である。原告側は、通常以上の手段についてカレンが友人などと交わした会話を請求の根拠としようとした。しかし、そうした意思表示はこの事件とは「関係が薄く、自分のこととしてはいわれておらず、十分な証拠としての重みを欠いている」（*Briefs* II, 290）。この点の判断については、第一審は妥当である。こうして、訴訟の焦点は「信教の自由、プライバシー、残酷で異常な刑罰からの保護という憲法上の権利とされるもの」（*Briefs* II, 291）に絞られることになった。

こう確認した州最高裁は、続いて事実的基礎として、カレンがニュートン記念病院に運び込まれてから後の経過について、原判決を基にまとめている。カレンのような慢性的な遷延性植物状態に対しては、治療法は存在せず、意識を取り戻す可能性は「まったくない（never）」。「カレンの姿勢は胎児様でグロテスク」(*Briefs* II, 293) である。現在、病状は安定しているものの、カレンが「一年以上生きられるだろうとあえて考える医師は一人もいないし、おそらくもっと早く亡くなるだろう」(*Briefs* II, 294)。それに、レスピレータをとれば、すぐに亡くなるはずである。州最高裁もハーバード・レポートから直接引用を行い、その基準が満たされれば、レスピレータは停止できるのだと認めている。しかし、カレンはその基準を満たしてはいない。その点が、主治医たちがレスピレータ停止を拒否する理由だった。もっとも、この見解を支持した専門家のダイアモンド医師も、この状態の患者には輸血などの適応はないだろうと認めている。さらに、原告側証人のコライン医師は「賢明なる放置」について言及し、通常以上の末期状態の場合にはDNR(蘇生処置禁止)命令が適用されることもあると証言した。ただし、主治医のモース医師が自らの奉じる医療標準に従おうとした点は受け入れてよい。これが、カレンの病状に関して裁判所が認定した主な医学的事実である。ここでは、モースの対応は直接批判されないものの、カレンに意識を回復する見込みがない点を強調することで、医療標準をどのように理解するのかが問題となることが示唆されている。

後見人資格とカトリックの法的助言　続いて、州最高裁は後見人資格について、言及する。通常の場合なら、父親のジョゼフが後見人資格をもつことは明らかである。しかし、この事件では、ジョゼフの請求の内容が問題を生んだ。その請求の背景には、カトリックの信仰がある。ジョゼフは自分の決断の正しさを確かめるために、自分の信仰するカトリックの神父に相談している。そこで、本件を理解するためには、カトリック教会の立場を明らかにすることが必要となる。検討されるのは、「法廷助言者 (amicus curiae)」の助言である。州最高裁はすでに法廷助言者として「ニュージャージー州カトリック会議」の見解を聴取していた。「会議」は、「州全体にわたる公の問題に関して霊的な価値を表明するために組織され、ニュージャージー州のさまざまなカトリック司教の代弁者となっている」(*Briefs* II, 297)。その会議が提出した「法的助言」(*Briefs* II, 197-207) は、第一審判決が出される直前に、ニュージャージー州パタースン司教区のローレンス・B・ケイシイ司教が病をおして発表した見解をそのまま採用したものだった。

ケイシイ司教の見解、「カレン・アン・クインランの生命維持のために通常以上の手段を使用することについて」(cf. *Karen*, 331-40 〔327-34〕) によれば、死の決定そのものは医師の判断によるべきで、教会の権能の外にある。しかし、通常以上の手段の停止は安楽死行為にあたらない。これは、ピウス一二世が一九五七年に表明したカトリック教会の立場である[92]。司教はそのことを確認し、ジョゼフの決断を支持していた。回復する合理的な望みがない場合に、治療を拒否して生命の自然な経過に任せて死を迎えることは、「自然（な）死の権利 (the right to a natural death)」(*Briefs* II, 299) である。問題は、現実の法が許される治療停止を認める形にはなっていない点にある。しかし、司教によれば、「適切な医学的権威が絶望的だと判定した場合、安楽死に余地を残さぬようにしながら、患者の明示的ないし暗黙の意図に応じて、通常以上の治療を停止ないし差し控えるという決断をする自由を提供する法と倫理基準を社会がもつことは可能だし、必要でもある」(*Briefs* II, 300)。

州最高裁はこうした司教の主張を宗教的に中立な普遍性をもつと認めている。たとえジョゼフが仏教徒や無神論者であっても、司教の主張は妥当であり、医学的に回復する合理的な望みがない場合、一般的に治療停止は正当化できるというのである。

州最高裁の判断　州最高裁は、こうして事実を検討した後、答えるべき問いを三つに整理し、それぞれに対する判断をあらかじめ明らかにしている。

「1．第一審裁判所が本件に関して原告の請求した特別の救済、すなわち、生命維持装置を停止する許可を退けたことは正しかったのか。この問題に関して、本法廷は原判決を肯定的に判断する。
2．第一審が後見人選任書面を原告には認めず、代わりに第三者を後見人に指名したことは正しかったのか。この争点について、本法廷は原判決を否定的に判断する。
3．本法廷は、以上の結論に照らして、原告に宣言的救済を与えるべきであるのか。この問題に関して、本法廷は肯定的に判断する」(*Briefs* II, 300–301)

すなわち、州最高裁は、治療停止を直接認めることは第一審の判決と同じく斥けながらも、ジョゼフを後見人に指名することで治療停止に道を開き、その条件を宣言的救済として明示しようとした。そこで展開されるのが、憲法および法律上の争点をめぐる議論であり、それを受けて判決は宣言的救済に至ることになる。その錯綜した議論を、さらに辿ることにしよう。

プライバシーの権利　判決は、憲法および法律上の争点を考察するにあたってまず、原告のジョゼフが「二重の役割」を担っていることを指摘している。ジョゼフは、カレン自身の権利と親が独立にもつ権利を主張している。その原告の訴えは訴えるだけの十分な法的な利益（standing）があるだけではなく、きわめて現実的な利益をもつといわなければならない。判決はこの点を確認してから、問題の権利について検討している。ただし、州最高裁によれば、権利として原告側が論及した信教の自由や残酷な刑罰の禁止は本件には無関係で、「最大の関心事」(*Briefs* II, 303) として残るのはプライバシーの権利だけである。

そのプライバシーの権利を論じるにあたって、州最高裁はひとつの仮定から話を始める。つまり、「こうした不幸な状況の下で、もしカレンが (実際に予想されている病状にすぐに戻ってしまうという条件で) 奇跡的に意識をほんのわずかの間回復し、自分の不可逆的な状態に気づいたとすれば、自然な死が訪れると分かっても、生命維持装置の停止を有効に決断できるという点に疑問の余地はない」(*Briefs* II, 304) というのである。州最高裁によれば、こうした「疑問の余地のない」仮定が許される点で、クインラン事件は輸血拒否をめぐるヘストン事件とは根本的に異なっている。本件の場合、ヘストン事件で認められた治療継続を求める州の利益は存在しない。判決は、この点をまず確認し、プライバシーの権利について一般的に規定していく。

プライバシーの権利という言葉は、憲法に登場するわけではない。しかし、さまざまな判例によって、この権利は憲法上の権利として認められ、その適用範囲が画定されてきた。プライバシー権が及ぶところは実に広い。「この権利はきわめて包括的で、一定の条件下で妊娠を終わらせる女性の決定をも含む」。この一九七三年のロー対ウエイド連邦最高裁判決における有名なブラクマン判事の言葉をそっくり引き継いで、ヒューズ主席判事はさらに範囲を拡張する。「おそらく、この権利はきわめて包括的で、特定の状況下での医学的処置を断る患者の決定をも含むのである」(*Briefs* II, 305)。プライバシー権は、一九六五年のグリズウォルド判決以降、医療との関わりの中で、その適用範囲がしだいに拡張されてきた。それが、ロー対ウェイド判決を介して、ここに、治療を拒否する末期患者の権利、すなわち、「死ぬ権利」と初めて明示的に結びつけられた。

しかし、そうした一般的なプライバシー権が、自らの意思を表明しえないまま病床に横たわるカレンとどのようにして結びつくのか。第一審は、そうした場合、ヘストン事件と同様に、生命の保護という州の利益と医師の裁量権を優先せざるをえないと判断していた。しかし、州最高裁によれば、ヘストン事件に代表される輸血拒否をめぐる判例では、「必要とされる医療手段（たいていは輸血）は身体に対する侵襲が最小で（a minimal bodily invasion）、正常に働く生命を回復し、取り戻す可能性がきわめて高かった」。こうして、「当法廷は、身体に対する侵襲の度合いが増し、予後の見通しが悲観的になるにしたがって、対立する州の利益は弱まり、個人のプライバシーの権利が増大すると考える」とされた（*Briefs* II, 305）。

もちろん、こうした推論は、奇跡的にカレンが意識を取り戻した際にいうであろうことを根拠にしている。しかし、カレンの意思について原告側が根拠としようとした会話はすでに「十分な証拠としての重みを欠いている」として退けられていた。では、推測はどのようにして正当化できるのか。判決は、その理由を語らない。ただ次のようにいうだけである。

「[そうした会話についての証言には十分な証拠能力がない]にもかかわらず、当法廷はカレンのプライバシーの権利はこの現在の特異な状況下においてはカレンの代わりとなる後見人によって擁護されうるだろうと結論した。

もしカレンの推定される決断（a putative decision）が認知を欠いた、植物的な存在を自然の力によって終わらせるのを認めるもので、当法廷が信じるように、カレンのプライバシー権に付随する大切な権利（a valuable incident）だとすれば、カレンの状態が意識的な選択を妨げているということのみをもって、その決断を斥けてはならない。このプライバシー権の破壊を避ける唯一実際的な方法は、後見人と家族が、以下に述べる条件に基づいて、カレンがこうした状況下でその権利を行使するか否かに関して、最善の判断をすることを認めることである。もし後見人と家族がカレンならその権利を行使するはずだと判断しても、社会はその決定を受け入れるべきである。この社会の成員の圧倒的多数は、同様の状況下では、同じくそうした選択を自分や最近親者のためにするだろうと、当法廷は考えるからである」（*Briefs* II, 305–306）

ここにあるのは、社会の「圧倒的多数」がするはずの選択は認めるべきだという判断以上のものではないだろう。プライバシーの権利は個人の「意識的な選択」の権利である。そこには、治療を拒否する権利が含まれる。カレンもまたその権利をもつ。州最高裁判決は、その権利の行使を、第一審のように、現在「意識的な選択」を行う状態にないことをもって認めないのは、プライバシーの権利の破壊であるとする。しかし、その破壊を避ける手立てをプライバシー権から矛盾なく導き出すことは難しい。個人の権利を他人が代行するという話にならざるをえないからである。おそらく、そんなことは州最高裁も十分にわかっていたはずである。にもかかわらず、何とか「この悲劇的な事件」（*Briefs* II, 288）を終わらせようと、裁判所はすでに決意を固めていた。その結果、つけられた理屈はきわめて苦しいものだった。

そこでは、ここで認めたのがプライバシー権の後見人による代行であって、父親としてのジョゼフのプライバシー権の行使ではないという点が強調された。第一審でもいわれたように、親のプライバシー権は成人に達しているカレンには適用できない。「本法廷の本件におけるカレンのプライバシーの権利は後見人としてのクインラン氏によって擁護されるべきものである」(*Briefs* II, 306)。すでに述べられたように、父親には娘の治療停止を直接要求する権利は認められない。しかし、プライバシー権は治療の拒否権を含む。それを後見人が代行することは許される。というよりも、それがプライバシー権を保護するためには不可欠なのである。州最高裁は、このように、プライバシーの権利に末期患者の治療拒否権を含めることで、カレンのレスピレータの停止に道をつけようとしたのである。

病院倫理委員会　しかし、判決の議論はそこでは終わらない。州最高裁は、生死に関わる判断の場合、後見人による代行に制限があることをいおうとする。治療の拒否権は、「以下に述べる条件に基づいて」、行使されなければならない。その条件を続く医学的要素、法的責任、身上後見人をめぐる議論が明示する。この後見人の代行に制限を課そうとする議論は、プライバシーの権利としていったんは承認した患者の治療拒否権を、結局は医療専門職の手に委ねることになるものだった。

判決はまず、治療停止は自殺や自傷行為にはあたらないとする。「致死的危害を自らに加えること と、たとえば不可逆的で、苦痛に満ち、死が確実に切迫しているような場合に、人工的な生命維持や大きな手術を拒否する自己決定との間には、現実に区別がある」(*Briefs* II, 307)。

この区別に続いて、州最高裁は、主治医たちの主張する医学の基準（medical standard)、医学の伝統の問題を検討していく（*Briefs* II, 308）。医療標準は、第一審が認めたように、医師の義務に関わっており、きわめて重要である。しかし、何を標準とするかについては、医療技術の進歩もあって、医学界自身にも動揺が見られる。現実には、コラインやダイアモンドが証言したように、治療が「人間的な利益も人道的な利益ももたらさない」ような場合、多くの医師たちは望まれもしないのに治療によって死に行く過程を引き延ばすようなことは拒否している。それは、ヒューズ主席判事の判断によれば、「生と死の意味についてきわめて現実的な見方をバランスの取れた形で実施したもの」（*Briefs* II, 310）にほかならない。一般的に、医師は治せない場合に治せるような態度をとってはならない。この考え方は、ユダヤキリスト教の伝統にも適っている。その点からすれば、主治医たちのいう医療標準は、カレン自身の利益を考慮して、再考しなければならないのである。

こう述べて、判決は、治癒可能な患者に対しては「通常の」手段と見なされるものが、回復の見込みのない患者の心肺機能を無理やり維持するような場合には、「通常以上の」ものとなりうることをはっきりと認めた。アームストロングが口頭弁論で積極的に語ろうとはしなかった区別を、逆に州最高裁が有効なものとして採用した。その区別によって医療標準を見直せば、治療停止は正当化できるというのが判決の立場だった。アームストロングの持ち出した無益性の概念は採用されなかった。認められたのは、通常以上の治療の停止である。

と同時に、州最高裁は、技術の進歩によって医師がバランスのとれた見方をしにくくなっていることも指摘した。そのため、医師の裁量を認めながらも、医師に判断のバランスを保証してやる装置として、小児科医カレン・ティールが「医師たちを自由にする（free physicians）方策」として提案した「ひとつのテクニック」(*Briefs* II, 311) が注目されることになる。

ティールは安楽死問題を特集した『ベイラー法律評論』に「医師のディレンマ、医師の見解、法はいかにあるべきか」という短い論文を寄せ、新生児の治療停止をめぐる問題を論じていた(TEEL; cf., 咀, 317-8)。判決は、その論文から長い引用を行っている。ティールが提案したのは、「多くの病院が設置してきている医師、ソーシャルワーカー、弁護士、神学者から構成される倫理委員会」を利用することだった。そうした定期的な会議によって、情報交換と判断の責任を分けもつことが可能となる。この委員会はもっぱら助言を役目とするが、それによって、判断を下す責任を分散させることができ、訴追への懸念を減少させるだろうというのである。州最高裁によれば、この「決定に対する専門職の責任の分散 (the diffusion of professional responsibility for decision)」(*Briefs* II, 312) は、複数の判事による合議制をとる最高裁の制度に比せられるべき価値を有するものだった。

州最高裁がこのテクニックに言及したのは、事件の背景に医師たちの訴追への懸念を見ていたからである。主治医たちは、両親の求めに応じることで法的責任に問われることを、明らかに恐れていた。しかし、治療停止の決定が個人の判断ではなく、病院倫理委員会の判断に基づくことになれば、そうした懸念は薄らぎ、適切なバランスがとられ、治療停止も実施されうるはずである。しかも、倫理委員会の設置によって、医師だけではなく、病院も守られる。判決は、そもそも、治療の停止の可否といった問題の「決定を裁判所に訴えて確認することは不適切である」と述べている。州最高裁は、第一審のミューア判事が医療問題の決定は医師の責任の範囲内にあり、それを「医学専門職のコントロールから引き離し、裁判所の手に委ねることは正当化」できないと正しく指摘していたと認めるのである（*Briefs* I, 559 ; cf., *Briefs* II, 307–8）。社会は医師に決定の責任を付託した。それを受けて医師は、無危害原則に従いながら、医師と患者、家族の関係の中で決断を下すべきである。判決によれば、そうした主治医の決定を病院倫理委員会というシステムは守ることができるだろうし、法にとっても有益なはずである。

このように、判決は病院倫理委員会という装置によって治療方針の最終的な判断を裁判所から医療専門職へと送り返す。と同時に、本件に関しては予後が絶望的であることに焦点を合わせて、決定が下されるべきことが強調された。そのことを考慮すれば、主治医が主張する医療標準は原告の治療停止の要求を斥ける根拠とはなりえない。これが、州最高裁の判断だった。

では、治療停止を認めた場合、医師の責任はどうなるのか。判決によれば、本件の場合、治療停止は死を早めるだろうが、「不法に他人を殺害する」殺人罪にあたるわけではない。「当法廷の信ずるところでは、まず第一に、たとえ死が結果するにしても、それは殺人であるよりはむしろ現にある自然の原因による死亡である。第二に、たとえ殺人と見なされるべきであったとしても、不法ではないだろう」（*Briefs* II, 313）。というのも、プライバシー権を根拠とする治療の停止は、「この事件に限定して考えれば、事実上、合法」（*Briefs* II, 314）であり、殺人罪は適用されないからである。その点は、この権利を代行する第三者に関してもあてはまる。判決は、治療停止がひとりの医師の個人的判断ではなく、専門家の集団的な判断に基づく場合、法的責任は免除されるものと認めたのである。

判決は、最後に、後見人資格について述べる。第一審はジョゼフの人柄を認めながらも、判断する重荷を負わせたくないとして、身上後見人には指名しなかった。ジョゼフの悲しみはいうまでもなく深い。しかし、州最高裁によれば、それにもかかわらず、その使命感と人柄の強さは、カレンの身上後見人としての適格性を十分に示している。

宣言的救済　こうして、憲法および法律上の争点を述べた判決は、宣言的救済にたどり着く。

「カレンの後見人と家族の協力のもと、責任ある主治医がカレンが現在の昏睡状態から脱して認知と知性のある状態（a cognitive, sapient state）に回復する合理的可能性がいっさいなく、現在カレンにほどこされている生命維持の機器は停止すべきだと判断した場合、カレンが入院している病院《倫理委員会》ないし類似の組織に相談すべきである。もしそうした助言機関がカレンが現在の昏睡状態から脱して認知と知性のある状態に回復する合理的可能性がいっさいないことを認める場合、現在の生命維持装置は取り外すことが許されるし、その行為については、後見人であろうと、医師であろうと、病院や他の者であろうと、いかなる関係者についても、刑事上、民事上の法的責任を問われるものではない」（*Briefs* II, 315）

判決は、この宣言的救済を出す理由を、ここでの議論に基づいて主治医が見解を変えるかもしれないし、別の見解をもつ医師のもとに転院するかもしれないからだと述べている。こうして、現在カレンの身上後見人であるカーティンをその任から解き、父親のジョゼフを身上後見人とする結論が下された。

4　判決後のカレン

原告勝訴　州最高裁の判決はすぐに、アームストロングから近くのホテルに待機していた原告の関係者に伝えられた。クインラン夫妻は全員一致で請求が認められたことを聞き、涙にくれながら抱き合った。その日、夫妻はアームストロングとトラパッソ神父とともに記者会見に臨んでいる。百人以上もの記者がつめかけるなか、家族が涙ながらに最高裁に感謝の言葉を述べる会見の様子が、テレビの三大ネットワークによって生中継された（*Karen*, 277［277］）。フィリーン（FILENE, 93）によれば、判決の日の報道には、一種の解放感が支配していた。誰もが、判決によって、カレンのレスピレータが撤去され、この悲劇的な事件に終わりがくるはずだと考えていた。カレンが植物状態であることや、判決が述べた倫理委員会の設置については、ほとんど触れられなかった。報道の関心は、州が上告しなければ、カレンは亡くなるはずで、それがいつなのかという点に集中した。

セントクレア病院の対応：カレンの乳離れ　一週間もしないうちに、病院や州当局が上告を断念したことが明らかとなる。判決は確定したのである。しかし、その後、カレンの運命は裁判が終わるまで家族も含め、ほとんど誰も予想しなかった経過を辿ることになる。判決はカレンに回復の見込みがないことを強調し、レスピレータの停止が許されると論じていた。しかし、その停止を医師や病院に直接求めてはいなかった。州最高裁は、最終的な対応を医師と病院の判断に差し戻したにすぎない。その結果、モースと病院は、クインラン家の人々や社会の多くが期待していたのとはまったく違う対応をとることになった。病院側は、判決後も、レスピレータを停止しようとはしなかった。それどころか、集中治療室での治療は、新たな機器も加え、継続、強化された。判決から一月以上も経った五月一八日にセントクレア病院との間で行われた話し合いで、業を煮やしたクインラン夫妻が詰め寄ると、理事長のシスター・メアリー・アーバンは、「当病院では人殺しをしないのです。……わたしたちの立場は、それをしないということです」と主張して、譲らなかった。おそらく、トラパッソ神父が推測したように、病院は有名になったカレンを死なせたところというイメージが残るのを恐れていたのだろう（*Karen*, 291–2, 294［291, 293］）。そのため、モース医師はカレンが死なないよう、全力を尽くすことになる。カレンを徐々にレスピレータから「乳離れ」させるよう、ジェイヴド医師に命じたのである。「乳離れ」は、五月一五日から開始されていた。最初、四時間から始められた「乳離れ」は、その後慎重に進められ、外す時間を延長し、ついに五月二一日にはレスピレータなしでもカレンは呼吸できることが確認される（*Karen*, 298［296］）。カレンは完全に自発呼吸を再開したのである。

カレンの転院と第二の物語、そして死　病院側は、カレンがレスピレータなしに生存できることを確認すると、態度を一変する。まずカレンを集中治療室から一般病棟の個室へ移すように家族に迫り、さらには転院を強く求めたのである。家族たちは転院先を探さざるをえなくなる。

しかし、応じてくれる施設を見つけることは容易ではなかった。ようやく六月に入ってから、モリス郡立の養護施設、モリスビュー養護ホームが従来の方針を変更して、長期にわたる昏睡患者を受け入れてくれることになる。養護ホームは、州最高裁判決に従って、倫理委員会を組織し、積極的な治療や病院への再入院をしない方針を確認した。こうして、カレンは、六月九日、セントクレア病院から、モリスビュー養護ホームの個室に移送された。そこは、カレンと家族はようやく裁判の喧騒から離れて、落ち着くことのできる場所だった。しかし、それは、マーク・シーグラーのいう「第二の物語」の開始でもあった（SIEGLER3）。カレンは、その養護施設で、一九八五年六月一一日、肺炎で息を引き取るまで、遷延性植物状態のまま過ごすことになるのである。

シーグラーは裁判で争われた「第一の物語」が米国の医療に与えた影響の大きさを認めながら、それに比べるとドラマチックな要素に乏しく、あまり語られることのない「第二の物語」も同じように重要だと述べている。第一の物語は法的権利の対立関係によって支配されており、「医学的、法的、倫理的な分析」の対象となる。他方、第二の物語では、家族や施設の「通常以上の看護と援助ケア（extraordinary nursing and supportive care）」がほぼ十年にわたって行われた。第一の物語が見知らぬ者たちが織り成す医療（medicine of strangers）を象徴するのに対して、第二の物語は親しい仲間の医療（medicine of intimates）を象徴する。シーグラーによれば、今や「アメリカ人の共通の経験（the collective American experience）の一部」となっているクインラン事件の真実は、第二の物語なしには理解できない。

このようにシーグラーが指摘し、「第二の物語」を医学の正当な目標と理念の反映として特徴づけたのは、生命倫理の主流を批判する文脈のなかでのことだった。米国の生命倫理は、クインラン事件の第一の物語に象徴される側面からしか医療を見ていない。しかし、医療の現場の真実は第一の物語ではなく、むしろ第二の物語のなかにある。その真の物語を読むためには、生命倫理に代えて、親しい仲間の織り成す医療を捉える臨床倫理を構想しなければならない。それがシーグラーの主張だった。(93)

たしかに、このシーグラーの指摘は正しさを含んでいる。

実際、裁判で有名となったカレンの両親の許には、各地から相談が寄せられた。同じような境遇にある人たちが稀ではないことを知った両親は、そうした家族を援助するために、著書の印税などを基に一九八〇年に「カレン・アン・クインラン希望センター」を設立し、ニュージャージー州に二箇所のホスピスを開設することになる。その活動について、ジョゼフ・クインランは、「私たちは末期の人をケアするために愛情のこもったケアと専門的なケアを提供していますが、患者と家族に、望むならば、家で死ぬという決定も含め、自分たちで決定を下すことを認めています。強調すべきはケアであって、治癒ではありません。愛情ある援助が機械的援助よりも重要なのです」と語っている（Families, 66–7）。

少なくともクインラン家の人々にとっては、カレンをめぐる物語はニュージャージー州最高裁の判決では終わらなかった。転院は新たな試練の始まりでもあった。しかし、ここでは、第一の物語の線にそった展開を追うことになる。それが、その後の生命倫理がもっぱら対象とする問題群の展開に重なるからである。

II　生命倫理の転回

第一一章　クインラン事件以後：病院ガイドライン、自然死法、サイケヴィッチ事件

1　クインラン判決の反響

マスコミの反応　ニュージャージー州最高裁判所が一九七六年三月三一日に下した判決は世間からおおむね好意的に受け止められた。その点で、州高裁判決とは対照的だった。前年の第一審判決の場合、判決を報じたフランスの夕刊紙『フランス・ソワール』は、記事に「カレン、生きる刑に処せられる（Karen condamnée à vivre）」という見出しをつけたという（FILENE, 43–4）。condamnée à vivre というい方は、「死刑宣告をする（condamner à mort）」のもじりである。その見出しには、米国民も含め、判決に対する大方の印象がいい当てられていた。裁判の報道が進むにつれ、多くの者は、カレンの悲劇はレスピレータを撤去することで、終わりにするべきだと感じるようになっていた。

そのため、第一審判決には、強い批判が集まった。他方、州最高裁による判決は人々に、カレンが医療技術の発達がもたらした桎梏から解き放たれ、クインラン家には平安が戻るはずだと期待させるものだった。そのため、判決の日の報道陣には一種の解放感が支配したのである。

主席判事だったヒューズは判決から一〇周年を記念した講演で、当時を回想している（cf. ANNAS 14, 266, note)。裁判当時、州最高裁の判事たちが感じていたのは、きわめて早急に対応しなければならないということだった。ヒューズの妻も、予定していた日本旅行をキャンセルか延期するかして、クインラン家の人々を重荷から解放する手助けをするべきだと強く主張した。こうして、最高裁は判決の手続き的側面を「あまりに厳密に（terribly seriously)」解するよりも、ともかくもカレンの場合に絞った解決策を見出そうと努めることになったという。州最高裁のクインラン判決は、最初から「社会の成員の圧倒的多数」(*Briefs II*, 306）の声に何とか応えようとしたものだったのである。

全米医師会のコメント　もちろん、批判がなかったわけではない。特に厳密には解されなかったという手続き的側面については、すぐに異論が出されていた。たとえば、全米医師会は法律顧問を通じて、判決が求めた病院倫理委員会について批判的なコメントを発表した。医師の適切な判断のもと、治療停止が今や全米の至るところで行われていることを考えると、医師が決断をする前に倫理委員会の助言を求めよという要求はまったく不要である。しかも、委員会を設置している病院はほとんどない状況では、現行の適切な対応が阻害されてしまうというのである（cf. *Karen*, 280［279］)。

この全米医師会の反応は、第二章で触れたロスマンの解釈を思い出させる。ロスマンによれば、クインラン事件の本質は「誰が医療を支配するのか」という問いにあり、ヒューズの書いた判決によって支配権は医師から弁護士や裁判官へはっきりと移動したのである。それゆえ、「多くの医師たちが判決に敵意をもって反応し、クインラン事件が医師の専門家としての裁量権を覆すとんでもない代物だと考えたのも驚くにはあたらない」（ROTHMAN, 229［315］）。しかし、ロスマンの解釈は妥当なものとは思われない。(94) 医療の支配権という点では、州最高裁判決はむしろ医療専門職の権威を保存するものだった。全米医師会の批判した倫理委員会というテクニックも、前章で述べたように、医療における決定権をむしろ医療専門職へ返してやるための装置だった。しかし、この点は、当初、判決の結論が人々の期待に適っていたこともあって、ほとんど指摘されなかった。その後も、死ぬ権利をプライバシー権として認めた画期的な判決であるといった印象が残ることになる。そうしたなか、唯一例外といえるコメントを発表していたのが、法学者で生命倫理の専門家、ジョージ・アナスだった。

アナスの判決批判　アナスは、『ヘイスティングズ・センター・リポート』の一九七六年六・七月号に、「クインラン事件、医師たちを法的に安堵させる判決」という論評を発表した（ANNAS1, 29-31）。アナスも、ヒューズ主席判事の判決が、第一審とは違って、好意的に受け入れられていることは認める。しかし、この判決には、危険な一般化の可能性が含まれているというのがアナスの判断だった。

アナスはまず、最高裁の論述がバランスを失していることを的確に指摘する。ハーバード基準やピウス一二世の声明、憲法の第一修正といった明白な問題については、広範な典拠が援用されている。しかし、困難な問題については、明確な判例や論理は示されない。たとえば、治療停止の根拠である。引き合いに出される「プライバシーの権利」については、この憲法上の権利がきわめて包括的で、治療を断る患者の権利を含むといわれているにすぎない。たしかに、裁判所は、このプライバシー権に続いて、州には干渉する「やむにやまれぬ利益」がないことを論証しようとはしている。カレンの場合、州の利益は弱まり、プライバシー権がそれを上回るとする議論である。その際、判断基準とされたのは、身体に対する侵襲性と回復の合理的可能性の二つだった。だが、アナスによれば、それらはいずれも基準たりえない。まず、どの輸血拒否事件にも身体への侵襲を含む手術が伴っていることを考えると、侵襲性を理由にクインラン事件を他の判例から区別することは不可能である。また、判決が本件とヘストン事件を区別する理由とした回復の可能性の有無という基準も、州の利益が凌駕される論拠にはなりえない。生命保護という州の利益はすべての生命にかかわるもので、生命の医学的状態や予後にはいっさい無関係だからである。同じ州最高裁判所がヘストン事件で「死を選ぶ憲法上の権利はないとするのが正しいように思われる」と述べた理由も、そこにあったはずである。にもかかわらず、今回の判決は、生命のあり方とは独立に主張されるべき州の利益については、何らの言及もしていない。ただし、裁判所はプライバシー権を根拠に決定を後見人と家族に委ねてしまうのには不安を感じたため、主治医たちによる予後の判定と「倫理委員会」による助言という二つの条件を付け加えたのである。しかし、アナスからすれば、それらの条件は、両親が決定する際の指針とはならないだけではなく、大きな危険をはらんでいるものだった。

判決は、倫理委員会が承認した決定について、関係者全員の法的責任を免除することを宣言している。そうして、医師に医療過誤裁判で殺人罪に問われる恐れがなくなれば、医学的な予後の判定に従ってレスピレータは停止されるはずだというのである。しかし、これは最悪の「責任《拡散》論

(the “diffusion” of responsibility argument)」にほかならない。しかも、アナスによれば、倫理委員会に認められた役割には、きわめて大きな問題が含まれている。倫理委員会の役割は、カレンに昏睡状態を脱して「認知と知性のある」状態に回復する「合理的可能性」があるかどうかを判定することにあるという。しかし、それは純粋に医学的な予後の問題であって、本件にとっては二次的問題である。専門家の助言を仰げば十分であるような予後の判定が定まったからといって、治療停止が正当化できることにはならない。加えて、「合理的可能性」という基準は、従来の判例で積み重ねられてきた治療停止の基準を大幅に緩めるものである。「認知と知性のある」という規定も、米国の裁判所として初めて「生命の質」を基準として認めるものにほかならない。[95][96][97]

こうして、アナスは、クインラン判決に障害新生児や精神遅滞者や精神病者のケアと治療を再評価するゴーサインを見て取った。たしかに州最高裁が判決を「この事件に限定して」考えようと努力したことは認めてもよい。しかし、その努力はまったく成功していない。しかも、生命の質を基準とする再評価は誰も法的責任を負わない集団によって行われるのである。当然、治療の停止は今よりはるかに容易になるだろう。判決は、裁判所も含め、医師や家族や法律家など、関係者すべてに責任を拡散し、倫理的に安んじる口実を与えているにすぎない。アナスは、この判決を他の患者に及ぼして、その権利を破壊することがないように警告しながら、治療停止の問題に関しては、より明確な論拠に立った法的判断が求められることを指摘して、論評を締めくくった。

アナスの論評は、州最高裁の判決が結論を急ぐあまりに、危険な一般論になっている点を鋭く衝いていた。その判決は、ロスマンが解釈したような、医療の支配権を移動させた画期的なものなどではなかった。そこでは、従来からの医療専門職の権威が医師の裁量としてそのまま残され、しかもその法的責任が免除されていた。アナスも指摘するように、この判決は、医療専門職にとって、歓迎すべきものでこそあれ、非難すべきものではなかったはずである。実際、特に続くサイケヴィッチ判決以降、その判決との対比でクインラン判決は医学界からきわめて好意的に評価されることになる。全米医師会が発表したコメントも、倫理委員会に対する不満を述べていたにすぎない。むしろ、そのコメントで注目すべきは、治療停止が既成事実とされている点である。州最高裁の口頭弁論で、アームストロングは、その点を証言してくれる医師を見つけるのが困難だったと繰り返していた。そうした状況が、クインラン事件の判決が出された後、大きく変化する。その違いの反響はただちに二つの方向で現れる。ひとつは医療専門職内部での対応であり、もうひとつは立法化の動きである。

2　病院ガイドライン

治療停止ガイドライン：マサチューセッツ総合病院とベス・イスラエル病院　州最高裁判決から五か月後、ハーバード大学法学部のチャールズ・フリードは「病院が密室から出てカミングアウトしつつある（The hospitals are coming out of the closet!）」ことを報告する論評を発表した（FRIED）。密室から出てきたのは、ハーバード大付属の二つの大病院、マサチューセッツ総合病院とベス・イスラエル病院である。フリードによれば、治療停止は医療界内部では「公然の秘密（an open secret）」となってきた。しかし、クインラン事件はその秘密が外に出た場合、医学界がどれほど困惑することになるのかを教えた。その結果、二つの病院は治療停止をめぐるガイドラインを一九七六年八月の『ニューイングランド医学雑誌』に発表することになったのである。

まずマサチューセッツ総合病院の救急救命委員会（Critical Care Committee）名で出されたガイドラインは、対象となる患者をAからDまで、四つに分類することを提案していた（CRITICAL）。最大限の治療を無条件で行うグループA、無条件で最大限の治療をするものの、救命の可能性との関連で日々再評価を必要とするグループB、治療手段が選択的に制限され、治療によっては停止が正当化されたり、禁忌となるグループC、すべての治療停止が可能なグループDという分類である。

そこに、クインラン判決の影響は明らかだった。たとえば、「もっぱら脳死状態の患者、あるいは、患者に認知と知性のある生命を回復する合理的可能性がまったくない場合」というDグループの規定は、判決の文言を基にしている。また、もっとも判断に苦慮するとされるCグループの患者については、主治医が上司などの医療スタッフに助言を求めることに努めるとともに、主治医に助言する「最適医療委員会（Optimum Care Committee）」の設置が求められていた。

この救急救命委員会の報告によれば、マサチューセッツ総合病院では、すでに半年間にわたって、最適医療委員会を設置し、二〇九名の患者を対象にグループ分けのパイロット・スタディを実施していた。医師と看護婦はそれぞれ別個に患者の分類を試みたが、理解が深まるにつれ、両者の分類は著しい相関を示すようになったという。しかし、最適医療委員会の開催の要求は稀で、対象になったのは一五名の患者にすぎなかった。といっても、最適委員会を設置すれば、誤解やコミュニケーション・ギャップをなくし、医療職の自覚を高め、主治医を援助することは可能である。そうした利点は認めるべきだと、この報告は述べている。

他方、ベス・イスラエル病院のミッチェル・ラブキンたちは、「倫理法律ワーキング・グループ」の半年にわたる議論の結果を報告している（RABKIN）。そのワーキング・グループは主に心肺蘇生処置の検討を目的に、ハーバード大公衆衛生学部に設置されたものだった。蘇生処置停止の判断については、すでに一九七四年に全米医師会が見解を出していた[98]。とはいえ、従来、治療停止は個々の医師に判断が任され、医学界内部で積極的に議論されることはなかった。しかし、クインラン事件以降、もはやそうした対応では不十分であり、病院としての方針が明らかにされなければならない。こうして、ラブキンらのグループは声明を発表することとなった。

ラブキンらによれば、ベス・イスラエル病院の一般的な方針は、すべての患者の生命を積極的に維持し、有能力患者の意思を尊重することにある。心肺蘇生に関しても、その一般方針が前提となる。と同時に、ラブキンたちは、病院が治療を拒否する患者の権利を尊重しなければならないことも強調した。心肺蘇生が医学的に適切かどうかはあくまでも主治医が判断することである。ただし、主治医が判断を固めるには、患者の治療に参加していない医師も含めた「主治医の決定を支援するための臨時委員会」とも意見を交換すべきである。その際に注意すべきは、医学的判断のみで心肺蘇生処置への対応が決まるわけではないことだとされている。

ラブキンたちは、医学的判断にかかわらず、「蘇生処置禁止命令（Orders Not to Resuscitate, ONTR）」が有効な場合があることを強調する。それは、有能力患者[99]のインフォームド・チョイスに基づく場合と、無能力患者について家族全員の同意がある場合である。このONTRについては、正式の同意書だけではなく、それを得るに至った過程を詳しくカルテに記載し、不確実さや混乱を避けなければならない。再評価も、少なくとも毎日、行う必要がある。ラブキンたちはさらに留意すべき点を詳しく述べ、心肺蘇生をしない場合の条件と手続きを明示しようとした。

こうしたラブキンらの提案には、死ぬ権利をめぐる議論の方向の一つが示されている。ヒューズ主席判事の判決は、プライバシー権に治療の拒否権が含まれることを認めながらも、その行使の可否を病院倫理委員会の医学的な予後の判定に委ねていた。しかし、ラブキンらの議論では、治療の拒否権は、倫理委員会の医学的判断とは別個に、尊重されるべきことがはっきりとうたわれている。同じ概念装置が、クインラン事件判決とは異なる布置を獲得している。医療の支配権の移動は、クインラン事件の判決そのものではなく、その後の議論の中で生じてくる。クインラン事件は歴史の到達点というよりも、むしろ新たな議論の出発点であり、その意味で分水嶺として位置づけられるべきものだった。

病院ガイドラインへの反響　治療停止がもはや秘密ではなくなろうとしていた時、二つの病院の示した対応はひとつのモデルとなるものだった。先のフリードは、そうした提案に対して「独りよがりの攻撃的な告発」をして、医療専門職や病院管理者が再び密室の暗がりに逆戻りする事態を招くようなことは避けなければならない、と述べている（FRIED, 391）。実際、表面化してきた問題[100]に対してガイドラインを明示するというのは、医療専門職の対応として、その後の一般的な流れとなる。しかし、『ニューイングランド医学雑誌』[101]の一一月一一日号の通信欄に「最後の権利」としてまとめられた反響（PARHAM）を見ると、提案されたガイドラインに対する医師たちの評価はあまり芳しいものではなかった。

医師たちの批判によれば、マサチューセッツ総合病院は主治医に最終的な権限を認めておきながら、患者分類や最適医療委員会といった役に立たない手間ばかりを増やしている。他方、ベス・イスラエル病院は患者の同意を絶対視しているために、逆に無意味な治療を医師が強いられる危険性を生んでいる。しかも、こうした単なるガイドラインでは医師を医療過誤裁判から守ることは不可能である。ある医師は、「フリード教授が提案するように、こうした問題が裁判所で検討されるかと思うとぞっとする」と書いている。[102] 多くの医師は、自分たちの権限が殺がれることに強い警戒感を示していた。

他方、非専門家たちからは、立法化を求める声も寄せられていた。たとえば、ワシントン市のルース・ロティンガーは、マサチューセッツ総合病院がすべての治療を停止できると判断するような場合には、死を選択する権利を認めるような法律が作られるべきだと書いている。[103] 医療専門職がぞっとするにしても、米国における治療停止の問題は、すでに立法も考えざるをえないところに来ていた。

3　事前の意思表示

シセーラ・ボックの提案　フリードがコメントした二つの病院の報告が掲載された『ニューイングランド医学雑誌』には、さらにハーバード大学の生命倫理学者シセーラ・ボックの「終末期ケアへの個人の指示」という論文（BOK）が続いていた。これは、フリードが病院側の対応に続く「決定的な第二のステップ」と評した論文だった。

「人間が死に近づいていく状況に対する関心が高まりつつある。カレン・アン・クインランとその家族の苦境が多くの読者の心を動かした。死そのものの恐怖よりも、死が長引き、家族の負担が重くなることへの恐怖の方がはるかに多くの人を困惑させている。今やアメリカ人の八〇%以上が病院や養護施設で死を迎えることもあって、病院や養護施設で死ぬことへの恐怖も広がっている。……そうした恐怖の底には、人が死ぬ際に起こることに及ぼす力、つまり、望みの場所や受けたい治療の種類や残る日々をともに過ごす人をいささかなりとも選択する力（the power to choose in some measure）を失うことへの恐怖がある」（BOK, 367）

こう論文を始めたボックは、「いささかなりとも選択する力」を残すための方策として、いわゆるリビングウィルを検討して行く。リビングウィル（Living Wills）とは終末期のケアについて事前の意思を表示する生者の遺言（will）である。この文書の法的位置については、立法化が果たされていないこともあって、まだ定まっていない。しかし、「患者の自律（patient autonomy）」の高揚に即応して、さらに影響力を強めるはずであるというのが、ボックの予想だった。

ボックによれば、リビングウィルには三つの役割がある。第一は、文書によって本人の意思を明示することである。それに従うことで、医師が法的責任を問われる可能性は減少するだろう。第二は、個人がまだ健康なうちにターミナル・ケアについて選択できるようにすることである。それが、医療陣の判断のよりどころとなる。もちろん、文書はいつでも取り消せるのでなければならない。第三は、選択が重荷となるような時に選択をしなくともすむことである。それによって患者の負担だけではなく、近親者や医師の側の罪責感や不安も取り除かれるだろう。

ボックは、こうした役割を果たすには、文書がお願いではなく、当然の要求として書かれるべきだという。そして、治療の受け入れと拒否の条件を明示する際には、一般的使用に耐える簡潔さと明確さが求められる。誤解や濫用につながる曖昧さを残してはならない。特別の指示を書くための空欄も作るべきである。もちろん、医師たちと十分に相談することも必要で、その点も明記する必要がある。そのうえで、無用な対立が生じるのを避けるために、署名した者の指示は法に反しない限りあくまでも有効であることを宣言し、その指示を代行する信頼できる代理人を指名しておくのである。このように述べたボックは、論文の最後に、「わたしのケアについての指示」という文書案を掲げていた。

リビングウィル、反響と批判　『ニューイングランド医学雑誌』への反響を見ると、ボックの提案は、先の二つの病院のガイドラインの場合とは違って、おおむね好意的に受け止められている。なかには、ボックの提案をあまりにも患者寄りだとして、あくまでも医師の側に立った代案を書いてきた投書もあった。しかし、大方の感想はボックの議論を「きわめて人間的な」ものと評した南カリフォルニア医科大学の医師の言葉が代表していた（PARHAM, 1139）。多くの人たちが、「わたしのケアについての指示」のような文書を必要だと感じ始めていた。実際、ボックも書いているように、「近年、リビングウィルとなることを目指した文書が多数発表されてきた」（BOK, 368）。そのうち最も有名なものが、「安楽死教育協議会（Euthanasia Educational Council）」が一九六九年に発表した「リビングウィル」[104]だった。協議会が求めに応じて配布した文書は七五年までに七五万部に達していたが、クインラン事件の裁判が始まるとわずか九ヵ月間でさらに六〇万部増えたという。

ジャーナリストのコーレンは、協議会の「リビングウィル」がそのように人々の強い関心を引き付けたことを報告しながらも、その内容が「恐ろしく曖昧だ」と批判している（COLEN, 160）。たとえば、文書は「もしわたしが肉体的ないし精神的な無能力状態から回復しうる合理的な期待がまったくなくなるような状況が生じた場合、わたしは、わたしが死ぬことを許し、人工的な手段や《英雄的な処置》によって生かし続けられることがないよう、要請いたします」と述べている。しかし、ここでいわれる「肉体的ないし精神的な無能力状態」とはどのような意味なのか、文書には明示されていない(105)。かりにそうした曖昧さを残したまま、立法化が果たされるとしたら、どうなるだろう。短時間だけ意識を回復しない人でも、文書に署名していれば、法の名のもとに殺されてしまいかねない。コーレンは、そうした「殺人」合法化の危険性を指摘し、ケネディ研究所の創設者アンドレ・ヘレガースが「リビングウィルを書いても事態は悪化するだけで、良くなることはないと思う」と述べたことを伝えている（COLEN, 164）。

コーレンによれば、そもそも「リビングウィルや《尊厳ある死》については、健康な知識人たちによってさかんに語られているとはいえ、末期の患者の間で語られることははるかに稀であることには注意すべき」である（COLEN, 167）。ある放射線科医は、治療停止を求める患者がどのくらいいるのかと質問されると、即座に「ほとんどまったくいない」と答えている。末期患者のケアに携わる医師たちにインタビューすると、大多数の患者は「尊厳をもって死ぬ」ことよりも、どんな形でもいいから生きたいと願っているという答えが返ってくる。コーレンによれば、医師たちは末期患者を一面的にとらえているわけではない。しかし、だからといって、生命維持処置に全力を傾ければよいといえるほど事態は単純ではない。ただ死を引き延ばしているにすぎないような治療は停止してもらいたいと考える患者はいるし、そうした治療はすべきではないという信念をもち、停止の責任をとろうとする医師もいる。問題はそうした現実にどう対処するかである。こう述べてコーレンは、その点で「安楽死教育協議会」の「リビングウィル」は失格であると断じる。そうした「曖昧で、それゆえ不吉な文書は、結局、引き延ばされる死からの解放ではなく、死刑宣告となる恐れがある」。それよりは、医療関係を改善し、患者と家族が医師たちと共通の了解をもてるように努める方がはるかに簡単で、有効だろうというのがコーレンの見方だった（COLEN, 171）。しかし、現実は、そうしたまっとうな見方とは逆の方向にすでに動いていた。

4　カリフォルニア自然死法

リビングウィル法制化の運動　一九七六年九月三十日、クインラン事件判決から半年後に、全米初のリビングウィル法、「カリフォルニア州自然死法（California Natural Death Act）」[106]が知事の署名によって成立した。解決策は、コーレンがはるかに簡単で有効だろうとした医師患者関係の改善ではなく、より明確に見える文書に法的効力を付与することに求められようとしていた。

リビングウィルの法制化を求める動き自体は、すでにクインラン事件のはるか以前から始まっていた。ハンフリーら（HUMPHRY, 86-7）によれば、リビングウィルにあたる考え方は一九六〇年代初頭から見られるが、なかでも画期的だったのは一九六九年に発表されたルイス・カトナーの論文、「安楽死のデュー・プロセス。リビングウィル、ひとつの提案」（KUTNER）だった。シカゴの弁護士カトナーは、その論文で、末期の患者に苦痛に苛まれたまま生きるように強制することは「個人のプライバシーの権利の侵害」であると強く批判した。そうした侵害を阻止するために、リビングウィルという新しい概念を導入し、法的裏づけを与えなければならない。「患者を受益者かつ譲渡人、医師および病院を受託者とし、患者の身体を対象物とする撤回可能ないし条件付の信託に相当する」ものというのが、リビングウィルについてのカトナーの説明だった。カトナーはすでに一九三〇年代からこうした患者の意思表示文書のアイデアをもっており、作成した文案を早くから回覧していた。「安楽死教育協議会」の作成した「リビングウィル」もそれが基になっていた（WEIR3, 181）。しかし、そうした文書の立法化運動が実を結ぶには、クインラン事件を待たねばならなかった。

カリフォルニア州自然死法の成立　カリフォルニア州の自然死法は、州議会の民主党議員バリー・キーンの長年にわたる運動によって成立したものだった（cf., GLICK, 93–104; FILENE, 98–9; KEENE）。キーンは弁護士だった頃、隣人から末期ガンの妻が、希望に反して病院で経鼻栄養チューブとレスピレータにつながれてしまったが、それを外す法的手段はないものかと相談を受けた。キーンはいろいろ調べて見たが、隣人の求めをかなえてくれる法律は見当たらなかった。その後、一九七二年に、今度は義理の母が同じような事態になる。末期ガンの義母は治療を制限するように求めた文書に署名していたが、法的拘束力をもたない文書は無力だった。こうした経験を経てキーンは、七四年に議員に選出されると早速、「万人が医学的手段による生命の延長をせずに死ぬ権利をもつ」ことを認める法案を提出した。しかし、それはあっさりと否決されてしまう。「カリフォルニア生命擁護（プロライフ）協議会」や「カリフォルニア・カトリック会議」、そして、州医師会が法制化に強く反対したからである。

一九七三年のロー対ウェイド判決以降、カトリックの保守派はプライバシー権の主張に危機感を募らせていた。プライバシー権は嬰児殺しに他ならない。それに抗して、生命権を擁護しなければならない。こうした生命擁護の運動が、米国カトリック協議会が経済的に支援する「全米生命権委員会（National Right to Life Committee）」を中心に、大々的な宣伝活動を交えながら展開されることになった。キーン法案に反対したカリフォルニア州の二つの団体は、そうした全国的な運動の下部組織だった。彼らはキーン法案はナチスの再来を許すものだとして、激しいキャンペーンを展開したのである。

他方、医師会も法案に強く抵抗した。医師にとって、リビングウィルの法制化は医療専門職の権限を侵すものでしかなかった。末期医療について素人が判断するのは無理だし、緊急時にそんな文書を参照している暇などはない、それに病院が無理やり生かされている昏睡患者にあふれているといった話は単なる誤解にすぎないというのである。たしかに、翌七三年には、病院管理者の団体である米国病院協会が有名な「患者の権利章典」[107]を発表し、「患者は法に認められる限りで治療を拒否する権利とそうした場合の医学的な結果について情報を与えられる権利をもつ」（第四項）と述べることになる。しかし、その権利の立法化となると話は別だった。カリフォルニア州医師会は、カトリック勢力とともに、法案を徹底的に批判した。

しかしキーンは、あきらめなかった。二年後、今度は前回の経験を踏まえて十分に根回しをし、名称を「自然死法」と改めた法案を再提出した。新たな法案は、医師会の主張に合わせて、医師の拒否権を認め、リビングウィルに応じなくとも医師の法的責任は問わない形に変更されていた。医療過誤裁判が多発した時代である。医師会にとっては、法的免責を手に入れられる意味は大きかった。こうして、医師会は法案の賛成に回った。

医師会の方針転換だけでなく、今度は州のカトリック会議も態度を軟化させる。カトリック会議は、何度かキーンと交渉した後、最終的には法案には反対するのではなく、中立の立場に立つことを表明した。わずか二年の間に、生命権擁護運動の展開によって、カトリック内部ではリベラル派と保守派の分化が進み、対立が激化し、分裂への懸念が強まっていた。それが、カリフォルニア・カトリック会議の態度変更の背景にあった。ただ、生命擁護協議会だけはここでも激しく反対し、議会の公聴会ではキーンをヒトラーになぞらえて非難するのを止めなかった。

だが、法案はあっさり議会を通過する。法案を多くの人が支持していたからである。ある調査では湾岸地区住人の九六％が法案に賛成しているという結果が出たという。そこには、明らかにクインラン事件の影響が指摘できる。もちろん、法制化は事件とは独立にキーンが展開してきた運動の結果である。しかし、ヘンリー・グリックもいうように、「クインランがいなければリビングウィル法は成立しなかった可能性がある」。つまり、「カレン・クインランの苦境がリビングウィル法成立の絶好の機会をもたらした」(GLICK, 98)。クインラン事件は関心を呼び起こし、それをひとつの方向に収斂させることで、「カリフォルニア自然死法」を成立させたのである。

自然死法成立の影響　「カリフォルニア自然死法[108]」では、末期患者の意思表示文書はリビングウィルではなく、「医師への指示（Directive to Physicians）」と呼ばれ、すべての成人が作成できるとされている。それはまず次のように宣言する。

「一、もしわたしが治癒不可能な障害や疾病や病気によって末期の状態にあると二名の医師によって証明され、生命維持処置を使用してもわたしの死の時を人工的に引き延ばすことにしかならず、生命維持処置の使用の有無にかかわらずわたしの死が切迫しているとわたしの医師が判断する場合にはいつでも、わたしはそうした処置を差し控え、あるいは停止し、わたしが自然に死ぬことが許されるように指示する」

そして、直接指示を出せない場合にも、この宣言が関係者に尊重されるように求めている。二人の証人立会いのもと、署名がされた場合、患者が妊娠していなければ、文書は五年の効力をもつ。医師には患者が指示書をもつ場合、その有効性を確認し、その指示に合致する医療行為を行うことが求められる。しかし、すでに触れたように、指示を実行しないという理由で医師が法的責任を問われることがないことも明記されていた。

この法律が成立して一年後に、キーンは自らその意義を検討した論文を発表している（KEENE）。そこには、第八章に見た死ぬ権利擁護の常套論法、非人間的な医療技術からの解放としての死ぬ権利という主張が展開されている。キーンによれば、この「最初の《死ぬ権利》法（the first "Right to

Die" legislation)」は、まだ法律的には不十分で、医療専門職の抵抗も残っている。しかし、この立法は、「末期患者が個人としての尊厳と安全を回復する」ための大きな一歩である。医療技術の進歩は、末期患者の人間的な要求に反する結果をもたらしてきた。キーンはまずその点を、ラムジーやレオン・カスといった生命倫理学者からの引用とともに強調する。法律の目的は、医療技術に抗して患者の基本的な権利を確保し、死のプロセスを再び人間的なものとすることにあった。それは法的にはインフォームド・コンセントの法理とプライバシー権の拡張であり、神学的には生命の尊厳が通常以上の手段によって損なわれると認めることであり、政治的には末期でも自分の医学的運命はコントロールしたいという要求に応えることである。しかし、キーンは、他方で、法律の規定が狭すぎることや不明確さを残していることなど、多くの難点があることも認めている。法が法である以上、個別的状況のすべてに具体的に対応する条文をもつことは不可能である。そこには常に解釈の余地が残るし、自然死法に基づく意思表示があっても治療停止の問題がなくなるわけではない[109]。ともかく、キーンにとっても、生まれたばかりの自然死法は、そうした批判に応えて、さらに成長し、変化していくべきものだった[110]。

しかし、「カリフォルニア自然死法」が大きな変化への第一歩だったことは間違いない。この法律の成立以前にも、同様の法案はすでに一五州で提出されていた。しかし、いずれも廃案となっていた。それが、この法律が成立することで、すっかり変わってしまう。早くも翌年の一九七七年には、自然死法が、アーカンソー、インディアナ、ネバダ、ノースカロライナ、ニューメキシコ、オレゴン、テキサスの七州で成立するのである（GLICK, 170, Table 6.1）。この動きはその後も続いていく。そのことは、一九八三年の大統領委員会報告書『生命維持処置の中止決定』に掲げられた一枚の地図に端的に示されている（*Deciding*, 138）。その地図には、「自然死法」と「継続的効力をもつ委任状法（durable power of attorney statues）」の米国における成立状況が示されている。

大統領委員会によれば、患者の「事前の意思表示（advance directives）」を求める動きは、「リビングウィル」文書への関心から始まり、「自然死法」と「継続的効力をもつ委任状法」という二つの形をとって、立法化を果たしてきた。後者は、「患者が無能力になった場合に医学的な意思決定をする代理人の指名」に法的有効性を認めるものである。この条文を自然死法に盛り込んでいるのはデラウェア州にとどまっている。しかし、州によって状況は異なるとはいえ、委任状法の多くは実質的に「自然死」を法的に保障する形になっていた（*Deciding*, 145）。大統領委員会報告書の地図によると、自然死法のみが成立している州が判例によるルイジアナ州を含め三〇州、継続的効力をもつ委任状法のみの州が三州、二つとも法となっている州が一二州で、まったく法律をもたない州はわずか六州にとどまっている。その後、「生命維持処置の使用に関する宣言書（Declaration relating to use of life-sustaining treatment）」立法化の動きは、統一州法委員会が一九八五年に採択した「統一末期患者権利法」[11]で決定的となる。

もちろん、すでに述べたように、リビングウィルの法制化で問題が解決するわけでも、議論が終わるわけでもない。リビングウィル立法化の動きは、クインラン事件以降、次々に生じた治療停止をめぐる裁判事例の動向と連動するものだった。そうした裁判によって、クインラン事件判決に含まれていた論点が洗い出されていく。議論の展開ということではむしろ、そうした事例の展開を追うべきである。

5　サイケヴィッチ判決、もうひとつの里程標

事件の概要　アナスは、先に見たクインラン判決に対する論評以降、同じ『ヘイスティングズ・センター・リポート』に裁判の論評を連載していく。実際、クインラン事件以降、法学者で生命倫理学者のアナスが論評すべき事例が立て続けに起こることになる。次に来たのは、これもまた生命倫理では有名なサイケヴィッチ事件で、一九七七年一一月にマサチューセッツ州最高裁判所の法廷意見が出されている[112]。

争点は、六七歳のジョゼフ・サイケヴィッチに対する抗ガン剤治療にあった。サイケヴィッチは重い精神遅滞者で、ＩＱは一〇、精神年齢はほぼ二歳八ヶ月に相当した。一九二三年以来、州の施設に入所し、二八年からはベルチャータウン州立学校で生活していた。言語によるコミュニケーションはとれないものの、一般的には健康で、栄養状態もよく、歩行も可能だった。そうしたところに、一九七六年四月一九日、健康診断で、急性骨髄芽球性白血病であることがわかる。この致死的な血液のガンに対しては、治療法は化学療法のみである。治療すれば、完治は望めないが、いわゆる寛解（remission）状態が二、三ヶ月維持できる可能性が三〇〜四〇％ある。治療するなら猶予は許されない。ただし、化学療法には重い副作用、苦痛や不快感、貧血、骨髄減少、膀胱の炎症、脱毛などが伴い、悪くすれば死に至る。しかも、治療中は、サイケヴィッチが治療の意味を理解できないため、身体拘束

が必要だと予想された。医師たちは、現在のところサイケヴィッチには苦痛はなく、抗ガン剤治療をしなくとも、亡くなるまでの数週間から数ヶ月間は比較的苦痛なしに生きられると判断していた。確認できた親族は、二人の姉妹だけだったが、ともに問題にはかかわりたくないという態度を示した。施設側は治療を考えたが、医師たちのうち二人が反対した。そこで、診断から一週間後に、州立学校の校長（superintendent）ウィリアム・ジョーンズと学校の弁護士ポール・ロジャースが方針決定のための後見人指名を求めて、マサチューセッツ州検認裁判所に裁判を起こした。ちょうど、クインラン事件が世間の注目を集めていた時期である。カレンのことがなければ、施設側は裁判に訴えなかったかもしれない。ともかく、ただちに訴訟のための後見人が指名されて審理が始まった。

五月一三日、検認裁判所は予想される生命の質を検討し、化学療法をしないこととともに、苦痛や不快を生まないように可能な限りの努力をするように命ずる判決を出す。その判決は、七月九日、州最高裁によって追認された。その際、州最高裁は、問題の重要性に鑑みて、法廷意見を後で述べることを表明したが、サイケヴィッチは九月四日に気管支肺炎のためにベルチャータウン州立学校病院で亡くなった。苦痛や不快はなかったとされる。サイケヴィッチの死亡によって裁判自体はミュートとなったが、州最高裁はその後も審理を継続する。検認裁判所が、生命を短縮する可能性のある治療停止を検認裁判所が命令できるのか、また、命令が出されない限り治療をしないように命令できるのかという二点に関して、上級審の判断を求めていたからである。こうして、翌年の一一月二九日に、アナスがクインラン判決よりも「法的にはるかに重要」（ANNAS2, 21）だと認めた州最高裁の法廷意見が出された。

サイケヴィッチ判決（一九七七年、マサチューセッツ州）　マサチューセッツ州最高裁判所の法廷意見は、「法の中に医療関係者をはじめとする人々の仕事の支えとなりうる枠組みを確立」しようとする意欲的なものだった。裁判所は「その課題を促進すべく、医療、道徳倫理学、哲学をはじめとする学問分野の専門家の衆知を集めた指導を仰いできた」(*Source Book*, 155) という。

裁判所が設定した問題は三つあった。(一) 対応能力の有無とは無関係に、個人が有する治療拒否権の性質、(二) 無能力者に対する延命治療の当否を判断する法的基準、(三) とるべき決定手続き、の三つである。裁判所は、治療の拒否権は、患者が有能力であろうと無能力であろうと、実質的に同じだとする。ただ、対応能力の有無によって、適用手続き上の違いが生じる。この基本的な立場を確認し、裁判所は議論を組立てていく。その議論は、「クインラン事件判決」を「分析の有益な出発点」として認めながらも、強く批判するものだった。

治療の拒否権に関して強調されたのは、個人の自律だった。判決によれば、州の生命保護義務を考えるだけでは、末期の生命をめぐる問題が解決されるとは限らない。不治の病の場合には、個人に治療を拒否する権利を認めるべきである。その拒否権の根拠は、プライバシー権にある。この点を、サイケヴィッチ判決はクインラン判決よりもはるかに明確に打ち出した。憲法上のプライバシーの権利は、「生命の基本的構成要件である個人の自由な選択と自己決定の尊厳（the sanctity of individual free choice and self-determination）を表現している。そうして理解される生命の価値は、治療拒否の決定によってではなく、有能力患者に選択権を許さぬことによって減じられる」(*ibid.*)。治療の拒否は理性的な決定である。それは自殺ではないし、州が干渉すべき不合理な自己破壊でもない。それに、現実の医学的慣行に反してもいない。このようにサイケヴィッチ判決は、治療を拒否する患者の権利をはっきりと打ち出した。さらに無能力者に関しては、その治療の拒否権は「後見人によって主張されうる」と認めた。

では、対応能力のない者の場合には、治療の拒否権はどのような条件の下で行使されるのか。マサチューセッツ州最高裁によれば、その法的基準は無能力患者の「最善の利益（best interests）」にある。ただし、この基準をいわゆる合理的人間基準や統計的データによって計ることは不適切である。「個人の選択は多数決によってではなく、決断を迫られている人独自の観点から見た複雑な固有の状況によって決定される」。クインラン判決のように社会の圧倒的多数がするはずだということで、無能力者の最善の利益を割り出すことは「無能力者の地位を見くびること」である。州最高裁は、サイケヴィッチと同じ病状の有能力者なら、化学療法を選択する可能性が高いと指摘する。これに対して、自分の病状や予後を理解しえないサイケヴィッチの場合、インフォームド・コンセントの合理的人間基準にならって治療を行うことは、平均的な人に何の説明もなしにただ苦痛だけを与えるのと等しい。サイケヴィッチ固有の状況を考慮すれば、治療しないことが最善の利益に適うと判断されるというのである。こうして、問題は「最善の利益」基準よりはむしろ「代理判断の法理（substituted judgment doctrine）」にあることになる。その観点から見れば、検認裁判所はサイケヴィッチ自身がしたはずの決定をしたといえると、州最高裁は認めるのである。ただし、州最高裁は、検認裁判所の判決の中に「生命の質」という言葉が出てきていることには注意を喚起する。精神遅滞を理由に想定されるサイケヴィッチの生命の質といったものは、治療停止の決定にいかなる場所ももってはならない。

治療を差し控えるという代理判断はあくまでも特定の個人に特有の生命の尊厳と価値を尊重して下されるべきであって、生命の質的区別を根拠としてはならない。それが州最高裁の立場だった。

いうまでもなく、この州最高裁の議論は成功しているとは思われない。生命の質的判断を退けたいとする意図はわからないではないものの、生命の質という言葉を個人特有の生命の尊厳といい換えても、質的判断を排除したことにはならない。しかし、この判決は、続く決定手続きをめぐる議論に明らかなように、事件の個別的な事情に徹すれば、危険な一般化は避けられると考えていた。

州最高裁によれば、裁判官は、まず訴訟後見人に延命処置の根拠となりそうなあらゆる議論を提出させることで対立点を明示した後に、決定を下すべきである。その際、適切な専門家の助言を仰ぐことが望ましい。その点で、検認裁判所の手続きは正当だったとされているもののクインラン判決の求めた倫理委員会は不必要だとされている。「当法廷は、最終的な意思決定の責任を適切な裁判権をもつ正式に確立された法廷から引き離して、臨時や常設の委員会やグループに移そうとするどのような試みに対しても懐疑的である。したがって、当法廷は、人工的な生命維持を継続するか否かの決定を患者の後見人、家族、主治医および病院の《倫理委員会》に委ねるというニュージャージー州最高裁がクインラン事件で採用したアプローチを否認する」(*Source Book*, 157)。

ニュージャージー州の裁判所は、高裁も最高裁も、治療方針の最終決定に裁判所が介入すべきではないという立場をとっていた。それに対して、マサチューセッツ州最高裁は、「生命を延長する可能性のある治療を自分自身で意思決定しえない人に差し控えるか否かという、この最も困難で恐ろしい問題を裁判所が解決すること（the judicial resolution）が医療専門家の領域への《いわれなき侵害》だとは考えない。むしろ、そうした生と死の問題には第三者的ではあるが情のこもった審査と決定の過程……が要求されると思われる」(*Source Book*, 157)[113]、という。つまり、こうした無能力者の治療停止問題については、裁判所こそが決定を下すべきだとするのである。そして、本件の場合、優越するのは「患者のプライバシーと自己決定の権利(the patient's right to privacy and self-determination)」であると結論された。

アナスの評価　アナスはこのマサチューセッツ州最高裁の法廷意見を、患者に人間の尊厳と自律の権利を認めたものとして高く評価した[114]。問題は社会の圧倒的多数や合理的人間ならどうするのかということではなく、このひとりの患者ならどうするのかということにある。その点を裁判所は自らの責任で判断しようとした。それが、アナスによれば、クインラン判決と大きく違う本判決の意義である。

アナスも、どのようにして、他者である患者の望みを知ることができるのか、そもそもサイケヴィッチがしたであろうことを知りうるのかという問いが残ることを認める。しかし、アナスは、この判決が決定の手続きとして判事に求めたような「当事者対抗手続き(an adversary proceeding)」という「法的手続きを使うことによってのみ、われわれは無能力者の《プライバシーと自己決定の権利》を擁護し、それが望まれていない患者への《殺しのライセンス》として使われないようにすることができるのである」(ANNAS2, 23)と主張した。

もちろん、こうしたアナスの評価の当否はさらに検討されるべきである。アナスの立場に対するラムジーの批判は、すぐ次章で見ることになる。しかし、このサイケヴィッチ判決がクインラン判決の問題点を洗い出し、そこに含まれていた考え方に明確な一つの方向を与えたものであったことは間違いない。サイケヴィッチ判決は、治療停止が患者のプライバシーと自己決定の権利を根拠にしていることを明示した。そして、その権利を基に、法的無能力者の治療停止という問題は、医療の外の法廷という場で決着が図られものとなったのである。

第一二章　密室から法廷へ：成人の治療停止問題

治療停止をめぐる主な判決

1976年　クインラン判決（ニュージャージー州最高裁）
1977年　サイケヴィッチ判決（マサチューセッツ州最高裁）
1978年　ディナースタイン判決（マサチューセッツ州上訴裁判所）
1980年　スプリング判決（マサチューセッツ州最高裁）
1980年　セヴァンズ判決（デラウェア州最高裁）
1980年　パールマッター判決（フロリダ州最高裁）
1981年　アイクナー判決（ニューヨーク州上訴裁判所［＝州最高裁］）（修道士フォックス事件）
1981年　ストーラー判決（ニューヨーク州上訴裁判所［＝州最高裁］）
1983年　バーバー判決（カリフォルニア州上訴裁判所［＝州最高裁］）
1983年　第一ブーヴィア判決（カリフォルニア州高等裁判所）

1984年　コウリアー判決（ワシントン州最高裁）
1984年　ジョン・F・ケネディ記念病院判決（フロリダ州最高裁）
1984年　バートリング判決（カリフォルニア州上訴裁判所［＝州最高裁］）
1984年　ハイヤー判決（マサチューセッツ州上訴裁判所）
1984年　リーチ判決（オハイオ州上訴裁判所）
1985年　コンロイ判決（ニュージャージー州最高裁）
1986年　コベット判決（フロリダ州最高裁）
1986年　ブロウフィ判決（マサチューセッツ州最高裁）
1986年　第二ブーヴィア判決（カリフォルニア州上訴裁判所［＝州最高裁］）
1987年　ジョーブズ判決（ニュージャージー州最高裁）
1990年　クルーザン判決（連邦最高裁）

1　サイケヴィッチ判決の反響

医学専門家たちの反発　一九七七年一一月末に出されたサイケヴィッチ事件判決は、クインラン判決とともに、「死ぬ権利」をめぐる「画期的な」（WEIR3, 108）判決とされるものだった。二つの判決は、その後の治療停止をめぐるさまざまな裁判の準拠枠となっていく。しかし、サイケヴィッチ判決が治療停止に関する最終的な決定を裁判所に仰ぐように求めていた点は、医療専門職の強い反発を呼ぶものだった。

「マサチューセッツ州最高裁判所が、一六ヶ月ほど遅れて……発表した……判決はマサチューセッツ州の医師と病院に大きなショックを巻き起こしている」。こう書き始めたのは、七八年三月の『ニューイングランド医学雑誌』の法律問題コラムである（CURRAN, 499）。コラムを執筆した法学者ウィリアム・カランによれば、家族と医師は、病院内委員会の助言も受けながら、無能力者や一八歳未満の未成年者の治療停止について迅速で適切な対応を行ってきた。その点では、クインラン判決は妥当な判断を示していた。しかし、マサチューセッツ州最高裁はそうした家族と医師の適切な対応を否定してしまった。その判決は治療の停止という「恐ろしい問題」は裁判所のみが決定できると主張し、医師にまず検認裁判所の判断を仰ぐように要求した。そこには、現実の医療に対する不信と無理解がある。しかし、裁判所が緊急性をもつ医療の問題に対応できるのだろうか。州最高裁の判決理由が一六ヵ月遅れで出されたことを忘れてはならない。迅速な対応が妨げられれば、効果のまったく期待できない治療が継続され、悲劇と苦痛が引き延ばされることになりかねない。こう述べたカランは、前章（二）で触れたマサチューセッツ総合病院やベス・イスラエル病院のガイドラインを再評価し、医療専門職が自主的に対応策を打ち出していくべきだと訴えた。

『ニューイングランド医学雑誌』には、カランのコラムに続いて医師のアーノルド・レルマンの論評も掲載されている（RELMAN）。レルマンの認識もカランと変わらない。レルマンはいう。マサチューセッツ州最高裁は、医療の現場での判断には「いっさい信頼を置いていない」。家族や医師に代わって「裁判官が医師」になろうというのである。この判決の結果、マサチューセッツ州ではすでに、医師や家族が緊急の医学的判断を下すのをためらい始めている。しかも、他方では、ろくに相談もせずに密かに治療が停止されるようなことも起こっている。今回の判決によって、医師の行なってきた適切な対応が無に帰し、かつてチャールズ・フリードが危惧していた（FRIED, 391）ように、問題が「密室」に逆戻りしようとしている。こう判決を批判したレルマンは、「マサチューセッツ州ではなく、ニュージャージー州の裁判所の見解が、他の州に広がる」ようにという希望を表明し、裁判所に介入を自制するように求めた。

同じ反発は、この二つの論評に寄せられた反響を見ても確認できる（COLE）。なかには、判決は正当だとするボストンの弁護士の投書や、安楽死や中絶の問題によって生命の擁護者としての医師の《イメージ》がすっかり変わったことを嘆き、医師が生命の終わりを決定できるのか疑問を呈する医師の投書もあった。しかし、現場の医師たちの多くはカランとレルマンの論評を歓迎し、判決が適切な医療を阻害するという批判に同調していた。さらに、医師たちからは、判決に対する対抗手段として医療専門職が率先してリビングウィル等の立法化を図るべきだという提案も寄せられている。リビングウィルはかつてのように医師の裁量権を侵害するものではなく、むしろそれを守る手段として明確に意識され始めていた。

こうした反響に関しては、『ニューイングランド医学雑誌』の編集者のコメントが興味深い。そのコメントもまずは、治療停止をめぐる問題のすべてが裁判所に持ち込まれるといった事態は「ぞっとする」と認める。しかし、同時にコメントは、サイケヴィッチ判決を「より広い現代の現象の一部として」理解すべきことも指摘し、こう論じている。今日、医療を一般の人々のニーズに合わせて、より開かれたものにしようとする流れが強まっている。公権力の規制によって医療専門職の特権的地位を弱めようとする声があがっているのも、そのためである。判決はそうした現代的要求のなかで生まれた。「改善の必要があるのは、われわれに対する一般の人々の《イメージ》ではなく、一般の人々に対するわれわれの説明責任とサービスの実施である。そうしなければ、政府による規制が増大することになろう」、とコメントは結ばれている。

マサチューセッツ州最高裁はクインラン判決の欠点を意識しすぎたといえる。サイケヴィッチ判決が行きすぎた法的介入を要求したことは明らかだろう。しかし、だからといって、レルマンのようにたんにクインラン判決を「長年にわたる医学的伝統」に適うものとして称揚するだけでは、もはや不十分である。右のコメントがいうように、医学が社会の現代的要求に無関心であることは許されない。カレンの問題が裁判となったのは、病院側が家族に裁判所に行くように強いた結果だった。専門家の側も、治療停止の問題に司法の判断が示されることを望んでいた。その結果出されたクインラン判決は、医療専門職の望みにかなうものだった。しかし、いったん始まった司法の動きはそこにとどまらず、サイケヴィッチ判決によって医療専門職の望みをあっさりと越えた地点まで進んでしまった。こうして、医学界は内部的対応の必要を意識するとともに、司法判断の「是正」も切望することになった。

ディナースタイン事件（一九七八年、マサチューセッツ州[115]）　マサチューセッツ州ではサイケヴィッチ判決に続く一九七八年に、別の治療停止をめぐる裁判、ディナーシュタイン事件が起こる。それは、法的判断の「是正」の開始を意味するものだった。

娘と暮らしていた六七歳のシャーリー・ディナースタインは、脳卒中で左半身が完全に麻痺したために、養護施設に入った。しかし、二年後の一九七八年六月に病状が悪化し、病院に入院することになった。患者には、アルツハイマー症による心身能力の低下、麻痺、高血圧、動脈硬化による致死的な冠状動脈疾患が認められた。主治医は、患者は一年はもたず、いずれ心臓か呼吸が停止するものと判断していた。そこで、主治医は、二人の子ども（一人は医師だった）に心肺停止時の蘇生処置はしないように勧め、子どもたちからノー・コード（蘇生処置の禁止命令）への同意を得た。

従来なら、それで話は終わるはずだったが、病院のスタッフや法律家から待ったがかかった。サイケヴィッチ判決が出された以上、最終決断をする前に裁判所の認可を得ておくべきだというのである。こうして、医師と家族と病院が検認裁判所に訴えた。事件は、検認裁判所の判決前に、上訴裁判所に移り、一九七八年、裁判所の事前の承認がなくとも治療停止の決定は可能だとの判断が示された。判決によれば、法的判断を求めるべしというサイケヴィッチ判決は回復の可能性のある治療についてのみ妥当する。本件の場合、治療停止を認めなければ、死の過程を無意味に引き延ばすことにもなりかねない。こうした七八年の上訴裁判所による判決が、後述するスプリング事件に対する一九八〇年の州最高裁の判決で追認され、最終的に確定した。

ディナースタイン判決は裁判所の役割に一定の制限を課した。とはいえ、確認されたのは事件の性質の違いだけであり、裁判所の事前判断の権限そのものはサイケヴィッチ判決がそのまま維持されていた。しかも、判決が認めた救命ないし延命処置と死を引き延ばす処置との区別は、実際にはそれほど明確なものではない。判決は医療専門職からすれば、期待はずれのものでしかなかった。

アナスの呼びかけ　サイケヴィッチ判決後については、生命倫理学者たちもそれぞれの立場から論評を発表している。そうした論評も、結果的には、医学界と同じように、振れすぎた振り子が戻ることを望んでいた。

たとえば、アナスが一九七九年に発表した「クインランとサイケヴィッチを調停する」という論文（ANNAS3）を見てみよう。そこでアナスは、サイケヴィッチ判決に対する専門職の否定的態度を批判し、医療専門職の反応をエリザベス・キューブラー＝ロスの有名な死の受容の五段階モデルになぞらえている。アナスによれば、まず医学界が示したのは、否認と怒りという態度だった。それが、今では、いささかの絶望と司法当局との取引を求める形に変わっている。たしかに、そうした推移は右に見た『ニューイングランド医学雑誌』の反響にも指摘できるだろう。しかし、判決の意義を認めるアナスからすれば、医学界はさらに進んで受容の段階にまで至らなければならない。その受容を促すために、アナスはクインラン判決とサイケヴィッチ判決の判決を対立させる二分法が誤りで、両判決は調停可能であることを示そうとしている。

アナスによれば、二つの判決は基本的に同じ立場に立っている。ともに出発点は、無能力患者にも有能力患者と同じ治療の拒否権が成り立つことにあり、根拠は憲法上のプライバシー権に求められている。また、サイケヴィッチ判決も、医師が一般的な専門職基準に基づいて独立に医学的判断を下しうることを否定したわけではない。ただ対象となった事件の性格の違いで、最終的な決定権の置かれる場が異なることになっただけである。サイケヴィッチ事件では、最終的な決定の場は裁判所に求められた。それは問題が法的ないし社会的な決定にあったことを考えれば、ごく自然な結論である。こうして、アナスによれば、両判決は基本的に正当な同じ見解に立っている。にもかかわらず、現状ではそうした理解が十分に浸透しているとはいえず、そのため、さまざまな弊害が生じているのである。たとえば、マサチューセッツ州に顕著なように、すべてを裁判所の決定に委ねようとする傾向である。死に瀕した患者を無理に何度も蘇生させようとすることが試みられたり、脳死患者に心臓のペースメーカーの埋め込みが検討されたりしている。アナスから見ても、これは明らかに間違った傾向だし、憂慮すべき事態だった。

アナスは、前章の末尾で見たように、マサチューセッツ州最高裁が自らの責任で判断を決しようとしたことを高く評価していた。しかし、「無能力者に対する治療の決定のすべてが判事によってなされたり、すべてが医師によってなされたりするようなシステムは誰も望んでいない。また、無能力の末期患者のような社会的弱者の権利が完全に保護されないようなシステムも誰も望んではいない」(ANNAS3, 394)。アナスにとっても、振り子は振れすぎていた。客観的な法的尺度をもたない社会は恐ろしいが、法しか尺度がない社会も人間的ではない。それがアナスの基本的立場である。その意味では、医学界の批判に見られるように、二つの判決のいずれをとるかといった二者択一では問題の解決にはならない。必要なことは、クインラン判決とサイケヴィッチ判決それぞれの不明確な点をさらに検討しながら、両者を統合することである。こうして、アナスは、二つの画期的判決のいわば間を行くことに残された課題を見たのである。

ラムジーの生命の質批判　同じ課題の指摘は、ラムジーにも見られる。ただし、判決に対するラムジーの評価そのものは、アナスとは正反対である。ラムジーは、サイケヴィッチ事件について、マサチューセッツ州最高裁の法廷意見の前後二回にわたって論評した[116]。二つの論評はいずれも、化学療法を認めなかったサイケヴィッチ判決を、「本人の意思に基づかない安楽死を裁判所の監督の下に行ったもの」（RAMSEY3, 301）だとして厳しく批判するものだった。その批判の激しさの背景には、ラムジーの立場の大きな転換があった。

ラムジーは、第九章で触れたように、クインラン判決を論評した際、通常と通常以上という区別を医学的適応の有無の区別に置き換えてやることを提案していた。ラムジーによれば、通常／通常以上の区別は道徳的善悪をめぐる主観的判断を離れられず、恣意的な質的区別となる危険性をもつ。それを医学的適応の有無という区別に置き換えることで、生命の質への顧慮を排した客観的な治療停止の基準が得られる。これがラムジーの立場だった。治療が患者の状態を改善する医学的な可能性のある場合、その治療は医学的適応があり、実施しなければならない。しかし、クインラン事件のレスピレータのように、医学的適応がない場合、治療は行ってはならない。こう述べたラムジーは、さらに強制栄養の問題についても言及していた。カレンの父のジョゼフ・クインランは、栄養停止は認めようとしなかった。しかし、ラムジーは、医学的適応の有無という観点からすれば、レスピレータだけではなく、経管栄養もまた停止されなければならないと結論した。カレンの場合、「経管栄養はレスピレータと同じく治療にはならない。経管栄養もまた、カレンの死を引き延ばしているだけにすぎない」（RAMSEY2, 16）からである。このレスピレータと経管栄養の区別を否定するラムジーの議論は、多くの生命倫理学者たちの分析に重なるものだった（*ex.gr.*, LYNN1）。

しかし、その後、ラムジーはこの医学的適応の有無という基準が完全に客観的な判断に限定されていなかったと考えるようになる。問題は、医学的適用についても、過去の患者の意思や将来の状態の予測を含めて判断すれば、恣意的な決定を排除することが難しくなる点にある。医学的適応はあくまでも現時点の患者の状態に絞って、厳密に判定しなければならない。この見直された判定基準に基づいて、生命の質的判断を排除すれば、治療停止は認められないというのがラムジーの新たな立場だった。ラムジーによれば、医学的適応がある場合、その治療を「拒否する道徳的権利など、有能力の意識ある患者といえども、存在しはしない。それは、誰も自分の健康を故意に破壊する道徳的権利をもたないのと同じである。治療の拒否は相対的な権利であって、今日、医の倫理を患者の自律と《死ぬ権利》に還元しようとしている人々が信じているようなものではまったくないのである」(RAMSEY 3, 156)。こうして、七八年の『生命の縁に立つ倫理』は、七〇年の『人格としての患者』以来の立場を放棄する。「患者の自律と《死ぬ権利》」を説く多くの生命倫理学者たちとは逆に、治療停止に反対する立場に立つことを明らかにしたのである。[117] クインラン事件以降、社会が治療停止を認める方向に大きく傾いていくなかで、ラムジーが危機感を抱いたことは間違いない。サイケヴィッチ判決は、ラムジーにとって、立場の転換を決定づける大きなきっかけだった。

ラムジーはサイケヴィッチ判決を徹底的に批判していく。州最高裁は下級審が採用した生命の質という観点を避けようとして、代理判断説を持ち出した。州最高裁によれば、選択は生命の質による判断ではなく、代理判断の行使として正当化できる。しかし、ラムジーからすれば、生命の質をいっさい考慮していないというのは欺瞞にすぎない。州最高裁は、サイケヴィッチと同じ六〇代の患者でも、普通なら、化学療法を選択するはずだと認めている。にもかかわらず、裁判所は、そうした一般的な統計は、サイケヴィッチというこの患者の場合に注目する限り意味がないと主張した。化学療法を行なえば、サイケヴィッチはわけもわからないまま、苦痛や拘束を受けることになる。それよりは、比較的苦痛のない現在の状態のまま死を迎えたほうが望ましいというのである。その判断に生命の質の観点が入っていないとどうしていえるのか。

ラムジーは問う。サイケヴィッチの精神年齢は三歳に満たないとされるが、正常な三歳児なら、治療の意味がわからずただ苦痛を感じるだけだという理由で、治療を受けさせないことなどあるだろうか。化学療法がされなかったのは、サイケヴィッチが精神遅滞者だったからである。州最高裁の判決は、「否定的な生命の質を基にした判決として画期的」(RAMSEY3, 303) といわざるをえない。本来、「無能力者の治療は普通の患者が治療されるのと同じ仕方で常に行なわれるべき」(RAMSEY3, 317) なのである。

ラムジーはさらにクインラン判決も批判する。クインラン事件では、認知と知性のある生命状態への回復可能性という生命の質の「医学的」判断が条件として立てられた。他方、サイケヴィッチ事件で採用されたのは、無能力患者なら自分の無能力を考慮に入れて判断するはずだという主観的判断だった。その判断は主観的である以上、根拠づけることがそもそも不可能である。そこにあるのは、偽装された生命の質の判断でしかない。ラムジーは、無能力者の治療をめぐる二つの判決が異なる法的基準を立ててはいるものの、生命の質による判断をもちこんでいる点ではまったく変わらないと断じた。

ラムジーがいうように、医療における意思決定の性質を考えると、無能力者の治療停止の問題を生命の質の判断と完全に切り離せるとするのは欺瞞だろう。そもそもクインラン事件は、医療が何らかの形で生命の質を語らざるをえなくなったことを端的に示す出来事だった。しかし、ラムジー自身は、再定式化した医学的適応という基準で対応することで、予後に関する生命の質的判断を持ち込まないことが可能だと論じていく。個々の事例で基準とすべきは、厳密に現在の患者の状態に合わせた「医学的な適応」だけである。「伝統的に医師は患者に対して医学的に助けとなる治療を、その助けがどれほどわずかであろうと、予想される生命の質とはかかわりなく、確実に提供してきた。同時に、医師たちは死に行く者が死ぬのを正しく許してきた。可能なときには治療し救命し、それが可能でないときには慰めを与え、常に何らかの有益な方法でケアを提供してきた」。ラムジーは、求められているのは、死に行く者を「治療」から解放して死なせるとともに、医学的適応がある治療や緩和療法を怠らないという「誠実な実践（the integrity of a practice）」のみであるという。その実践によって、「裁判所が医師免許もなしに医療をすること（practicing medicine without a license）」を防ぎ、「医師が無能力の障害患者に対する社会政策を決定すること」を避けることができるというのが、ラムジーの結論だった（RAMSEY4, 41）。

ラムジーが生命の質という観点を排除しようと努めた意図は十分に理解できる。しかし、現在の状態に徹することで、その意図が達成できるかといえば、かなり疑わしい。医療における判断は質的評価を本質的に含んでいる。そのことを考えれば、生命倫理の議論の多くが生命の質的判断の正当性の評価、つまり、質的判断を基に治療停止を認める条件を詰めていくことに向かうのは不可避である。その点は、ラムジー自身の議論にも指摘できるだろう。ラムジーが最終的に主張したのは、クインラン判決とサイケヴィッチ判決という「現在の法的な二者択一」の状況を脱して、二種類の質的判断の中間を行くべきだということだったからである（*ibid.*）。

クインラン、サイケヴィッチという二つの判決に対するアナスとラムジーの評価はまったく正反対だった。しかし、二者択一ではなく調停の必要性という結論だけをとれば、二人の生命倫理学者の見解は一致していた。それは、医学の専門家たちの期待にも重なるものでもあった。クインラン、サイケヴィッチと続いた判決はともに画期的ではあったが、それはあくまでも治療停止をめぐる一連の裁判の始まりを告げるものだった。一連の裁判は、すでに見たディナースタイン事件がそうであったように、一方に専門家の権限を最大限に認めるクインラン判決を置き、対極に最終的決定を司法に委ねるサイケヴィッチ判決を置く形で進行していく。それがどのような調停に辿り着くのか、次に、その推移の大筋を追うことにしよう。

2　治療停止と本人の意思

サイケヴィッチ判決以後の裁判　ロバート・ワイヤーは米国における「非自律的患者の治療停止」をめぐる裁判を概観し、一九八八年までにクインラン事件とサイケヴィッチ事件も含め二五件の事件をあげている[118]。以下では、そのうち重要なものをいくつかの争点にあわせて、ほぼ年代順に整理しておくことにしたい。それは、治療停止がクインラン事件とサイケヴィッチ事件から約一〇年間で公認され、停止可能な治療の範囲が限定されつつ、拡大していく過程である。

スプリング事件（一九八〇年、マサチューセッツ州[119]）　マサチューセッツ州では、サイケヴィッチ事件とディナースタイン事件の後も、裁判が続いていく。次に起こったスプリング事件は、裁判の途中で看護婦たちの証言が出てきたこともあって、マスコミでも大きく取り上げられた。

一九七七年、七八歳のアール・スプリングは外傷がもとで、腎透析を週三回、五時間ずつ受けることになった。患者には、結婚して五五年になる妻と、成人に達した息子がいた。透析治療が一年以上続く間に、アールの老化（慢性器質脳症候群）が進行し、ついには意識が完全に混濁してしまう。患者は透析を嫌がり、しばしば腕から針を引き抜いた。医師は家族に対して、透析はただ生かしておくためのものにすぎず、治療を打ち切るべきかもしれないという話をした。話を聞いた家族は腎透析の打ち切りを求める決心をする。しかし、ちょうどサイケヴィッチ判決が出されたところだった。医師は裁判所の許可が必要だと家族に説明した。そこで妻と息子が、一九七九年一月に、検認裁判所に治療停止の命令を出すように求めて訴えを起こすことになった。

検認裁判所は五月に、家族と医師が決定する権限をもつことを認め、腎透析の停止を命ずる判決を下した。家族は、無能力状態となったときの治療について、本人の意思表示はいっさいなかったと述べていた。しかし、もし能力があれば、治療を受けない選択をするはずだというのが家族の主張だった。事実審理では家族関係は親密で、家族の訴えは患者の最善の利益を考えて出されたものだと認定されたのである。これに対して、訴訟後見人のマーク・バーソンが本人の意思が不明確だとして治療停止に強く反対した。そのため、裁判は続き、上訴裁判所を経て、州最高裁の判断が求められることになった。州最高裁は、一九八〇年一月に、延命治療の停止を認めた下級審の判断を内容的には支持したものの、手続き的には下級審の判断を退け、サイケヴィッチ判決に従うように求める判決を下した。法的無能力者の治療について決定を下すのは、主治医と家族ではなく、検認裁判所でなければならないというのである。州最高裁は、判決理由については、後に示すことを約した。

そうしたところに、アールは治療停止を望んでいないという証言が登場する。二人の看護婦が「あなたは死にたいのですか」と尋ねると、アール本人が「ノー」と答えたというのである。さらに他の四人の看護婦たちも加わって、アールには対応能力があるのだと証言した。こうして、訴訟後見人のバーソンは再度、治療継続の訴えを起こすことになった。バーソンには「生存権（right-to-life）」団体の活動家たちがついており、新たに弁護士を雇うなど積極的な支援活動を展開した。バーソンの訴えは州最高裁によって受理され、専門家たちが患者の対応能力を判定しなおすことになる。「天秤にかけられた命」として大きく報道されていた裁判は、さらにマスコミの注目を集めることとなった。こうして裁判が続くなか、患者のアールは一九八〇年四月に亡くなった。患者は無能力であるとする鑑定が出されたのは、その翌日である。そして、州最高裁の法廷意見はさらに一月後の五月にようやく示された。

州最高裁の法廷意見には、治療停止に関して、事前の法的承認は必要がないかのような文言が含まれていた。治療停止の法的責任についても、州最高裁は、良心に基づいて医学標準から見て著しく不合理ではない判断を下す場合、判例からして、医師が刑事責任に問われることはまずないと述べている。民事責任についても同様である。しかし、他方で、サイケヴィッチ事件の立場をより明確な言葉で再確認し、治療停止を裁判所の指名する後見人が下す代理判断によって正当化しようとしていた。治療停止の根拠は「正常な、認知的、統合的、機能的生存」を取り戻す可能性がないことにある。代理判断をする者は、現在の利益と選好、及び現在から将来に至る無能力状態を考慮に入れて、もし患者が有能力なら下すであろう決断を下さなければならない。それが州最高裁の判断だった。そこには、医師の裁量権にすべてを委ねてしまうことへの危惧を見ることができる。判決は、治療停止をめぐる新たな指針を期待していた医療専門職を落胆させるものだった。

この事件の経緯を詳しく紹介したジョン・パリスは、長引いた裁判がサイケヴィッチ判決の悪影響によるもので、いたずらに患者と家族の苦しみを引き延ばしただけだと批判している。州最高裁の判決は「患者、医師、家族、法律家、裁判所の間にすでに存在している緊張を誇張するだけにしかならないだろう」。それが、パリスの予測だった（PARIS, 40)。

また、アナスは、この判決に、社会が生命の質を語らざるをえなくなった事態を見てとった（ANNAS5, 9–10)。老人や精神遅滞者を正常な患者とあからさまに区別して扱うことは、社会的に許されない。しかし、生命の質が基準とされていることを理由にスプリング判決を否定すればよいかといえば、そう単純にはいかないとアナスはいう。われわれは、生命の質による区別せざるをえないところに来てしまった。しかも、マクロ的に見れば、米国社会は明らかに弱者差別へと大きく舵を切り、老人などの弱者を排除する形で資源を配分しようとしている。スプリング事件で腎透析という高額医療の停止が問題となった背景に、経済的理由が隠れている。こうした事態は、あからさまな区別を拒否しているはずのわれわれを落ち着かなくさせる。アナスによれば、そこで、居心地の悪さを消してくれる「偽りの（make-believe)」理由が登場することになった。スプリング判決が再確認した代理判断説というのも、そうした虚構のひとつにほかならない。こうした虚構世界の旅がハッピーエンドに終わるかどうかはわからない。それが、アナスによるスプリング判決論評の結びだった。

セヴァンズ事件（一九八〇年、デラウェア州）[120]　アナスが指摘したように、治療停止をめぐる裁判の背景にはマクロ的な資源配分の問題があり、その問題が判決の動向を決していた可能性は大きい。しかし、実際の判決では、そうしたマクロ的な視点はまだはっきりとは登場してこない。そうした観点が正面に出てくるのは、第一〇章で触れた「無益な医療」が問題となる九〇年代になってからである。ここで見ていく範囲では、虚構世界の旅はもっぱらミクロな個別的な事情をめぐって、アナスにならっていえば「偽りの」理由を精緻化していく形で、スプリング事件あたりから他の州へと広がっていく。焦点のひとつは、患者本人の意思にあった。たとえば、デラウェア州で植物状態の患者の家族が起こしたセヴァンズ事件である。

メアリー・セヴァンズは、一九七九年一二月六日、単独の自動車事故を起こし、首を骨折する。当時五五歳だったメアリーは昏睡状態のまま病院に運ばれ、レスピレータと経管栄養チューブが装着された。その後、脳の外科手術によってやや病状はもちなおすものの、結局は、完全な植物状態に移行する。メアリーはデラウェア州の「安楽死教育協議会」の活動メンバーで、通常以上の手段によって植物状態でいることは決して望まないとするリビングウィルに署名し、一九七五年に夫に渡していた。夫は文書を認めるのを長いことためらっていた。しかし、妻の植物状態が十三ヶ月間続いた後、医師から病状の説明を受けて、夫もリビングウィルに基づく治療停止を求めることになる。それに対して、主治医は裁判所命令をとるように要求した。こうして、八〇年二月に、「いっさいの医学的な維持手段」の停止を求める訴えが衡平法裁判所（the chancery court）に起こされた。

デラウェア州では、この種の裁判は初めてだった。衡平法裁判所はまず下級審に請求を認める権限があるかどうか州最高裁の判断を仰ぐことにした。州最高裁は五ヶ月後に「医学の奇跡」が死について見直すように迫っているのだと述べながら、判決を下した。その判決は、クインラン事件とスプリング事件を引用し、完全な証拠調べを行なうことで夫の訴えについて判断する権限が下級審にあると認定した。こうして、さらに数ヶ月後に、夫を後見人に指名する衡平法裁判所の判決が下された。

セヴァンズ判決は、昏睡患者の場合、緊急時のレスピレータの再使用、切開を伴うような栄養補給、心肺蘇生、薬剤や抗生物質の投与などは、身体を清潔に保つ場合を除けば、いっさいしなくともよいと認めた。州司法長官が抗生物質は通常の手段だとして、その使用を求めていた。しかし、判決は、患者の願いは明確であるとして、それを斥けた。裁判所は、医療の意思決定における裁判所の役割をサイケヴィッチ判決の線に沿って維持するとともに、メアリーが事故の前に述べていた意思、特にリビングウィルを重視したのである。

修道士フォックスをめぐるアイクナー事件（一九八一年、ニューヨーク州）[121] 本人の意思ということでは、セヴァンズ事件と同時期にニューヨーク州で起こった修道士フォックスをめぐる治療停止事件が有名である。アナスも、裁判が開始されるとすぐに、『ヘイスティングズ・センター・リポート』に「クインラン、サイケヴィッチ、そして今度は修道士フォックス」という論評を掲載している（ANNAS4）。事件は患者が聖職者で、上司の聖職者が裁判を起こしたこともあって、マスコミにも大きく取り上げられる。

ジョゼフ・フォックスは、一九一二年、一六歳のときにカトリックのマリア修道会に入り、会の修道士を務めていた。正式には一九七〇年に引退するが、その後も会の学校では軽作業を受け持っていた。一九七九年、八三歳のフォックスは、ヘルニアの手術を受けた。しかし、手術中に心停止が起こり、酸欠で脳に大きな障害が残ってしまう。修道会の責任者フィリップ・アイクナー神父はフォックス修道士が遷延性植物状態で回復しないだろうと告げられた。神父の依頼した二人の脳神経科医による診断も同じだった。

アイクナー神父はフォックスとは二〇年来の友人だった。フォックスは、一九七六年にクインラン事件が話題になったとき、カレンと同じような状態になったらピウス一二世のいう「通常以上の手段」は用いたくないと述べていたし、同じことを手術の二月前にも繰り返していた。そこでアイクナーはフォックスのレスピレータ撤去を求めようとしたが、病院は裁判所の許可がないとして拒否した。アイクナーは、フォックスの親族の支持も得て、一九七九年一〇月に、事実審裁判所にフォックスの身上後見人となることを申請し、それによって撤去の権限をもとうとした。しかし、訴訟後見人と地区主席検事がそれに反対した。主席検事が召喚した二名の医師はフォックスの病状が完全には安定していないことを証言し、同様の状態から回復した例が一例あることも報告した。検察側は、患者が無能力になると治療の拒否権は失われるし、レスピレータの撤去は殺人罪にあたると主張した。治療が継続されるなか、裁判は三つの裁判所にわたって一年以上も続くことになる。下された判決はいずれもアイクナーが請求をする権限をもち、レスピレータの撤去はフォックスの事前の意思に適っているものと認めるものだった。最終的な判決は、フォックスがレスピレータをつけたまま亡くなって二月後の一九八一年三月、ニューヨーク州の最高裁にあたる上訴裁判所によって下された。

上訴裁判所は、患者にはコモン・ローで認められる治療の拒否権があり、患者が無能力となった場合でも、拒否の「明確で説得的な証拠（clear and convincing evidence）」があれば、その権利は残ると結論した。フォックス修道士の場合、アイクナー神父と交わした会話はその場限りのものではなく、「厳粛な発言」であり、レスピレータの撤去を認める十分な証拠になる。判決は、リビングウィルのような文書だけではなく、口頭での意思表明も十分な証拠足りうることを認めたのである。しかし、同時にこの判決は、治療停止について有能力だった時点での見解が「大雑把で、曖昧で、矛盾している」ような場合には、治療停止は認められないことも明言した。ここに登場した「明確で説得的な証拠」という基準は、その後、治療停止の問題を判断する基準となるものだった。

コウリアー事件（一九八四年、ワシントン州[122]）　患者の意思表示をどのような形で認めるかという点については、アイクナー判決から三年後のコウリアー事件について言及しておくべきだろう。そのワシントン州最高裁による判決には、治療停止をめぐる一連の裁判がクインラン判決とサイケヴィッチ判決を二つの軸として動くものであったことがよく示されている。判決は一方で家族や友人との会話の内容を「証拠としての重み」がないとしたクインラン判決を見直すとともに、他方で治療停止に裁判所の事前の承認をもとめたサイケヴィッチ判決を批判するものだった。

一九八二年三月、六九歳のバーサ・コウリアーは心肺停止状態となった。救急隊員によって蘇生させられたが、一〇分間呼吸が停止したために、脳に重い損傷が残り、州最高裁によれば、「簡単にいえば、バーサ・コウリアーは自力では呼吸することができず、遷延性植物状態のままとなった」。夫が後見人に指名され、バーサの利益を代弁するために訴訟後見人も指名された。夫はレスピレータの撤去を求めて、高等裁判所に訴えを起こした。裁判所は二名の医師、バーサの妹の証言を受けて、患者のプライバシー権を根拠に撤去を命じる判決を下した。ただし同時に、州最高裁による審査を求めて、判決の執行を一時停止する命令も出した。州最高裁は四月にすぐに口頭弁論を開き、下級審の判断を追認した。それを受けて生命維持装置がはずされ、バーサは亡くなった。

ワシントン州では一九七九年に自然死法がすでに成立していたが、コウリアーは自然死法に基づく意思表示を行っていなかった。そのため、ワシントン州最高裁は下級審の判断を追認したものの、さらに争点について判断を下すために、コウリアーが亡くなって二年後の一九八四年に最終的判断を示すことになる。州最高裁は、高裁同様に、本件をコモン・ローに由来する自己決定権と憲法上のプライバシー権にかかわる事件だと認める。そして、サイケヴィッチ判決を先例として、プライバシー権による治療の拒否権が州の利益を上回ると判断した。しかし、誰が決定権を行使するかという手続き的側面については、サイケヴィッチ判決を批判し、本件の治療停止に裁判所の承認は不必要だとした。その典拠は、クインラン判決に求められている。しかし、同時に、有能力だった時点での言明に証拠としての価値を認めようとした点では、クインラン判決とは明確に一線を画そうとしていた。判決によれば、事前の意思の表明はきわめて重要である。このバーサ・コウリアーのように、明示的な意思表明はなかった場合でも、有能力であるときに語っていたことから推測される考え方には証拠能力を認めなければならない。ワシントン州最高裁によれば、クインラン判決は、知人がガンで亡くなった際にカレンが語った言葉を証拠として採用するべきだったのである。ただし、州最高裁も、そうした言葉を基に行使される代理判断が単純に認められるものではないことにも注意している。代理判断が無能力患者の権利を擁護するために満たすべき手続きには、次の四つがある。（一）病状が治癒不可能であることについて、二名の医師からなる「予後委員会（prognosis board）」の判断が一致していること、（二）裁判所による後見人と訴訟後見人の指名、（三）後見人による最善の判断、（四）裁判所が後見人ではなくて、訴訟後見人を介して決定する患者の権利と希望である。判決は、治癒不可能という医学的判断と訴訟後見人による同意という条件によって、代理判断の逸脱を阻止しようとしたのである。

このように、少なくとも本人の意思が明らかと想定される場合に関しては、治療停止は判例として確立して行く。もちろん、どの裁判所もその意思の確認については慎重であろうとしていた。それがフォックス修道士事件で示された「明確で説得的な証拠」という基準であり、このコウリアー判決で示された代理判断に対する制約だった。治療停止を認めざるをえない事例は、たしかに存在する。しかし、治療停止は安易に認められてはならない。司法の判断は、その基本的立場を確保しながら、個々の事例に合わせて治療停止を肯定していくことになる。

ストーラー事件（一九八一年、ニューヨーク州）[123] 一九八一年のフォックス修道士をめぐるアイクナー事件判決は、ほぼ同じ時期にニューヨーク州で起こったストーラー事件判決と合わせて出されたものだった。フォックスの事例が「クインラン型事件」であったのに対して、ストーラー事件は「サイケヴィッチ型事件」であり、はるかに複雑だった（ANNAS7, 19）。

裁判が始まった当時、ジョン・ストーラーは五二歳で、州の精神遅滞者施設に入所していた。精神年齢は一八ヶ月で、五歳のときから施設で暮らしていた。七七歳の母は施設の近くに住み、一人息子のジョンをほとんど毎日訪問していた。一九七九年七月、ストーラーは膀胱ガンだと診断される。診察したロチェスター病院は法的後見人の同意なく治療するのを拒んだため、母親が後見人に指名され、その同意を得て放射線治療が行われた。ガンは寛解状態となる。しかし、翌年の三月に膀胱ガンの傷のために大量出血に至る。その際の検査で、ガンが肺に転移しており、末期のために手術はできないと診断された。出血が止まらないため、医師は五月に定期的に輸血をする許可を母親に求めた。母親はしぶしぶ同意し、輸血が行われた。しかし、二週ごとに二単位の輸血を数週間した後、母親は息子の苦痛を長引かせるだけだとして輸血への同意を撤回する。そのため、医療陣が輸血命令を求めて、裁判となった。事件は、輸血が続行されるなか、事実審裁判所、中間上訴裁判所、上訴裁判所の三つの裁判所で争われた。第一審では、ストーラーが末期ガンで、余命は長くても半年、出血が止まらず、輸血を嫌がっており、自分では意思を表明できないという点が事実として認定された。事実審裁判所はサイケヴィッチ判決と同じ法理を採用し、母親が代理判断をするのが適切で、輸血は拒否できると判断した。この判決は中間上訴裁判所によって追認されるが、さらに裁判は続き、一九八一年三月に、下級審の判断を退けた判決が上訴裁判所によって下された。そのとき、患者のストーラーはすでに亡くなっていた。

上訴裁判所の判決は、アイクナー事件判決とともに出された。裁判所によれば、二つの事件は、患者の意思の表明という点で大きく異なっている。ストーラーは精神的には新生児のようなもので、フォックス修道士とは違って、本人の望みを決定する現実的な方法は存在しない。裁判所は、未成年者をめぐる幾つかの判例を引きながら、親が子どもを死なせることを単純に認めるわけには行かないと論じていく。輸血は食物に似ている。輸血によって致死的な状態が治されるわけではないが、少なくとも死の危険性をなくすことは可能である。ストーラーは致死的な病にかかっているものの、輸血すれば、それ以前と同じ状態に留まることができる。母親の絶望はわかるが、だからといってこの無能力者を死なせるわけにはいかない。ストーラーには新生児と同じ権利を付与するべきである。法的無能力者の治療停止については、代理判断を認めることはできないというのが上訴裁判所の判断だった。ストーラー判決は、ニューヨーク州独自の対応を決めることになるものだった[124]。

こうしたニューヨーク州上訴裁判所の判決に対して、アナスは、子どもや精神遅滞者などの無能力患者の権利を擁護しようとした意図は十分に理解できるものの、治療停止を認めなければ、苦痛を長引かせ、治療自体が残酷なものとなる場合があることを見損なっていると批判している（ANNAS7, 20)。アナスも、判決が退けた代理判断は、有能力状態のあった患者について家族や友人が十分に理解している場合にしか基準として機能しないだろうと認める。それを一度も有能力状態にあったことのないストーラーに当てはめようとするのは、非現実的である。しかし、あらゆる状況下で治療を強いればよいのではない。こう批判したアナスは、代理判断基準に代えて、「最善の利益」基準が採用できる可能性を示唆している。伝統的な法理は、両親と後見人に被後見人の最善の利益にかなった判断を下すことを認めてきた。濫用に陥らないように細かな配慮を加えることで、最善の利益基準に立って無能力者の場合にも治療停止を認めるべきだというのである。

このアナスの論評からも推測できるように、有能力であった患者の治療停止が認められていく背景には、治療が残酷な刑罰となる場合があるというクインラン事件以来の強固な観念がある。そうしたなかで、サイケヴィッチ型の無能力患者の場合を別扱いにしておくことは難しい。アナスのいう「偽りの」理由をどうつけるにしろ、流れは無能力患者の治療停止を認める方向へとはっきりと向かっていた。ただし、ストーラー事件に示されるように、安易に流れていったといえるほど、事態が単純に推移していったわけではないことにはやはり注意しておくべきである。

3　医師の立場と裁判所の権限

停止の具体的手続き　さまざまな州で治療停止を認める裁判が続いていくなか、司法的な議論の焦点は、コウリアー事件に見られるように、停止を認めるための具体的な手続きの問題に移ることになる。そうした推移のなかで、微妙な立場に置かれていくのが、医師たちだった。治療停止の要請に応えても、応えなくとも、医師は訴えられる恐れがあった。その点を示すのが、バーバー事件とリーチ事件である。

バーバー事件（一九八三年、カリフォルニア州）(125)　バーバー事件で、治療停止をした二名の医師は米国の歴史上初めて刑事責任を問われることになった。停止した医師は家族の同意を得ていたが、経緯は単純ではなく、判決も二転三転するものだった。

一九八三年、五五歳のガン患者クラレンス・ハーバートは、排泄のために腸に開けた穴を閉じる手術を受けた。執刀したのは、ロサンジェルスのカイザー・パーマニーツ・ハーバー市立病院の外科部長ロバート・ネジュルだった。もともと心臓の悪かったハーバートは手術直後に心停止を起こし、三日間集中治療室で深昏睡状態が続いた。脳に回復不可能な損傷が残り、植物状態になるだろうと診断された。その診断結果を主治医のニール・バーバーが伝えると、妻と八人の子どもは、機械を用いた治療いっさいを停止するように求める文書を作成した。それを受けてバーバー医師がレスピレータを外すと、予想に反してハーバートは自発呼吸を開始した。しかし、二日後に、バーバーは家族の求めに応じて、強制栄養も停止し、その日のうちにハーバートは亡くなった。

このバーバーら医師たちの対応に対しては、集中治療室の看護婦長サンドラ・バーデニラが強い疑問をもっていた。バーデニラは、レスピレータを外したときに、外科部長のネジェルが水分を補給する噴霧器の使用を禁止したのは通常の手続きに反するものだとして強く反対していた。しかし、抗議は医師たちには受け入れられなかった。そのため、バーデニラは、ハーバートが亡くなってから三日後に、医師たちが患者に水分を与えなかったとして郡検察官に通報した。郡検察官は捜査の結果、主治医のバーバーと外科部長のネジェルの二人の医師を殺人罪と殺人共謀罪で告発した。こうして、医師が治療停止の問題で史上初めて刑事責任を問われることになった。

第一審のロサンジェルス市裁判所では、長期にわたる予備審問が行われ、不法行為の証拠はないとされた。裁判所は、死に行く過程ではいっさいの治療の停止が適応だとされる時点が来るというのが医学界の共通理解と認め、両医師の無罪を宣告した。しかし、検察が上告した。

一九八三年五月、州高裁は第一審を覆す判断を示した。ハーバートは脳死でもないし、自然死法による意思表示もしていないので、医師たちの行為は犯罪の可能性があるというのが高裁の判断だった。

しかし、この判断はすぐに州最高裁判所にあたる上訴裁判所によって斥けられる。上訴裁判所は、治療停止の法的基礎は自然死法による意思表示に限定されないとし、法施行以前でもカリフォルニア州では治療停止の権利は効力をもっていたと判断した。判決によれば、「英雄的な」生命維持処置を停止することは「積極的な行為というよりも、いっそうの治療を中断ないし差控えること」であって、不法な殺人にはあたらない。

この上訴裁判所の判決は各種の判例だけではなく、出たばかりの大統領委員会報告書（*Deciding*, 192）を引きながら、停止できる治療の範囲について踏み込んだ判断を示していた。判決によれば、問題は停止される治療の種類ではなく、「いかなる時点で」治療の停止が正当化されるのかという点にある。治療による負担と利益のバランスを考慮して「ひとたび治療が有効ではないと証明されれば、医師には治療を継続する義務はなくなる」。こうして、「本件の場合、……栄養と水分の補給は、レスピレータや他の生命維持装置を使用することと同じである」と結論された。判決によれば、治療が患者の意識を回復させず、ただその生命を引き延ばしているだけだと判断される場合には、患者の妻と家族が適切な代理決定者となる。代理判断者は、患者の考え方を考慮し、その最善の利益を図って、決定を下すべきである。本件のハーバートの場合、「無能力となる前に、妻に対して、機械によって生かされていたくはないし、《カレン・アン・クインランになる》ようなことはしたくないという気持ちを述べていた証拠がある」。裁判所は、妻と家族が、医師たちとも相談し、ハーバートの意思に沿って適切に判断したのだと認定したのである。

こうして、治療停止を理由に刑事責任を問われた医師たちは、最終的に無罪となった。しかし、医師が殺人罪で告発されたことの影響は、次章のバートリング事件やクルーザン事件で見るように、きわめて大きかった。

リーチ事件（一九八四年、オハイオ州）[126] バーバー事件では、治療停止をしたことで、医師たちは責任を問われた。しかし、逆に停止に応じなかった場合にも、医師には民事上の責任を問われる可能性が生れていた。

七〇歳になるエドナ・メール・リーチは、ALS（筋萎縮性側索硬化症）[127]で余命三年から五年と診断されていた。一九八〇年七月にアクロン総合医療センターに入院したときには、意識が昏迷し、呼吸困難の状態だった。そこに心停止が起り、蘇生処置を受けたリーチは生命維持装置につながれることになった。病状は改善せず、むしろ半昏睡状態から慢性的な植物状態へと移行していった。リーチの夫は、入院して三月目に病院側にレスピレータの撤去を求めた。しかし、主治医のハワード・シャピーロから拒否されてしまう。エドナが絶望的な（hopeless）状態で、亡くなるのは時間の問題だとはいっても、裁判所命令なしには撤去できないというのが医師の説明だった。こうして、夫は、二人の子どもたちとともに、治療停止を求める訴えを事実審裁判所に起こすことになった。裁判では、訴訟後見人が指名され、一二月に証拠調べが行われた。一七人の証人のうち複数の者が、夫人は生命維持装置を着けられたくはないといっていたと証言した。裁判所はそうした証言を「明確で説得的な証拠」として採用し、家族の訴えを認める判決を下した。判決から一八日後の一月にレスピレータが外され、夫人は亡くなった。そこから、問題の裁判が始まる。

事実審裁判所の判決から停止まで一八日間がかかったのは、医師の協力が得られなかったからである。シャピーロが主治医を止めてしまったために、家族は協力してくれる医師を見つけるために、三

○人以上の医師に連絡をとらなければならなかった。それは、家族にとって許しがたいことだった。夫と子どもたちは、一九八二年七月、主治医だったシャピーロと病院を相手取って、無益で望まぬ延命に対する損害賠償請求を起こすことになった。

新たな損害賠償請求をめぐっては、まず事実審裁判所がオハイオ州法から見て請求には法的根拠がないとして、訴えを斥ける。しかし、上訴裁判所は判決を覆し、夫人への治療は暴行（battery）に当たると認定した。この第二審判決では、治療の拒否権はインフォームド・コンセントに伴う重要な権利として強調された。判決によれば、たとえ緊急時でも、「暗黙の同意（implied consent）」を口実に、患者の治療拒否権が否定されるようなことがあってはならないのである。真実告知は医療過誤を避けるためにも重要なのである。治療が家族の適切な同意なしに行われたとすれば、家族はその身体的、精神的苦痛の補償を求めることができる。こうして問題は事実の確認にあるとして、上訴裁判所は事件を事実審裁判所に差し戻した。最終的には、原告の訴えはシャピーロを有罪とする証拠が不十分だとして斥けられることになる。しかし、その判決は原告側と病院側の和解が成立した後に出されたものだった。

ジョン・F・ケネディ記念病院事件（一九八四年、フロリダ州[128]**）**　このように治療停止が裁判となることで、医師が置かれた微妙な立場が浮き彫りにされた。そうしたところに、リーチ事件と同じ一九八四年に、フロリダ州で、裁判所の果たすべき役割について明確な判断が下される。ジョン・F・ケネディ記念病院事件である。それは、末期の昏睡状態患者の治療停止に、裁判所の事前承認が必要か否かが争われた裁判だった。

フランシス・ランディは、一九八一年四月に、フロリダ州ウエストパームビーチのケネディ記念病院に入院した。二日後に呼吸停止をきたしたが、レスピレータが装着され、いのちはとりとめた。しかし、主治医はランディが末期だと診断していた。患者には、大きな脳障害、呼吸障害、慢性間質性繊維症、胃腸出血が認められた。ランディの妻は、夫が六年前に署名していたリビングウィルを医師に手渡した。文書は二人の証人のもとで作成されたもので、入院のわずか二月前に、入院したら文書を病院に渡すという約束を夫妻は交わしていた。これが裁判となった。検認裁判所はランディを無能力だと認定し、妻を身上後見人に指名した。妻は通常以上の治療をいっさい停止するように求めていた。病院は、刑事と民事双方の免責のため、事実審裁判所から宣言的救済を得ようとした。ランディは審理の前に亡くなるが、問題が重要だということで、事実審裁判所で審理が継続されることになった。事実審裁判所は、こうした事例では事例ごとに裁判所の承認が必要だとする見解を示した。納得できない病院が上訴裁判所に上告したが、事実審裁判所の決定が追認されたので、裁判はさらに州最高裁にまで行くことになった。

フロリダ州最高裁は、一九八四年の判決で、まず末期の無能力患者も治療の拒否権をもつことを認めている。患者が「遷延性植物状態」で回復の合理的な見込みがなく、通常以上の手段によってのみ生命が維持されていると、主治医が確認していれば、治療の拒否は許される。判決によれば、そうした拒否権は身近な家族か、あるいは、家族がいない場合、裁判所の指名する身上後見人によって行使されうる。その際、ランディの署名していたような文書は、「無能力者の意思の説得的な証拠」となる。こうして、医師や家族の間に意見の相違があったり、不法な意図や医療過誤の恐れがある場合を除けば、裁判所の事前承認は不必要だとされたのである。

このように、治療停止が認められる条件がしだいに細かく規定されていくことで、裁判所の登場する場面もおのずと限定されることになった。しかし、そのことは裁判がもはや必要ではないということではなかった。特に停止できる治療の範囲については、意見の相違が残っていた。

4　治療停止の範囲

停止範囲の問題　無能力患者の治療停止をめぐる裁判では、ストーラー判決を除けば、争点が停止そのものの可否から停止が許される条件へと移っていった。その結果、有能力だったことのある患者についてはその意思を測る「明確で説得的な証拠」という基準が立てられ、有能力だったことのない患者については「代理判断」あるいは「最善の利益」によって意図を推測するという手立てが用いられることになった。それとともに、裁判所の役割も、過度の介入を避ける形に落ち着いたのである。

こうした判例が積み重ねられていくなか、停止可能な治療の種類が、対象となる事件の多様性にしたがって、個別的に限定されていく。そうした限定は、見方を変えれば、停止可能な範囲の拡大とも解釈できる。その点は、すでに触れたセヴァンズ事件やバーバー事件にもうかがえる。ここでは、そうした限定による拡張という流れを、さらに見ておくことにしよう。

ハイヤー事件（一九八四年、マサチューセッツ州）[129]　一九八四年に起きたハイヤー事件では、停止できる治療の範囲が詳しく検討され、セヴァンズ判決をさらに一歩進める判断が出されている。事件は精神病のために法的無能力とされた女性患者をめぐるものだった。

九二歳のメアリー・ハイヤーには精神病の病歴があった。一九八三年にマサチューセッツ州の養護施設に移されるまで、ニューヨークで五七年間精神病で病院に入院していた。いずれの施設でも妄想と多動を抑えるため抗精神病薬のクロルプロマジンが投与されており、ハイヤーは重い副作用に苦しんでいた。主な医学的問題は栄養にあった。高齢で障害があるために、経口摂取は実際には不可能だった。そのため、一〇年前に胃切開を受けたが、患者は胃のチューブをしばしば引き抜いた。その後、一九八四年に転院した病院では、栄養チューブ取り付けの手術を断固拒否し、薬の投与にも抵抗した。そこで、養護施設の管理者と看護婦が検認裁判所に後見人を指名し、手術を受けさせるように命ずる訴えを起こすことになる。その後、原告側は、医師たちの意見を入れて、クロルプロマジン投与だけを命ずるように求めることにした。ただし、訴訟後見人は手術も必要だと主張していた。訴えを受けた検認裁判所はサイケヴィッチ事件の代理判断基準を採用し、原告側の訴えを認める判決を下した。手術はせずに薬だけを投与するというこの判断は、州上訴裁判所でも追認された。

訴訟後見人は、裁判のなかで、ストーラー事件と次に触れるコンロイ事件の上訴裁判所判決を引き、昏睡でも植物状態でも脳死でもない患者に栄養を与えないことは法的に許されないと主張していた。これに対して、上訴裁判所は、ストーラー判決を典拠とすることは出来ないと論じた。その判決を出したニューヨークの裁判所は代理判断基準を斥けただけで、他の基準を示さなかったというのが理由だった。そして、裁判所は停止できる治療の範囲を詳しく検討し、倫理的には、強制栄養は他の治療とは異ならないし、ハイヤーの年齢を考えると、むしろ他の治療よりも負担になると判断したのである。

コンロイ事件（一九八五年、ニュージャージー州）[130]　ハイヤー事件で言及されたコンロイ事件は、「クインラン事件と比べるとマスコミの注目はほとんど集めなかった」（STRYKER, 227）ものの、治療停止の問題に関しては後で触れるブロウフィ事件とともにきわめて大きな意味をもつ裁判だった。この事件で、ニュージャージー州最高裁は、末期患者に関して、クインラン判決が認めていた強制栄養とレスピレータの区別を否定し、両者はまったく同様に停止できるのだと結論した。

一九七九年、当時七八歳のクレア・コンロイは裁判所から気質性脳症候群のために無能力者として認定され、唯一の肉親の甥トーマス・ホイットモアが後見人に指名された。ホイットモアはコンロイをニュージャージー州のパークビュー養護ホームに入所させた。一九八二年七月に高熱で脱水症状になったため、クララマース病院に入院した。そのとき脚の壊疽がわかり、命にかかわるというので医師は手術を勧めたが、甥はおばは手術を望まないはずだとして手術を断った。コンロイは結婚したことがなく、友人も少なく、医者嫌いで有名だった。甥の手術拒否の申し出は病院側にも受け入れられた。おそらくクインラン事件以前なら、病院側は裁判所命令をとって手術をしようとした可能性が高いだろう。しかし、明らかに治療停止をめぐる意識に変化が生じていた。

しかし、手術はされなかったものの、予想に反して、コンロイはすぐには亡くならなかった。コンロイは養護ホームに戻り、経鼻栄養チューブで栄養補給を受けながら、いのちをながらえることになる。そうしたおばの様子を見ていて、ホイットモアは、一九八三年一月までには、強制栄養はおばの願いに反すると考えるようになったという。そこで、チューブの撤去をホームに申し出た。しかし、社会的意識に変化が生じていたとはいえ、水分栄養の補給となると話は別だった。医師は撤去すれば「医療倫理の侵害」になるとして、申し出を拒否した。養護ホーム側も医師を支持した。そこで、ホイットモアがチューブ撤去を求めて裁判を起こすこととなった。

判決は二転三転し、裁判は二三ヶ月間にも及んだ。まず事実審裁判所はチューブの撤去を認めたが、上訴審は撤去は殺人にあたるとして判決を覆した。その間、コンロイは一九八三年二月にチューブをつけたまま死亡した。しかし、訴訟後見人がさらに訴えたために、裁判は続行され、一九八五年一月に二審判決を覆す州最高裁判決が出されることになった。

州最高裁は、すでにおなじみの治療拒否の根拠について確認することから始めている。治療の拒否権は「自己の身体全体をコントロールする患者の能力」の保護を目的とするもので、コモン・ローの自己決定の権利を根拠としている。その拒否権には、「開始前か継続中かにかかわらず、いかなる医療的処置でも断る権利」が含まれている。判決によれば、この個人の自己決定権の観点からすれば、クインラン判決は予後の判定に重きを置きすぎていた。自己決定権に基づく治療の拒否権は末期の老人の場合も若く健康な人と同様に認められるべきもので、予後の判定に影響されるものではない。それは通常いかなる州の利益によっても、覆されない。こうして、判決は有能力患者には一般的に治療の拒否権が認められることを確認した。

ではコンロイのように高齢で、今は無能力となってしまい、養護ホームに入所している患者の場合は、どのように判断すべきなのか。判決は次のように論じている。

無能力患者の場合、まず、患者の無能力が「明確かつ説得的」な医学的証拠によって立証されていなければならない。そのうえで、誰か別の者が責任をもって治療継続の可否を決定することが必要となる。その際、「患者の自己決定権とともに、生存権、さらに場合によっては、医学的介入なしに自然な原因によって死ぬ権利を同時に尊重するように努める」ことが求められる。問題は自己決定権にある以上、無能力者が有能力だったらするはずの決定を可能な限り再現することが目標となる。そのためにまず基準となるのは、直接当人の意思を推測する「主観的テスト（subjective test）」である。無能力者の意思については、リビングウィルなどの文書だけではなく、口頭での意思表明や継続的効力をもつ委任状も有効だし、さらには宗教的信念や日常の行動様式からも推測できることもある。クインラン判決が家族や友人に語ったカレンの言葉を証拠として採用しなかったのは、明白な「誤り」だったのである。

しかし、こうした「主観的テスト」を満足させる証拠が不十分で、本人の意思が明らかにできない場合はどのようにすればよいのか。判決は、そうした場合の基準として、「最善の利益」を判定するために適用される「限定的客観的テスト（limited-objective test）」と「純客観的テスト（pure-objective test）」の二つを提示した。「限定的客観的テスト」で治療停止が許されるのは、「患者なら治療を拒んだはずだという信頼できる何らかの証拠があり」、生命延長による負担が利益を上回ることが明示される場合である。他方、患者の治療拒否の意思を示す証拠がいっさいない場合には、「純客観的テスト」が適用される。そうした場合でも、治療の負担が利益を上回り、治療によって避けがたい苦痛が反復されるために生命維持装置の使用が「非人間的となる」のならば、治療停止は許される。

こうして、本人の意思が確認できる証拠がある場合には主観的テストを用い、意思を明示する証拠がない場合は二種類の客観的テストで「最善の利益」を判定すればよい。そうすることで自己決定権を根拠として治療停止の問題に首尾一貫した対応ができるというのが、州最高裁の判断だった。逆に治療継続が非人間的と思われる場合でも、それが有能力患者の意思だとすれば、治療は継続しなければならないと判決は述べている[131]。

このように停止基準を整理した州最高裁は、さらに従来の判例で論じられてきた区別の有効性も検討している。取り上げられているのは「治療停止によって積極的に死を早めることと消極的に死ぬにまかせること」、「生命維持処置の差し控えと中止」、「通常の処置と通常以上の処置」、そして「人工栄養の停止と他の生命維持の医学的処置の停止」という四つの区別である。判決も、たとえば「食事を与えることは感情的に大きな意味をもつ」し、その象徴的意味はハイテクを駆使した現代医療でもなくなるわけではないことは認める。しかし、場合によっては身体に穴もあけて使われる経管栄養は、幼児に哺乳瓶やスプーンで栄養を与えるのとは同じではありえない。そうした経管栄養はリスクを伴い、副作用の可能性もある医学的処置であって、専門家によって実施される必要がある。「分析的に考えれば、経鼻チューブや点滴による人工栄養はレスピレータによる人工呼吸と同義と見なすことができる。いずれの処置も、身体がもはや自力では生命維持に必要な身体機能をなしえないときに機械的手段によって生命を延長させるのである」。こう述べた判決は、人工的な水分栄養の補給がリスクや負担を伴うことを強調し、それを他の治療と区別する理由がないことを確認しようとした。このように、判決は、大統領委員会の報告書（*Deciding*, 65–7, 72）や生命倫理学者の論文（LYNN1）なども引きながら、これらの区別すべてを無効として退けた。

一連の裁判は、カレンのレスピレータの停止をめぐる問題から始まった。それが、同じニュージャージー州において、末期患者の強制栄養の撤去を許すところまで至ったのである。その点を論じた州最高裁は、最後にコンロイのような無能力患者の利益を守るために、州に「オンブズマン局（Office of the Ombudsman)」を設置するように提案している。ただし、それはあくまでも患者の保護を目指すための調査をする部局で、関係者の民事上、刑事上の責任を問うものではないことが強調された。

コベット事件（一九八六年、フロリダ州）(132)　植物状態の患者の強制的な水分栄養の補給の停止については、判断が揺れながらも、他の州でもしだいに認められていく。その点は、フロリダ州で起こったコベット事件に見ることができる。

七五歳のヘレン・コベットは一九八二年に脳卒中が原因で遷延性植物状態となった。その状態が二年九ヶ月続いた段階で、裁判が起こった。三名の脳神経科医が脳の状態を診断し、経鼻チューブで生命がかろうじて維持されていることを確認した。医師は全員、チューブ撤去を求めた夫に賛成した。しかし、フロリダ州「生命維持手続法（Life-Prolonging Procedures Act)」では、人工栄養の撤去は合法と認められない可能性があった。そこで、夫は事実審裁判所に対して宣言的救済を求めて、裁判を起こすことにした。裁判所は、結婚して四五年になる妻なら治療を拒否したはずだという夫の主張には同意したものの、州司法長官の主張に沿って、人工栄養が通常以上の治療であることを理由に撤去を求めた訴えは斥けた。この判決が下される前に、ヘレンはチューブを付けたまま亡くなっていた。しかし、夫は将来のために争点を明確にするべきだとして、上告した。

上訴裁判所は原判決を覆し、人工栄養は他の生命維持手段と同じで、すべての患者の能力の状態にかかわらず、治療を拒否できるプライバシー権をもつと認めた。この権利は州法によって削減されえない、というのが裁判所の判断だった。

ブロウフィ事件（一九八六年、マサチューセッツ州）(133)　コベット事件の経緯に見られるように、水分栄養補給の停止は単純に認められるようになったわけではない。フィリーンがいうように、水分栄養の停止を認めることは、いくらそれを肯定する判決が続いても、人を落ち着かない気分にさせるものだった（FILENE, 162）。患者の水分栄養を断つことは簡単なことではない。その点は、ジャクリーン・グローヴァーたちが治療停止をめぐる裁判をまとめた一覧表を見ても、確認できる（GLOVER, 268–76, table 3）。一覧表は、有能力患者の場合も含め、八五年のコンロイ判決から八八年までを扱っている。そのなかで水分栄養補給の停止をめぐる裁判は二一の州、四五件にのぼる。表が作られた時点ではまだ確定していない事件も多いが、そのうち停止が認められているのはほぼ六割程度である。水分栄養補給に関しては停止への抵抗は大きく、裁判ではそれぞれの事例に即して慎重な対応がとられていたというべきである。しかし、プライバシー権が停止への抵抗感を押しやる形の判決が続いていたことも否定できない。そうした流れの中で、一九八六年にマサチューセッツ州最高裁判所によって出されるブロウフィ事件の判決は、コンロイ判決に続く「画期的な判決」（STEINBROOK, 286）となる。事件は、患者の人物像もあって、全米的な注目を集めることとなった。

四六歳のポール・ブロウフィは、一九八三年三月二二日の夜、頭が痛いといい出したと思ったらベッドから転げ落ち、意識を失ってしまった。救急車で病院に運ばれ、脳の動脈瘤破裂であることが判明した。四月にブロウフィは脳の手術を受けるが、意識は回復しない。その後転院して治療が続けられたものの、七月には植物状態か、それにきわめて近い状態だと診断された。そして、事故からほぼ一年後の翌年四月には、正式に遷延性植物状態であるという診断が下された。さらに一年後の一九八五年初めに二名の神経科医が、ブロウフィの遷延性植物状態が特異なものであると診断した。その診断によれば、ブロウフィの場合、大脳皮質はほとんどダメージを受けていないものの、視床と中脳のダメージが大きく、大脳皮質へ至る経路が切断されており、回復の見込みはまったくなかった。

意識不明となった当時、ブロウフィは、マサチューセッツ州イートンの消防士で救急救命士をしていた。妻のパトリシアと結婚して二四年、一五歳から二三歳まで五人の子どもの父で、アウトドア派の活動的人間だった。ブロウフィは、以前から、家族には、昏睡状態から回復しないようなことになれば、生命維持装置の「プラグを抜く」ようにと繰り返していた。そうした言葉が繰り返されるようになったのは、一九七六年にクインラン事件について妻と話し合ったのがきっかけだった。ブロウフィは、「生命維持装置をつけられるのは絶対に嫌だ。あんなふうにして生きていたくはない。あれは生きているとはいえないんだ」とパトリシアに語っていた。事件を論評したアナスが述べたように、「カレン・クインランはシンボルとなり、われわれの言葉の一部になっていた」(ANNAS12, 26)。

それに、ブロウフィには、救急救命士としての経験もあった。七〇年代末に、ブロウフィは燃え盛るトラックから人を救出したことがあった。その人はひどいやけどで苦しんだ末に、数ヵ月後に亡くなった。ブロウフィは弟に自分なら撃ち殺して欲しかったと語り、妻には、その勇敢な救助活動を称える表彰状をゴミ箱に捨てながら、「五分遅く現場に到着すべきだった。それですっかり終わりになったはずだったんだ」といったという。同じような話は、倒れる一週間ほど前にもしていた。

こうして、意識不明となってから二年以上たち、遷延性植物状態であるとの診断が確定したのを受けて、すでに後見人資格を得ていた妻は病院に夫から水分栄養補給のチューブを撤去するように申し出た。ブロウフィには、八三年の一二月から、水分栄養の補給のために腹部に穴を開けた胃チューブが装着されていた。しかし、申し出は病院側から拒絶される。

パトリシアは敬虔なカトリック教徒で看護婦をしていた。看護婦としての経験から、医療陣にとって、誰かを死なせるということが簡単ではないことは十分にわかっていた（cf. FILENE, 166）。それでもパトリシアは、家族と神父に相談した後、夫の意思を実現するために裁判に訴えることにした。検認家庭裁判所は、七ヵ月かけて、反証や聴聞を行った。そこでは、四人の哲学者と三人の医師も医療倫理の専門家として証言している。これまでも生命倫理学者が法廷で証言することはあったが、これほど多くの専門家が登場したのは初めてだった。そうした異例の手続きを踏んで、第一審判決は出された。判決は、有能力なら本人は撤去を求めただろうと認めたものの、強制栄養撤去の訴えは退けた。それは、アナスから混乱しているとして徹底的に批判される判決だった（ANNAS12）。

マサチューセッツ州最高裁はこの事件を上訴を待たずに、取り上げた。その審理には、第一審判決を批判していたアナスも、ボストン大学の生命倫理学者レオナード・グランツとともに、末期医療の問題についての「法廷助言者（amicus curiae）」として証言した。一九八六年九月一一日に出された判決は実質的に治療停止を認めるもので、七名の判事のうち四対三の僅差によって辛うじて決まったものだった。八五年のニュージャージー州のコンロイ事件とは明らかに状況が異なっていた。判決の言葉を使えば、問題は「遷延性植物状態にあるものの、末期状態であるわけでも、何らかの医学的な原因で死が切迫しているわけでもない無能力の入院患者」の水分栄養補給の停止である。激論の末に、末期ではない患者の水分栄養補給の停止を認めた判決が出された。反対にまわった判事は全員、強い調子の反対意見を書いていた。

原告側は、患者自身が以前に表明していた見解やカトリックの信者であることを考えれば、水分栄養の補給停止は患者の意図に沿うはずだと主張していた。他方、主治医は治療停止でブロウフィを死なせることに反対していた。その考えは、一九八五年七月一七日に、マサチューセッツ州医師会が本件のような場合に水分栄養の補給停止は適切だとする公式見解を発表した後も変わらなかった。病院側もこの主治医の立場を支持していた。こうした対立に対して、州最高裁は、生命保持・自殺防止・医療専門職の倫理性の保持という州の三つの利益を根拠に、治療継続を命じることは不可能だと判断した。州が公の利益として保持すべき生命とは単なる身体的生命以上のものである。栄養チューブの撤去によってブロウフィが亡くなるのは自殺ではなく、病気による自然なプロセスの結果だと考えられる。それに、判決が病院を強制しようとするのでもなければ、医療専門職の倫理性を守る州の利益は侵害されない。したがって、栄養の停止を認めなかった原判決は誤りである。ただし、治療停止を病院や医療スタッフに強制してはならないとした下級審の判断は間違ってはいない。そこで判決が命じたのは、病院が転院を手助けすることのみだった。「後見人が、この患者を……他の施設や自宅に移し、患者の表明された願いを実現することは適法（lawful）である」と、判決は述べている。こうして、マサチューセッツ州最高裁は、サイケヴィッチ判決からほぼ一〇年の後に、「遷延性植物状態ではあるものの、末期状態でもないし、何らかの医学的原因で死が切迫しているわけでもない無能力患者」から「人工栄養を撤去することが適法であると、州最高裁として初めて認めるに至った」(WEIR3, 136) のである。

州最高裁の判決の翌月、ブロウフィは近くの別の病院に移された。そして、栄養チューブが撤去されて八日後の一九八六年一〇月二三日、肺炎が原因で四九歳で息をひきとった。ロバート・スタインブルクたちによれば、「主治医はブロウフィの死を《驚くほど平和で、静かなとき》であったと述べている」(STEINBROOK, 287)。カレン・クインランが実際に息をひきとり、「とうとう死ぬ権利がかなえられた」として報じられる (cf., FILENE, 162–3) まで、判決から一〇年ほどの年月を要したのとは大きな違いである。そこに、裁判がカレンのときとは違う段階にまで進んだことがはっきりと示されていた。その点は、続くニュージャージー州のジョーブズ判決でも確認されることになる。

ジョーブズ事件（一九八七年、ニュージャージー州）[134] ジョーブズ事件は、典型的な遷延性植物状態患者をめぐる事件だった。この事件では、原告側の弁護をクインラン事件の弁護士アームストロングが担当した。それを家族は「神のおかげ」と感謝している (Families, 69)。

ナンシー・エレン・ジョーブズは、一九八〇年に自動車事故を起こした。当時二五歳で結婚していたナンシーは妊娠四ヵ月だったが、胎児は死亡し、胎児摘出の手術が行なわれた。しかし、その手術中に心肺停止が起こり、ナンシーは脳に重い障害を負った。やがて遷延性植物状態へと移行し、強制栄養が必要となった。最初は鼻腔チューブだったが、その後、胃と空腸の造瘻術によるチューブに切り替えられた。こうして、事故から六年後、すでに後見人の資格を得ていた夫が、強制栄養の撤去を求めて裁判を起こした。ナンシーの両親と長い間話し合い、アームストロングに相談し、コンロイ事件の結果を見て決断したのだった。撤去には、指名された訴訟後見人も賛成していた。しかし、両親によれば、ナンシーのいた養護ホームの医師たちは法的問題に巻き込まれることをひどく「恐れていた」し、州当局も反対を表明した。

第一審のニュージャージー州事実審裁判所は、コンロイ判決のいう「限定的客観テスト」が満たされていることを理由に、夫の訴えを認める判決を下した。裁判所によれば、こうした場合には一般的に本人の意思についての「明確で説得的な証拠」が必要であるが、ジョーブズの場合、本人の意思は明らかである。証拠として採用されたのは、二つあった。ひとつは事故の前に交わされていた幾つかの会話であり、もうひとつはナンシーが米国長老派教会に属していることだった。長老派教会は、遷延性植物状態の場合の生命維持装置撤去を支持していたのである。こうして、裁判所は「明確で説得的な証拠」が満たされていると認定した。その際、強制栄養の停止は全米医師会が一九八六年三月一五日に出したばかりの指針に矛盾しないことが付言された。

しかし、裁判はさらに続き、一九八七年六月の州最高裁判決に至ることになる。事件は大きく報道され、病院の外では強制栄養の撤去に反対するデモが行われる騒ぎとなっていた。両親は、そうした騒ぎの中で、ミズーリ州の男性から「驚くほど似た話」を書いた手紙を受け取ったことを語っている。それは、数年後に注目の的となるクルーザン事件のジョー・クルーザンからの手紙だった（Families, 69）。プロライフの活動が活発化するなか、遷延性植物状態の患者をもつ家族の間にもささやかだが強い連帯が生れつつあった。

こうして下されたニュージャージー州最高裁の判決は、下級審の判決を一部見直すものだった。まず、第一審が証拠としてジョーブズの会話は明確で説得的な証拠にはあたらないとして退けられた。そして、ジョーブズのような六〇歳以下の施設入所者については、二名の専門医が遷延性植物状態であることをあらかじめ確認するように要求した。しかし、同時に、そうした専門医の確認があれば、水分栄養の補給は裁判所の承認なしに停止できるし、本件の場合、逆に停止しなければジョーブズの自己決定権の侵害にあたるとした。水分栄養の補給は他の生命維持処置と同じ意味をもつものであり、条件が整えば末期とはいえない患者の場合でも停止できるのである。この州最高裁の判決に対して、反対派は連邦最高裁に上訴しようとしたが、上訴は受け付けられなかった。その結果を受けて、「ナンシーはモリスタウン記念病院に移され、そこで二週間後にとても穏やかに息をひきとったのです」。そう述べた母親は、クルーザン事件の起こるミズーリ州ではなくて、「ニュージャージーのような進歩的な州に住んでいること」を感謝したと語っている（Families, 69)。

米国は合衆国であり、治療停止に対する対応も州による違いは大きく、一律に「米国では」という言い方をしてもあまり意味をもたない。ともかく、少なくともクインラン事件のニュージャージー州やサイケヴィッチ事件のマサチューセッツ州では、州最高裁のレベルで、末期とはいえない遷延性植物状態患者を治療停止という形で死なせることが認められるに至った。それがクインラン事件で提示されたプライバシー権がちょうど一〇年を経て至った一つの結論だった。

第一三章　治療停止の政治学：有能力者、ベビー・ドゥ規則、クルーザン事件

1　法的無能力者から有能力者へ

法的無能力者をめぐる裁判の意味　法的無能力者の治療停止をめぐる裁判では、判例が重ねられることで、停止が認められる条件、裁判所の役割が徐々に、しかし、短時日のうちに限定され、議論が整理されてきた。その結果、従来認められてきた区別の幾つかは、コンロイ事件に見たように、消え去ることになった。コンロイ事件を論評したアナスは、積極的と消極的、差し控えと中止、通常と通常以上、強制栄養と他の治療といった区別を否定したニュージャージー州最高裁の議論を「判決のうちで最も重要で、理路整然とした部分」だと評し、「裁判所は自己決定権を真剣に受け止めている」と述べている（ANNAS11, 25）。そうした区別がなくなった後に、ブロウフィ事件が来た。その結果、

末期でも、死が切迫しているわけでない遷延性植物状態の患者の水分栄養の補給停止が、明示された本人の意思を理由に適法だとされることになったのである。

こうした一連の判決は、治療停止に関してほとんど常に同じ法的根拠をあげている。たとえばブロウフィ判決に明示されるように、患者の治療の拒否権の根拠は、コモン・ローの認める自己決定権、[135]そして憲法上のプライバシーの権利にある。そして、これもまたブロウフィ判決に明らかなように、サイケヴィッチ事件、さらにはクインラン事件が一連の判決の出発点となっていた。

治療の拒否権は一九七〇年代初頭から顕在化してきた患者の権利運動の中で主張されてきた。その起源は、さかのぼれば、プライバシー権とも密接に関連しながらインフォームド・コンセント概念を生み出してきた二〇世紀初頭以来の一連の判決にも求めることができる。しかし、すでに主張されていた治療の拒否権が明示的な形で公けに認められるためには、治療停止をめぐる裁判が必要だった。しかも、米国の場合、それがワイヤーのいう「非自律的な患者の治療停止」をめぐる裁判によって確立されてきた点に大きな特徴がある。ワイヤーはまず「生命維持処置を拒否する自律的患者の法的権利」を概観し、いわばその拡張として非自律的患者に関する治療停止の問題を説明する体裁をとっている（cf., WEIR3, 106–7）。しかし、現実には、事態は逆に推移してきた。

たしかに、エホバの証人の輸血拒否事件はすでに一九六〇年代から裁判となっており、そこで有能力者の治療拒否が争点となってきた。[136]その意味では、エホバの証人による輸血拒否をめぐる裁判のもつ意味は大きいし、問題は有能力者の場合から始まったといえる。しかし、治療の拒否はエホバの証人やクリスチャンサイエンスといった信仰を理由にしたものだった。そのため、力点は、合衆国憲法第一修正に謳われている信教の自由と治療拒否との関係に置かれていた。そこに自己決定やプライバシーの権利の問題も関与していなかったわけではない。しかし、信仰の場面を離れて、治療の拒否権が認められていくのは、クインラン事件とサイケヴィッチ事件以降のことになる。治療の拒否権一般はまず法的無能力者をめぐる裁判のなかで確認されるのである。

サイケヴィッチ判決に典型的なように、法的無能力者をめぐる裁判は、治療停止の根拠を患者一般のもつ治療の拒否権に求めようとした。自らの意思を表明できない患者の治療を停止する理由を自己決定やプライバシーの権利に求めることは、ひとつのフィクションである。それは医療技術がもたらした苦境に対抗するために、編み出された装置だった。同時に、その装置は、第三者による判断が生命の質の区別に基づくことをあからさまにしないためにも必要だった。こうして治療停止を認める装置が明示されることで、今度は法的有能力者の側に権利の覚醒が起こり、有能力者も自らの権利を要求するようになる。たとえば、フロリダ州で起こったパールマッター事件である。

パールマッター事件（一九八〇年、フロリダ州）[137]　一九七七年、当時七七歳のエイブ・パールマッターは、ALS（筋萎縮性側索硬化症）と診断される。ALSは全身の筋肉がしだいに萎縮し、衰えていく難病で、中年以降に発病した後は、二年から五年以内に死亡することが多いとされる。この病気で亡くなった有名な野球選手の名前から、ルー・ゲーリック病とも呼ばれていた。治療法はなく、パールマッターの余命は二年ほどだと診断された。すでに筋肉の萎縮が進行し、動けなくなっていた。レスピレータなしには呼吸するのも難しく、多大の努力をはらってようやく言葉を発することができる状態だった。しかし、筋肉が衰えるだけなので、精神能力はそのままだし、法的には有能力である。

パールマッターは、話し合った家族の同意を得たうえで、気管切開をして使用していたレスピレータを停止するように求めることにした。もし外せば、一時間以内に死が訪れるはずだというのが主治医の判断だった。パールマッターは、そのことも十分に理解したうえで、レスピレータ停止を求めたのである。家族には「わたしはみじめだ、これをとってくれ」と繰り返していた。ベッドサイドで行われた審問の際には、検認裁判所の判事にレスピレータを撤去しても、「今の状態よりも悪くなりようがない」と語ったという。

審問を行った検認裁判所は、レスピレータ撤去をパールマッターの「プライバシーの権利の行使」として認め、医療陣の妨害を禁じる裁判所命令を出した。しかし、州司法長官が上告し、上訴裁判所の判決が一九七八年に出されることになる。州には生命保護の利益がある。さらに、生命維持処置の停止は、誰の要求であろうとも、フロリダ州殺人法の殺人にあたる。それが、州司法当局の主張だった。これに対して、上訴裁判所は有能力の患者には治療の拒否権があると論じ、検認裁判所の判断を追認した。この判決が九月に出されるとすぐに、家族の見守るなか、パールマッターのレスピレータは外された。主治医が予想していたように、一時間もしないうちにパールマッターは息をひきとった。

しかし、上訴裁判所の判決については、審査請求が出された。そのため、州最高裁は、パールマッターが亡くなって一五ヵ月後の一九八〇年に、事件についての判断を示すことになった。その判決は、下級審の判断を追認し、有能力患者の治療の拒否権をはっきりと認めていた。しかも、州当局が上訴理由としたフロリダ州法を「《尊厳ある死》の問題」に対応していないとして厳しく批判した（WEIR 3, 80）。こうして、フロリダ州において、治療停止による死が、有能力患者の場合についても、認められることになった。

バートリング事件（一九八四年、カリフォルニア州）[138]　しかし、有能力患者の場合も、治療停止は直線的に認められていったわけではない。その点は、一九八四年から始まったバートリング事件の推移によく現われている。

ウィリアム・バートリングは当時七〇歳で、重い病気を幾つも抱えていた。そうした状態で、八四年の四月、うつ病治療のためにカリフォルニア州グレンデイルのキリスト再臨派医療センターに入院する。その際の検査で肺ガンがすでに手術不可能なまでに進行していることが判明した。そのうえ、不必要な生検で肺に穴があき、肺がうまく膨らまなくなってしまった。バートリングはレスピレータをつけて集中治療室に収容されたが、レスピレータによる激痛がバートリングを襲うことになった。バートリングはレスピレータを外すように医療陣に何度も要請した。妻も夫の願いを聞き入れてくれるように、病院側に申し出るが拒否された。願いが受け入れられなかったバートリングは、自ら「機械から《乳離れ》しようと努力したが、成功しなかった」。医療陣はチューブを引き抜かないよう、バートリングの両手をベッドに縛り付けることにした。

こうして、バートリングは同意に基づかない医療行為は暴行にあたるとして高等裁判所に訴えることになった。訴状には、バートリングの署名したリビングウィルや宣誓書、そして妻を代理人に指名する「継続的効力をもつ委任状」が添えられていた。その宣誓書は、「死にたいと願っているのではない」が肺の状態が悪化したことで「強いられている生命状態が耐え難い」と述べていた。

被告の病院側もバートリングが法的に有能力であり、基本的にはその意思が尊重されるべきであることは否定しなかった。しかし、病院側は、生命保持を第一とするプロライフ派のキリスト教の病院であることを理由に、レスピレータ撤去を拒否していた。そして、病院側は、レスピレータが嫌だといっているバートリングがアイスクリームは食べるし、アメリカンフットボールや野球の試合を楽しみ、看護婦たちとも十分なコミュニケーションをとっていることを強調した。有意義な生活に戻る可能性をもっているのに、バートリングは自分がいっていることを分かっていない、というのが病院側の主張だった。

八四年六月の第一審の高裁判決は病院側の主張に沿って、バートリングの訴えを退けた。裁判所もバートリングが法的な有能力者であることは認めた。しかし、バートリングの病状は重いものの、末期ではないし、レスピレータにつながれているとはいっても、植物状態でも昏睡状態でもないことが強調された。そして、クインラン判決を典拠としながら、「認知と知性のある状態を回復する合理的可能性がない」というレスピレータ撤去の要件が満たされていないと判断したのである。

アナスは、この第一審の判決を「集中治療室の囚人、ウィリアム・バートリングの悲劇」として強く批判した（ANNAS9）。アナスによれば、病院は法的責任を恐れるあまり、患者の意思に反して治療を強制している。判事でさえも有能力患者の自己決定を尊重せず、まるで医師でもあるかのように、予後を楽観視して見せた。その結果、バートリングの深い悲しみは理解されず、一生の間、集中治療室で過ごすことを命ずる刑が課されることになった。バートリングは集中治療室のベッドに縛り付けられ、アイスクリームを食べたり、テレビを見ているだけの人生を送りたくないのである。判決は、そうした本人の意思を無視し、非人間的な医療の続行を命じた。それは、サイケヴィッチ判決以前に戻ろうとするもので、法的に不適切といわざるをえないというのである。

こう述べたアナスが指摘するのは、前章の3でとりあげたバーバー事件の影響である。八三年のバーバー事件では、「ひとたび治療が有効ではないと証明されれば、医師には治療を継続する義務はなくなる」ことがはっきりと認められ、二人の医師は最終的に無罪となった。ところが、アナスによれば、カリフォルニア州では、そのことが十分に理解されず、有能力の成人の場合、インフォームド・コンセントがあっても、治療停止は自殺幇助や殺人罪になりうると医師たちが思い込んでしまった。その結果が、このバートリング判決である。こうした判決が続くとすれば、患者は自らの意思に反する治療を施され、耐え難きを耐え、忍び難きを忍ぶように強いられることになろう、とアナスはこの第一審批判を結んだ。

第一審判決が出るとすぐにバートリング側は上告した。しかし、審理が開始される一日前の一一月六日に、バートリング自身はレスピレータをつけたまま亡くなってしまう。バートリング側の弁護士は、「レスピレータをつけられたまま生きる刑に服さなければならなかった」「バートリングは、侮辱的な状況と見なしていた大きな辛苦のなかで、さらに四ヵ月半生きるのを余儀なくされたのだ」と、マスコミに語った（HUMPHRY, 257）。

上訴裁判所での裁判は、バートリングの死後も継続された。その裁判では、アナスも原告側の立場から証言を行っている。そうして、一二月末に、第一審を覆す判決が出された。上訴審裁判所は、バーバー事件判決をそのまま引用し、カリフォルニア州では自然死法施行以前から「自らの医学的処置を支配する法的権利」を認めてきたことを指摘している。そして、「有能力の成人患者が医学的処置を拒否する権利はその淵源を憲法上のプライバシー権にもつ」のであり、その権利は「制限されてはならない」と述べ、フロリダ州最高裁のパールマッター判決を引いている。上訴裁判所は、病院側の道徳的、倫理的立場を否定するものではないと断りながらも、患者の自己決定権が優先されるべきであると結論した。フロリダ州に続いて、カリフォルニア州でも、有能力者の治療の拒否権が明確な法的地位を獲得したのである。(139)

ブーヴィア事件（一九八六年、カリフォルニア州）(140) カリフォルニア州では、バートリング事件とほぼ同じ時期に、別の治療停止事件が全米的な注目を集めつつあった。一九八三年に裁判が起こされたブーヴィア事件である。

エリザベス・ブーヴィアは、当時二五歳だった。ブーヴィアは出生時から脳性麻痺のため、四肢の運動能力がほとんどなかった。ただし右手で電動車椅子は何とか動かせたし、食べ物を与えてもらえば食べられ、話もできた。ブーヴィアはソーシャルワークの学士号をとり、結婚もし、近親者や介護者の助けを受けながら独立して生活しようとしてきた。しかし、定職が見つからず、結婚生活も八三年に破綻する。夫が去ってから数日後の九月初旬に、父親に頼んで、オレゴン州の自宅から以前に住んでいたカリフォルニア州のリバーサイド郡総合病院に車で送ってもらうことにした。ブーヴィアは自分で自殺の恐れがあるということを理由にして、精神科病棟への任意入院を手配していた。ひとりにしてもらって、誰の干渉も受けず、飢え死にするつもりだった。他人に完全に頼って生きていかなければならないことが、耐えられなかったからである。病院では固形物を取ることを拒否した。しかし、そうした決意を病院が受け入れられるはずもなかった。主治医は精神病だと診断すれば、強制栄養を実施することもできるのだと、ブーヴィアに食事を取るように迫った。医師が脅迫している。そう感じたブーヴィアは、「米国自由人権協会（American Civil Liberties Union : ACLU）」と地方紙に電話し、法的扶助を求めた。ACLUは一九二〇年に設立された非営利的団体で、全米に多くの支部をもち、社会的弱者の権利と自由を擁護する支援活動を積極的に展開してきた。そのACLUの紹介した弁護士は、ブーヴィアに食事を取るように説得するとともに、病院が栄養補給や退院を強制することを禁じる裁判所命令をとろうとした。

ブーヴィアは、聴聞の際、他人に頼りきりになるのはもう嫌だと証言した。

「誰かに身の回りのことすべてをやってもらうのが嫌なんです。……それは屈辱的なことです。うんざりです。もうそんなことをさせないし、そんなふうに誰かに頼って世話をしてもらうのはもうしないことに決めたんです。……わたしがそう決めたのは、身体的な制約と障害があるからなのです」（ANNAS8, 20）

ブーヴィア事件は、障害者が病院で自殺を企てた特異な事件として報道され、いっきょに全米の注目を集めることになった。前大統領のリチャード・ニクソンと妻のパッドはブーヴィアに、「わたしたちはあなたが戦い続ける決心をしてくれることを望んでいます。でも、何が起ころうとも、わたしたちはあなたに幸あれと望んでいるのです」と書き送った（HUMPHRY, 151）。

一二月に州高等裁判所が下した判決は、郡総合病院の主張に沿ったものだった。判事もブーヴィアが完全に有能力で、その決心は合理的で、真摯なものと認めた。しかし、判事は、ブーヴィアが末期ではなく、少なくとも一五年から二〇年の余命が見込まれている点を重視した。この判決でも、治療停止をめぐる裁判ではおなじみの州の四つの利益との関係が検討されたが、飢え死にしようという願いは州の利益のいずれにも反すると結論された。特に裁判所が重視したのは、罪のない第三者の利益の保護という州の義務だった。ブーヴィアの飢死を認めることは、病院のスタッフと他の入院患者、さらには米国の身体障害者に望ましくない影響を及ぼす。ブーヴィアのプライバシー権の行使によって傷つく社会の他のメンバーの感情を考えると、州の利益がプライバシー権を上回ると考えなければならない。これがエリザベス・ブーヴィアをめぐる裁判の第一幕、ワイヤーのいう「第一ブーヴィア判決」だった[141]。すぐに触れるように、八〇年代の米国では、治療停止を認める裁判が続くことで、社会的な悪影響が及ぶのではないかという懸念が強く現われてきていた。「第一ブーヴィア判決」は、特異な性格をもつ事件ではあったが、そうした社会意識の変化を象徴していた。

第二の事件とブーヴィアのその後

ブーヴィアをめぐる事件は、第一の判決だけでは終わらなかった。ブーヴィアは判決が確定した後、八四年の四月に郡病院から突然退院する。自分の決心を実行するため、メキシコに渡ることにしたのである。しかし、どこの病院も自分の願いをかなえてくれないとわかり、結局はカリフォルニア州に戻り、別の介護施設に入ることになった。その後、何度か転院した後、一九八六年に、ブーヴィアは再度裁判を起こすことになる。入院していたのはロサンジェルス郡の公立病院、ハイデザート病院だった。三年前から見ると、身体状態はかなり悪くなっていた。悪化した関節炎の痛みを抑えるために、胸にはモルヒネの注入器をつけていた。自発的に食事はとっていたものの、体重低下が著しかった。そのため、医師たちの判断で鼻から胃へ入れられたチューブで強制栄養が開始されていた。その強制栄養の停止を、ブーヴィアは求めたのである。

一九八六年四月に出されたカリフォルニア州上訴裁判所の「第二ブーヴィア判決」は、三名の判事全員一致で、ブーヴィアの訴えをかなり強い調子で認めたものだった。三年前とはまったく逆の判断が示されたのは、ブーヴィアの病状が悪化しているという認識の影響が大きかった。しかし、ビーチ判事が書いた判決主文はまず治療の拒否権を基本的権利として確認することから始め、病状とは独立に拒否権を認める形をとるものだった。「医学的処置を拒否する権利は基礎的かつ基本的なものである。それは州および連邦の憲法によって保護されるプライバシーの権利の一部をなすものと認められる」。その権利は「制限することが許されない」。治療の拒否権は生命維持処置にも及ぶのであり、その権利の行使は患者が末期であるかどうかにはかかわらない。

このように、治療の拒否権が病状とは無関係に成り立つ権利であることを確認したうえで、ビーチ判事はブーヴィアの現在の状態が「絶えざる苦痛のうちにあり」、耐え難いものであることを強調した。「本件では、強制栄養が施されれば、モルヒネを恒常的に処方することでしか耐えられない苦痛に満ちた生活を、原告は一五年から二〇年送ることになる。原告の状態は不可逆的である。その麻痺や関節炎には治療法はない」。ブーヴィアは「知性的で、精神的にきわめて有能力な」状態にある。そのブーヴィアが、治療の拒否権を行使しようとしているのである。「生命ならすべて、苦しむ人の意思に逆らってでも、保持すべきであるというのは、カリフォルニア州の政策であるとは思われない」。医療従事者が他人を一五年なり、二〇年なり生かし続け、ただただ耐えるように強いる「権利」

を主張することは、「化け物じみているとまではいわないにしても、妥当なことではない」。

さらに判決は、三年前の高等裁判所判決が病院を使って自殺を企てることは認められないとした点も批判する。三年前の判決は、ブーヴィアの自殺をしようという動機を重視した。しかし、ビーチ判事は、「もし権利が存在するとすれば、権利を行使しようとする《動機》が何であるかは問題ではない」ことを指摘する。そして、「機械装置につながれた薬づけの生活よりも、速やかであっても自然である死を選ぶことは違法でも不道徳でもないことは確かである」と述べて、ビーチ判事はブーヴィアの訴えを認める判決を下した。ここで、その判決にコンプトン判事がつけた補足意見が注目される。

「死ぬ権利は、他者の権利を侵害しないかぎり、われわれの有する、自らの運命を支配する権利にとって不可欠な一部をなす。その権利は、わたしの見解では、可能なかぎり苦痛なしに、速やかに死を実現する際に、医療専門職も含め、他者からの援助（assistance）を要請する法的資格も含んでいる。その法的資格は、援助しようとする人に対して州が刑事罰による制裁をちらつかせて脅迫することによって、妨げられてはならない」

第二ブーヴィア判決の場合、悪化した病状を前にして、強制栄養のチューブを外すことも止むをえないという判断が、一般的な治療の拒否権を根拠に肯定された。そこには、このコンプトン判事の補足意見に見られるように、いわゆる「医師の幇助による自殺（doctor-assisted suicide）」に道を開く見解も明示されていたのである。

ブーヴィアはさらにこの裁判費用の支払いを求める裁判でも、勝訴した。[142] ブーヴィアの訴えはすべて認められたのである。しかし、ブーヴィアは自殺をしなかった。ペンスによれば、「関心をもつ人たちが何人か現われ、彼女が死ぬのを手助けしようと申し出た。この新たな友人たちは、彼女に対して、人生は生きる価値があるのだということを身をもって示したように思われる。そして徐々に彼女は気持ちを変えていったのである」(PENCE, 69［1, 101］)。

ブーヴィアは生きることを選んだ。しかし、法的には、一九八六年の第二ブーヴィア判決によって、プライバシー権を根拠とする有能力患者の治療の拒否権は、末期ではない患者の延命に必要となる生命維持処置にまで及ぶことになったのである。

2　ベビー・ドゥ規則：新生児の治療停止と中絶の問題

障害者団体の懸念　一九八三年にブーヴィアの訴えを退けた第一ブーヴィア判決について、ペンスは、「発達障害者擁護会（Advocates for the Developmentally Disabled）」の主張が影響を与えていたことを指摘している（PENCE, 64［1, 94］）。判決が訴えを退ける理由とした第三者の利益とは、主に身体障害者の利益を指していた。「発達障害者擁護会」のメンバーは、事件が報道されると、ブーヴィアの入院していた郡総合病院の外に集まり、ブーヴィアが決心を変えるように求めて、夜を徹して集会を開いていた。そのグループの弁護士は、「こうした障害をもつ人は誰でも、自殺を考えることがあるものです。会のひとびとが恐れているのは、もしエリザベスが自殺すれば、多くの障害者が、

《なんてこった、わたしも戦うのをやめよう》、といい出しはしまいかということなのです」と語っていた。新聞には身体的な困難があるからといって、人生が生きるに値しないとする考え方には「大量虐殺の含み」があるとする障害者の声が寄せられ、「障害者擁護法律協会（Law Institute for the Disabled）」の弁護士はブーヴィア事件を社会貢献のできないとされた障害者の「社会問題」と呼び、「ブーヴィアが必要としているのは、尊厳をもって生きることができるための手助けなのだ」と論評していた（HUMPHRY, 151）。他方、ブーヴィアの弁護士は、そうした介入はプライバシーの権利と結社の自由に対する明らかな侵害だと批判した。しかし、裁判には別居していた夫も駆けつけ、プロライフの弁護士を雇い、ブーヴィアの訴えが却下されるように運動していた。その結果が、第一ブーヴィア判決だった。

たしかに、ブーヴィアの請求が障害者団体の人たちにとって脅威であったことは、想像に難くない。判決が本人の意思を無視して強制栄養を要求し、病院を恐ろしい拷問室と化すものだと強く批判したアナスでさえ、ブーヴィアは決心を変えて、経口栄養を続けるべきだと述べている（ANNAS8, 21）。しかし、三年後に、ブーヴィアの訴えは認められた。ペンスがいうように、ブーヴィアは「判断能力のある成人の患者が、死ぬために医療処置を拒否するという憲法上の権利をもつという最初の明確な言明……を引き出した」（PENCE, 69［I, 101］）。その背景には、カリフォルニア州自然死法の成立時と同じ事情が指摘できる。クインラン事件以降、世論は治療停止の権利を肯定する方向に大きく傾き、その流れはもはや抗しがたいまでになっていた。

ベビー・ドゥ規則　しかし、成人の治療停止をめぐる裁判の動向に万人が満足していたわけではない。不満や不安を抱く人々にとっては、一連の裁判はむしろ危機感を強めるものだった。そうした人々は、成人ではなく、新生児の治療停止の場面に活路を見出した。

一九八二年四月九日、インディアナ州モンロー郡ブルーミントンで後にベビー・ドゥあるいはインファント・ドゥと呼ばれる新生児が誕生した[143]。新生児はダウン症で、気管食道瘻の合併症をもっていた。合併症の手術をすることが医学的に適切かどうか、医療陣の見解は分かれたが、両親は手術をしないことを選択した。気管食道瘻は気管と食道が管（瘻孔）でつながっている異常で、ベビー・ドゥのように、食道閉鎖を伴うことが多い。ベビー・ドゥの場合、瘻孔がかなり小さく、手術の成功率は九〇パーセント以上あると見込まれた。しかし、ペンス（PENCE, 200［1, 301–2］）によれば、最初に診た産科の医師はダウン症が重度の精神遅滞を伴い、最低限の生命の質も望めないし、生涯にわたるケアのコストが膨大であることを強調し、手術に反対した。その医師の意見に、父親も賛成した。父親には教師としてダウン症児を担当した経験もあったという。しかし、ブルーミントン病院の管理者は手術を主張し、裁判となった。

その後の動きはめまぐるしい。一〇日深夜、特別巡回裁判所判事は緊急の審問を行い、親に治療の決定権を認める裁定を下す。この裁定には、モンロー郡福祉局も従うことにした。しかし、郡検察官が異議を唱え、一二日に郡巡回裁判所に新生児の保護を求める申し立てを行った。申し立てはすぐに却下される。すると郡検察官はさらに州最高裁に栄養補給と手術を求めて緊急上告をする。これもまた一四日に退けられてしまう。それでも検察官たちは諦めない。検察官たちは連邦裁判所に州最高裁の決定の取り消しを求めることにし、一五日にワシントンに飛んだ。しかし、ベビー・ドゥは飛行機のワシントン到着前に亡くなってしまう。訴えはミュートとなり、連邦裁判所で取り上げられることはなかった。

事件は途中からマスコミの注目を集め、大きく報道されていた。報道の論調は、両親の決定に批判的だった。たとえば、『ワシントンポスト』紙はベビー・ドゥ死亡の翌日に、赤ん坊は高額な医療技術が使えなかったからではなく、「食べ物を与えられなかったから」亡くなったのだと書き、ブルーミントン病院の担当看護婦の一人が両親の決定に憤慨し、「殺人」に加担することを断固拒否したと語ったことを伝えている（cf. FILENE, 108）。また、ベビー・ドゥが亡くなって二週間後の『ニューヨークタイムズ』も、「《プライベートな》死」という批判的な社説を掲載した（Private, A22）。社説はニューヨーク病院で生後数ヶ月後に手厚い看護を受けながら亡くなった女児とベビー・ドゥを対比し、治療を拒否したベビー・ドゥの両親が問題を「プライベートな問題」だとした点を強く批判していた。もし正常な赤ん坊なら、餓死させるという決定は個人的なレベルではなく、公けの社会的な問題となったはずである。異常があるということが、新生児の権利を無視する理由となるのを許してよいのだろうか。「妊娠を続けて胎児を出産にまでこぎつけるかどうかということは、女性が選択することだし、選択することでなければならない。しかし、ひとたび生まれれば、子どもはもはや他の人間の一部ではない。子どもは社会に属すのだし、保護される権利をもつ」。こう論じた社説は、「インファント・ドゥの死は《プライベートな問題》ではない」と結ばれていた。

実際、この社説がいうように、事件はプライベートな領域にはとどまりえず、連邦政府が介入する事態へと発展していった。当時の大統領ドナルド・レーガンは、ベビー・ドゥ事件をテレビのニュースで知り、保健社会福祉省長官のマーガレット・ヘックラーに同様の事件再発を防止する対策をとるように命じた。その結果、保険社会福祉省は、五月一八日に、全米の七千近くの病院に「ベビー・ドゥ規則（the Baby Doe Rules）」と呼ばれる通達を送ることになった。通達は、次のように警告していた。

「連邦資金援助の受給者が障害新生児に対して栄養補給や、生命を脅かす状態を改善するために必要な医学的ないし外科的な処置を差し控えることは、（一）差し控えが新生児が障害者であることを理由にしている場合、および（二）障害によって治療や栄養補給が禁忌とならない場合、（一九七三年のリハビリテーション法第五〇四条によって）違法である」

リハビリテーション法第五〇四条は、連邦資金の援助を受けている活動や組織が障害のみを理由として個人を差別することを禁じていた。通達はそれを新生児の治療停止にも適用し、新生児の治療の義務化を目指したのである。通達が連邦資金援助の制限によって新生児の治療停止を防ごうとしたのは、米国では個別的な違法行為については州法のレベルで規定されているためである。連邦政府としては、すでに成立している法律を再解釈し、連邦資金の停止をちらつかせるという間接的手段に訴えるほかなかった。通達を送ったシュワイカーによれば、「わが国の医療関係者に対して、連邦法は障害新生児の医学的差別を許さないことをきっぱりと明示するように、大統領が命じたのである」。

保健社会福祉省は、続いて一九八三年三月初旬に、前年の通達をより詳しく規定したベビー・ドゥ

「暫定最終規則（Interim Final Rule）」を発表する。それは「市民権局（Office of Civil Rights）」名の「通達（Notice）」を全米の分娩室、産科病棟、小児病棟、育児室、新生児集中治療室に掲示するように求めたものだった。「通達」には、「当施設では障害新生児に対する栄養補給とケアを行わない差別は連邦法のリハビリテーション法第五〇四条によって禁じられている」という言葉が大書されていた（cf., ANNAS10, 619, Figure 1）。そして、そうした差別があることを知った場合、当局へ通報することが奨励され、二四時間直通で通報可能なフリーダイヤルの番号が記されていた。電話があれば「ベビー・ドゥ特捜班（Baby Doe Squad）」が現場に急行することになっていた。「暫定最終規則」は保健福祉社会省の担当者にその場で改善命令を出せる権限を与えるとともに、捜査協力を病院側に要求していた。

背景としての中絶問題　「暫定最終規則」は一九七三年のロー対ウェイド判決一〇周年のすぐ後に出されたもので、ロー判決以降の中絶問題をめぐる動きを強く意識したものだった[144]。

欧米の各国は一九世紀前半から非常に厳しい中絶禁止法を立法化していった。その淵源はキリスト教の教会法にあるとされる。日本の刑法の堕胎罪の規定は、そうした欧米の法律にならったものだった。しかし、第二次大戦以降、中絶を禁止する法律を見直し、自由化を図ろうとする動きがしだいに欧米各国に広がっていく。欧米で最初に中絶の法的自由を認めたのは、一九六七年のイギリスである。続いて一九七三年に米国の連邦最高裁判所が下した一連の判決が、中絶の法的自由化の方向を決定づけた。そのひとつが、有名なロー対ウェイド判決である。事件はローという仮名の女性[145]がテキサス州ダラスの検察官ウェイドを相手取って起こした。当時、テキサス州法は母親の生命が危険な場合を除いて中絶を禁止していた。これが憲法に定めるプライバシー権に反するとローは主張していた。連邦最高裁の判決はブラクマン判事によって書かれた。

判事は次のように論じた。一九世紀に成立した中絶禁止法には、歴史的に見ると三つの理由が考えられる。第一は姦通を阻止しようという一九世紀の社会的風潮、第二は中絶手術の危険性、第三は胎児の生命を保護する州の利益である。このうち現在も有効なのは、第三の理由のみである。他方、プライバシーの権利については憲法上明確な規定はないものの、秩序ある自由の基礎をなすものとしてきわめて包括的であり、「女性が妊娠期間を終らせるか否かの決定をも含む」。こうして判決は、テキサス州法を違憲とするとともに、州の生命保護の利益と母親の自己決定権とを調停する形で下された。それは妊娠期間を三つの時期に分け、そのそれぞれの時期に合わせて異なる対応を認めるもので、三期説と呼ばれる。ブラクマン判事は、最初の三か月目までは中絶の自由を認めたのに対し、胎児の母体外生存可能性が発生する第三期は原則的に州法による中絶禁止を承認し、中間の第二期は母体の健康保護のための法的規制も可とするモデルを提示したのである。この判決の背景には六〇年代から女性の権利の確立を求めて展開されてきた女性解放運動の高揚を指摘できる。ロー判決以後、合衆国では三期説をモデルとした州法が次々に立法化され、中絶の自由化が進むことになる。

しかしこの連邦最高裁判決によって米国における中絶論争は終わったわけではなかった。むしろ米国では中絶が非常に強い社会的タブーの性格をもつこともあって、この判決以後、世論が分裂し、論争が拡大する。連邦最高裁の内部にも、医療技術の進歩によって変化する母体外生存可能性を基準にしたことなどをめぐって、強い反対意見が存続していた。八〇年代は、米国が強い保守化傾向を示した時期である。特に一九八一年、中絶禁止の立場を鮮明にしていたレーガンが政権についたあたりから、中絶反対派の巻き返しが目立ってくる。レーガン政権は終身制の連邦最高裁判事の席が空くたびに、粘り強く保守派の判事を任命していく。世論は中絶を容認する選択権尊重派、プロチョイス派と中絶の禁止を説く生命尊重派、プロライフ派に大きく二分され、激しく敵対することとなった。

プロライフ、プロチョイス双方のロビー活動はきわめて活発だった。しかし、それだけではなく、プロライフ派の活動には徐々に過激で狂信的な態度も目立ち始めてくる。それはさすがのレーガン政権も懸念を感じ始めるほどだった。そうしたところに起こったベビー・ドゥ事件は、連邦政府にとって絶好の機会だった。ジョン・ラントス（LANTOS, 445）[146]が指摘しているように、レーガン政権は障害新生児の治療停止の問題に対してプロライフの姿勢を示すことで、過激化しつつあった「生存権グループの懐柔」を考えたのである。中絶を選択する女性のプライバシー権を否定することはできないとした『ニューヨークタイムズ』の社説でさえ、生まれてきた新生児に対しては社会の問題として対処しなければならないと語っていた。すでに、ベビー・ドゥ事件が起こる少し前から、プロライフのグループと幾つかの障害者団体との間には、「障害新生児殺し」をめぐって不安定ながらも連携が出来上がっていた。そこに、新生児の治療停止は市民権の侵害だとする一部の市民権運動家たちも加わることになる。こうした背景があって、連邦政府の一連のベビー・ドゥ規則は出されたのである。

ベビー・ジェーン・ドゥとベビー・ドゥ規則の運命　しかし、レーガン政権のもくろみは大きな抵抗に会う。「暫定最終規則」が出ると、米国小児学会がただちに批判を発表し、規則の無効を訴えて裁判を起こした。裁判所は規則が発表されてほぼ一月後の四月に、規則の公布に問題があるとする判断を下した。そこで保健社会福祉省は指摘された手続き上の問題を手直しして、翌一九八四年一月にベビー・ドゥ「最終規則」を発表する。しかし、この規則は病院に張り出す掲示の大きさを小さくしたものの、内容的には暫定版と変わらなかった。そのため、米国小児学会は再度批判を発表した。しかも、「最終規則」が施行された二月一二日の一〇日後には、修正を実質的に無効にするベビー・ジェーン・ドゥ判決(147)も出された。

ベビー・ジェーン・ドゥは一九八三年一〇月一一日にニューヨーク州ロング・アイランドに生まれた。結婚して一年になる建築業者の三〇歳の父親と二三歳の母親はともにカトリックで、自宅を改築し、子どもを迎える準備をしていた。しかし、生れてきた新生児は二分脊椎症、小頭症、水頭症で、目を閉じたり、指をしゃぶったりできなかった。入院したニューヨーク州立大学病院の新生児集中治療室のスタッフは、新生児が髄膜脊髄瘤で、脊柱の欠損部から脊髄とその膜が突出しているので、それを閉じる手術が必要であると、両親に説明した。手術しなければ、せいぜい二歳くらいまでしか生きられないというのである。ただし、手術で命を延ばせても一二歳くらいまで、重い精神遅滞、対麻痺、てんかんが残り、膀胱と腎臓の感染症にかかりやすいはずだとも説明された。両親は最初手術するつもりだった。しかし、医師や聖職者や家族と相談し、考えた末に、苦痛だけが残る延命は見るに忍びないという結論に達した。両親は手術を断った。新生児には、緩和ケアだけがされることになった。

しかし、この結論を病院スタッフの誰かが、反中絶派として有名だったバーモントの弁護士ローレンス・ウォシュバーンに通報した。ウォシュバーンはただちにニューヨーク州裁判所に対して手術を求める裁判を起こした。裁判は州最高裁にあたる上訴裁判所まで行き、一〇月二八日に、訴えは家族の決定権に対する侵害だとし、両親に決定権を認める判決が下された。しかし、そこにレーガン政権が介入してくる。保健社会福祉省が児童虐待を立証しようと、病院に診療記録の閲覧を求めたのである。病院側が拒否すると、法務省が病院を障害者差別として連邦裁判所に告訴した。米国公衆衛生総局長官のC・エヴァレット・コウプはマスコミに同じような新生児が苦痛だけの生活を送ることなど見たことがないと繰り返した。しかし、一九八四年二月二三日に出された連邦裁判所の判決は、病院側の主張を認め、連邦政府が診療記録を閲覧することを禁じた[148]。それは、ベビー・ドゥ規則にある連邦政府の捜査権を否定し、実質的に規則を無効にするものだった。司法省は上告したものの、連邦最高裁は、八六年、病院管理者の団体である米国病院協会がリハビリテーション法の拡大解釈は誤りだとして起こした裁判の判決とともに、リハビリテーション法五〇四条は新生児に適用されるものではないとの判断を示し、最終的に連邦政府の訴えを退けることになる。州の管轄している領域に連邦政府が介入することは認められないというのが、連邦最高裁の判断[149]だった。

フィリーンは、こうした連邦裁判所の判断が世論に後押しされたものだったことを指摘している(FILENE, 121)。保守的な『ウォールストリートジャーナル』でさえレーガン政権のホットラインにはぞっとすると書いていた。政府の力を使って、家族に介入しようとしたことも強い反発を生むものだった。問題がプライベートなものではないことが強調され、プライバシー権が槍玉にあげられることで、逆にひとりにしておいてもらう権利の重要性が意識されることになった。露骨に権力を振るうのは、生政治としては失敗である。治療停止はあくまでも私的な問題である。小さな政府は小さくなければならない。こうして、レーガン政権の目論見は外れてしまう。連邦政府は新生児の治療停止に対して断固反対の政策を示すことで、プロライフ派の動きを懐柔しようとした。しかし、実際には、プロライフ派は世論から満足な支持を得られずに終わり、孤立した一部の活動家は過激化の度を加えることになる。

だが、連邦政府も規制を諦めない。保健社会福祉省は、一九八五年四月一五日、リハビリテーション法五〇四条ではなく、一九八四年の児童虐待防止法修正に合わせた「児童虐待とネグレクトの防止および治療」の「最終規則」を発表していた[150]。これが広い意味でのベビー・ドゥ規則の最終版となる。この「最終規則」は、連邦の児童虐待防止基金を受給している州には、親が生命維持処置を拒否した新生児を保護する義務があると定めていた。ただし、新生児が回復不可能な昏睡状態にある場合、治療が死を引き延ばすにすぎない場合、治療が「無益（futile）で非人間的な」場合の三つを除外例として認めていた。しかし、そうした場合でも、適切な形で水分、栄養、薬剤を提供するよう求めていた。

この「最終規則」は、狭義のベビー・ドゥ規則をめぐる政治的駆け引きが辿り着いた妥協の産物だった。それが障害新生児に対する適切な治療を保証できるかといえば、ジョン・モスコプたちが指摘しているように（MOSKOP, 8）、大いに疑わしい。連邦政府にとっては、適切な治療の実現というよりも、コントロールのためのくさびを打ったということの方が重要だった。

ところで、フィリーンは、ベビー・ジェーン・ドゥのその後は、手術をしない選択をした両親を激しく非難した側にとっても、賛成した側にとっても、「落ち着きの悪い展開」を示したことを紹介している（FILENE, 121）[151]。一九八四年四月、両親のダンとリンダは脳圧を低くするためのシャント手術を承諾した。手術が行われたのは、裁判時の予想とは違い、開いていた脊椎が自然に閉じ始めたからだった。手術後、ベビー・ジェーン・ドゥは病院を退院し、自宅に帰るまでに回復した。四年後に自宅を訪問した記者は、ケリー・リン、かつてベビー・ジェーン・ドゥと呼ばれていた女の子の様子がすっかり変わったことを報告している。ケリー・リンは正常な機能を一部獲得していた。歩けず、車椅子を使わなければならなかったが、話しをし、養護学校に行き、他の子どもと社会生活を学んでいた。

フィリーンは、次のような感想を記している。ベビー・ジェーン・ドゥの予期せぬその後について、プロライフ派ならすべての生命を擁護すべきだとする立場の正しさが証明されたのだというだろうし、死ぬ権利論者なら、生命についての判断に絶対確実を求めることは不可能で、曖昧さのなかで合理的に思える決断をしていくしかないと答えるだろう。しかし、ケリー・リンはそうした一般論を揺るがすものだし、どのような論評を加えても、外部の人間の発言にしかならないことを思い知らせる。ベビー・ジェーン・ドゥをもったのは両親のダンとリンダであり、彼らのみが赤ん坊の生存の意味を定義できる。それは主観的な判断とならざるをえない。彼らは決意し、気持ちを変え、さらに変えたが、結局は彼らがケリー・リンとともにどのような結果になろうともそれを生きなければならなかったのだ、と。こう述べたフィリーンは、結局、問題は当事者に委ねるしかないのだと結論している。

ここには、クインラン事件のひとつの変奏を見出すことができるかもしれない。治療停止の問題は、裁判で争われることになった時点から、すでに当事者たちの個人的問題ではなくなっていた。当初、議論は個人の権利と州の利益との法的な争いとして展開されてきた。それが、八〇年代になると、問題は連邦政府も関与する政治的な闘争にあることがはっきりしてくる。当事者たちが求めていた個人の権利が対立するのは、司法的判断というよりも国家の政治だった。その点を、ベビー・ドゥ事件の推移は端的に示していた。

クルーザン事件年表

一九八三年
　一月十一日　ナンシー・クルーザン（25歳）、ミズーリ州ジャスパー郡で単独の自動車事故を起こし、意識不明となる
　二月七日　ナンシーに水分栄養補給のための胃チューブが付けられる
　十月十九日　ナンシー、マウントバーノンのミズーリ・リハビリテーション・センターへ転院
一九八四年
　一月二十五日　ナンシーの両親ジョーとジョイス、娘の後見人に指名される
一九八七年
　五月二十八日　両親は、弁護士のウィリアム・コウルビーの助言にしたがって、病院に水分栄養の停止を公式に求める手紙を渡す
　十月二十三日　両親、ジャスパー郡検認裁判所に、ナンシーの水分栄養補給の停止を求める訴えを出す
一九八八年

7月27日　ジャスパー郡検認裁判所チャールズ・E・ティール判事、両親の訴えを認める判決を下す
9月29日　ミズーリ州司法長官ウィリアム・L・ウェブスター、州最高裁に上告
1989年
11月16日　ミズーリ州最高裁判決。第一審判決を覆す
12月6日　連邦最高裁、家族を審問
1990年
6月25日　連邦最高裁、ミズーリ州最高裁判決を支持する判決を下す
9月18日　ミズーリ州、クルーザン事件に不介入を表明
11月1日　クルーザン家、新たな証人を申請し、ジャスパー郡検認裁判所に提訴
12月14日　ジャスパー郡検認裁判所ティール判事、水分栄養補給の停止を認める判決を下す
12月26日　ナンシー、死去

3　連邦最高裁の判断：クルーザン事件

ナンシー・クルーザン事件　新生児の治療停止をめぐる裁判は、連邦政府の介入によって、連邦最高裁の判断が示されるに至った。その後に来るのが、一九九〇年の連邦最高裁によるクルーザン事件判決である。それは、「クインラン事件の実質的な複製」(FILENE, 168)で、メディアの注目が集まった点では「クインラン事件に匹敵する」(HOEFLER, 131)唯一の事件とされるものだった。(152)

わが国では、クルーザン事件は、レスピレータの停止が問題となったクインラン事件との対比で、

遷延性植物状態患者の水分栄養の停止が問題となった初の事例であるかのように紹介されることがある。しかし、これまで見てきたように、米国では、遷延性植物状態患者に対する水分栄養の停止は、この事件以前にすでに認められるところまで来ており、フィリーンのいうように、「もはや目新しいものではなかった」（FILENE, 181）。クルーザン事件が有名となったのは、そうした治療停止の対象の範囲の問題よりも、むしろ事件がもつことになった政治的意味によるところが大きい。事件が連邦最高裁で争われるまでに至った背景には、ベビー・ドゥ規則と同じく、プロライフ派の巻き返しの動きがあった。まず、事件の経過を簡単に見ることから始めよう。

事件の経過　一九八三年一月一一日の午前一時頃、ミズーリ州南西部の都市カーシッジの近郊で、二五歳のナンシー・クルーザンが自動車事故を起こした。チーズ工場の夜間勤務を終えて帰宅する途中で、車がスリップし、横転したのである。ナンシーは車から投げ出され、一〇メートル以上も下の溝に頭から突っ込んでしまう。発見されたときには心肺停止状態で、最初に駆けつけた州警察は死亡したものと判断し、何の応急処置もとらなかった。しかし、その後到着した救急隊員が蘇生処置を施したので、いのちはとりとめた。救急車で病院に運ばれ、肝臓に損傷があったために、すぐに手術が行われた。病院には修理工の父親レスター・ジョーと学校の図書館司書だった母親のジョイス、それに夫が駆けつけていた。看護婦は家族に手術はうまく行き、バイタル・サインが安定したと説明した。だが、意識は戻らなかった。呼吸が少なくとも十二分から一四分停止していたために、脳に大きな障害が残ったからである。

ナンシーはほぼ三週間昏睡状態が続いた後、やや持ち直したように見え、リハビリが開始された。

二月七日に、回復を助け、栄養状態を良くするという目的で、夫の同意の下に胃を切開して栄養チューブが取り付けられた。しかし、病状は改善しなかった。姉のクリスティは修理工の父親ジョーは何でも直してしまうようなタイプの人間だったのに、ナンシーだけは治せなかったと述べている（cf. FIRESIDE, 12）。

幾つか施設を移った後、ナンシーは、一〇月一九日に、州立の施設ミズーリ・リハビリテーション・センターに入院することになった。両親のジョーとジョイスは、四五分かけて、センターに行き、ナンシーと一時間ほど過ごし、また四五分かけて帰宅するというのが日課になる。姉のクリスティも二人の娘を連れて、しばしば見舞いに訪れた。その後、事故から一年して、離婚が成立する。それを受けて、一九八四年一月二五日、両親がナンシーの後見人の資格を得ている。指名したのは、ジャスパー郡検認裁判所のチャールズ・ティール判事だった。父親のジョーは後見人に指名された時、ティール判事といろいろな可能性を話し合い、その後事件で重要な役割を果たす判事を信頼するようになったと語っている（Families, 70）。

家族はナンシーの回復に期待をかけていた。しかし、ナンシーは完全に遷延性植物状態に移行し、しだいに衰えていく。家族も、事故後三年以上も経過すると、回復の望みがないと考えるようになる。両親は考えた末に、一九八六年の半ば、リハビリテーション・センターの責任者に水分と栄養補給のチューブを撤去してもらえないかと申し出た。娘は遷延性植物状態で生きていたくはないはずだ。両親には確信があった。しかし、その申し出はセンター長のドナルド・ランキンズから拒否されてしまう。ランキンズはバーバー事件を引き合いに出し、チューブを撤去すれば殺人罪で告訴されかねないと述べたという。八三年のバーバー事件では、殺人罪に問われた二人の医師は最終的には無罪となっていた。それでも、殺人罪で法廷に立つようなことは避けたいのだとランキンズは説明した。両親はその説明に驚いた。娘のナンシーのことを自分たちほど理解している人間はいないと考えていたし、申し出は娘も望んでいることだと確信していたからである。両親はさらに病院側にナンシーを自宅で死なせるために、連れ帰りたいという希望を伝えた。病院側は裁判所命令がなければ退院させられないと回答した。そこで、両親はティール判事にナンシーを自宅に連れ戻して、治療を停止できないか相談してみることにした。判事は、「それはできない。ミズーリ州にはそうした判例はない」と説明した。それに、プロライフ派に与する検事が殺人罪で告発するかもしれないし、ミズーリ州以外に移そうとすれば、州が阻止のために介入してくるかもしれないとも、判事は付け加えた。ミズーリ州ではすでに八五年にリビングウィル法が成立していた。そこでは無能力患者の後見人が医師に「英雄的な生命維持の努力を避ける」ように求める権利が認められていた。しかし、「食物や水分の撤去」は、それが患者の望みであることを示す「明確で説得的な証拠」がない限りは許されていなかった。家族が願いをかなえたいのなら、裁判に訴えるしかないだろうというのが、判事の忠告だった（Families, 70–1）。

検認裁判所判決（一九八八年七月）：ティール判事の判断　判事の忠告を受けたナンシーの両親は、エリザベス・ブーヴィアと同じように、「米国自由人権協会（ACLU）」のカンザスシティー支部に相談を持ちかけた。会の紹介で若い弁護士ウィリアム・コウルビーが無料で弁護を引き受けてくれることになった。コウルビーはまず、病院に水分栄養補給を停止するよう公式に申し入れるように助言した。ナンシーの両親は、八六年に病院に停止を相談したときもあくまでも非公式で申し出ただけで、公式な要請はしたことがなかった。そこで、一九八七年五月二八日に、水分と栄養の補給停止を求めた手紙を病院に手渡した。病院側は、前回同様に、ミズーリ州を当事者として指名する裁判所命令がなければ停止できないと回答してきた。こうして、一〇月二三日、ナンシー・クルーザンの両親ジョーとジョイスは、ジャスパー郡検認裁判所にミズーリ・リハビリテーション・センター長のランキンズとミズーリ州厚生省長官のロバート・ハーモンを相手どって娘の水分栄養補給の停止を求める訴状を提出した。

担当したのは、ティール判事である。ティールはミズーリ州では水分栄養の停止を認めることは難しいだろうと考えていたが、翌年の三月に三日にわたって行われた聴聞の後、当初の考えを改めることになったという(FIRESIDE, 59)。聴聞では、多くの専門家がナンシーが遷延性植物状態であることを確認する証言を行った。しかし、ナンシーはミズーリ州のリビングウィル法に規定されていた末期状態とはいえないし、ナンシーが植物状態での水分栄養の補給を停止したいと直接的に語った事実もなかった。ジョーは裁判で質問にこう答えている。

「あなたが二五歳だとすれば、死について考えたりはしないでしょう。五年半前には、わたしもこの法廷にいるだろうなんて思いもしませんでした。娘が植物状態になるなんて考えもしなかったんです。事故が起こることは知っていました。でも事故は他の家族に起こることだったんです」(FILENE, 170)

こうして、弁護を担当したコウルビーは、治療を拒否する個人の権利に焦点を合わせ、家族や友人の証言によってナンシーの生き方を浮かび上がらせる作戦をとることにした。ナンシーは活動的な性格で、独立心にあふれる女性だった。チューブによって生きることなど望まないはずだ。コウルビーはナンシーの行動からその意思を明らかにしようとした。

検認裁判所の判決は一九八八年七月二七日に下された。判決は、両親が水分栄養補給のチューブを娘から撤去する権限をもつことを認めたものだった。「ミズーリ州憲法に《自由権（right to liberty)》として規定されている基本的な自然権がある。この自由権をもってすれば、すべての医師が、本件のように、患者は認知的な脳機能をもたず、全身的な拘縮の悪化に伴って脳の劣化が継続するだけで回復の見込みがまったくないと認める場合、その患者が人工的に死を長引かせる処置を拒否したり、差し控えや停止を指示することが許される」。ティール判事によれば、治療の拒否権はミズーリ州憲法、さらには連邦憲法第一四修正の法の適正な過程を定めたいわゆるデュー・プロセス条項(153)に示される自由権を根拠としている。それを否定することは連邦憲法が求めた「法の平等な保護」に反する。さらに、この事件の場合、後見人である両親の権利を否定することは、ナンシーの権利を否定することにほかならない。これが第一審の基本認識だった。

ミズーリ州リビングウィル法の求める「明確で説得的な証拠」という点では、特に事故のほぼ一年前に、同僚の友人と交わした会話が重視された。そのとき、ナンシーは「少なくとも半分は普通（half-way normal）でいられないのなら」生きていたくはないとはっきりと語っていた。判決はブロウフィ事件をはじめとする他の州での判例もあげながら、水分栄養の停止については、胃に穴を開ける手術を伴っており、他の人工的な生命維持手段と同様に、治療の拒否権の対象となるものと認めている。ナンシーに水分栄養の補給を続けることは「同意なしに身体を医療科学の犠牲とする」ようなものである。こう述べたティール判事は、ミズーリ州リビングウィル法が水分栄養の補給停止に関して患者の意思を示す「明確で説得的な証拠」を要求している点で、違憲性をもつのではないかという疑いも示唆している。両親はこの判決を得て、ティール判事に感謝し、正義が実現されるのだと感じたという。

プロライフ対死ぬ権利　検認裁判所の判決には、賛成する論評もなかったわけではない。しかし、目立ったのは、激しい批判や抗議だった。かつてクインラン事件でも、事件が報道されると、さまざまな立場の人たちがそれぞれ関係者に手紙を送ったり、病院にやってきたりすることはあった。しかし、その七五、六年当時とは、社会の雰囲気は大きく変化していた。

たとえば、ウェッブはカトリック教会の反応の違いをあげている。クインラン事件では、入院していたセント・クレア病院がカトリックの病院であることを理由にカレンの両親の求めに反対していたものの、カトリック教会はカレンの両親を終始支援する態度をとっていた。そして、州最高裁の審理ではカレンの両親を支持する「ニュージャージー州カトリック会議」の見解が「法的助言」として採用され、判決に大きな影響を及ぼしたのだった。しかし、「クルーザン家の人々が戦いを始めたころまでには、カトリック教会のプロライフ派ははるかに強硬に生命維持の撤去に反対するようになっていた」（WEBB, 158）。ナンシーの両親も、そうしたプロライフ派の激しい批判にさらされることになった。

後にジョー・クルーザンはさまざまな報道がされるなかで生れたふたつの「神話」について語っている（Families, 71）。ひとつは、ナンシーがチューブを挿入される前に経口で食べ物をとっていたというものだった。しかし、ジョーによれば、これはまったくの間違いである。ジョーもリハビリの過程で口から食べ物をとらせようとしたが、まったく無駄だった。もうひとつは、看護婦たちの語った神話だった。大々的な報道が開始されると、看護婦たちはナンシーが泣いたり、笑ったり、微笑んだりするのを見たと報告し始めた。ある看護婦は、バレンタインのカードを読んだら、ナンシーの目に涙が浮かぶのを見たと語っていた。フィリーンも、八九年一二月に放送されたテレビのドキュメンタリー番組で担当の看護婦が、「ナンシーは家族のようなもので、わたしたちはそこに行って、ナンシーに話しかけます。わたしたちはナンシーとコミュニケーションしているのです」と語ったことを伝えている（FILENE, 170）。こうした報道は、ジョーにとっては信じられないものだった。ジョーは、「わたしは看護婦が涙を見なかったといっているわけではない。本当に知らないのだ。でも、これだけは確かにいえる。わたしたちは文字通りナンシーの身体に向かって叫んだが、一度たりとも反応はなかった」と語っている。ジョーは、看護系の雑誌のインタビューを受けた際、ナンシーが受けた看護ケアのすばらしさに感謝を述べ、「わたしたちはちょっと看護婦たちに批判的にすぎたかもしれない」と答えている。「ナンシーは一度も床ずれにならなかったし、肌の状態はいつでもすばらしかった」。しかし、ジョーは、「もしも働いていたのが州立病院でなかったとしたら、メディアに語った「虚偽の」コメントのために解雇されていたはずの看護婦が、少数だが、数人いたんだと思う」といわずにはいられなかった(CRUZAN, 87)。看護婦たちの語った神話に、ジョーは強い怒りを感じていた。

患者に対する感情のあり方、あるいは患者についての語り方が医師と看護婦とでは異なることは、これまで見てきたさまざまな事例でも垣間見られた点である。典型は、医師たちを看護婦が告発した八三年のバーバー事件である。その兆しはすでに八〇年のスプリング事件にも現われていた。プロライフ派の活動家たちは、看護婦たちの証言を自派の活動のために利用しようとしていた。たしかに、第八章で見たように、クインラン事件でも父親のジョゼフは看護婦たちがカレンに対して医師たちとは違う態度をとっていたことを裁判で証言していた。しかし、その父親の証言では、看護婦たちの態度や言葉は自分たち家族の心情に近しい「人間的な(human)」ものとして理解されていた。そこには、彼女たちも娘のカレンを人間として扱ってくれているという共感があった。それが、八〇年代に入ると特に、マスコミで看護婦たちの言葉が取り上げられるとき、明らかに異なる意味合いが与えられるようになっていた。先に見たベビー・ドゥ事件を報じた『ワシントンポスト』紙でのブルーミントン病院の担当看護婦の言葉の扱いがその好例である。患者を懸命にケアしようとする看護婦の言葉は、治療停止しようとする家族を非難する文脈のなかに置かれていた。クルーザン事件でも、ナンシーの家族と看護婦たちの間には親和性よりもあらわな敵意が目立つことになった。背景には、医師と看護婦の権力関係だけではなく、同じ医療職といっても、医師と看護婦とでは患者と家族に対するまなざしが本質的に異なる可能性があるはずである。しかし、そうした違いが家族との対立関係に投影され、あらわな敵意という装いをとったのは、プロライフ派の巻き返しの動きなしには考えられない。治療停止をめぐる政治学が関係性のねじれをもたらしたというべきかもしれない。

第一審から二月後の九月二九日、ミズーリ州司法長官のウィリアム・ウェブスターは、高等裁判所を飛び越えて、州最高裁に上告する。第一審で訴訟後見人に指名されたサッド・マッカーンスも上告したが、それは第一審が不当だと考えたからではなく、訴訟後見人としての義務と考えたからだと説明した。それに対して、ウェブスターは保守派のプロライフ派として知られている司法長官だった。

こうして、クルーザン事件は本格的にプロライフ派とプロチョイス派の政治闘争の場と化し、激しいキャンペーン合戦が始まることになった。テレビにはナンシーの病院の近くに多くのプロライフの活動家が集まり、ナンシーが死なないように祈る姿が映し出された。プロライフ派として、「米国生存権委員会」、「合衆国カトリック会議」、「米国医師協会」、「生命擁護医師連盟」、「国際反安楽死対策本部」、そして「米国障害者協会」や「養護ホーム倫理支援対策本部」などが名乗りを上げた。他方、両親の訴えを支持したのは、「米国自由人権協会」、「米国医師会」、「死ぬ権利協会」、「米国病院協会」などである。州最高裁での裁判は、それぞれの陣営が大量の「法的助言」を提出し、キャンペーン活動を展開するなかで、行われることになった。

ミズーリ州最高裁判決（一九八九年一一月）：プロライフ派の反撃　ミズーリ州最高裁は、一九八九年一一月一六日、七名の判事のうち四対三の僅差で、第一審の判断を覆す判決を下した。

多数派を代表してロバートソン判事が書いた判決は、まず第一審で明らかにされた医学的事実を要約し、ナンシーは生きており、末期状態でないことを強調した。たしかに、検認裁判所の事実審理において、複数の専門家たちは、ナンシーが食べ物をうまく飲み込めないために水分と栄養をチューブによって強制的に補給してやる必要があることを確認していた。しかし、同時に、専門家たちの証言では、ナンシーはそのままの状態でも三〇年は生命を維持できるのである。したがって、判決によれば、両親は生きている人を死なせることを求めているのであり、「生命の質と死との間」での選択を迫っていることになるといわなければならない。

判決は、まずこのように、ナンシーが生きていることを強調した。そして、事件がミズーリ州では初の治療停止をめぐる裁判であることから、他の州での裁判を検討していく。脚注で言及された裁判は五四にのぼる。そのうち、クインランとサイケヴィッチ、それにアイクナー（修道士フォックス）、コンロイ、ジョーブズ、ブロウフィ、ブーヴィアといった有名な判決が主として分析されている。特に目につくのは、クインラン判決が詳しく取り上げられていることである。しかし、そうした判例の検討は、他州での流れを受け継ぐためであるよりも、むしろ「それらの有効性を判定し」、批判するためだった。

たとえば、治療の拒否権については、検認裁判所が指摘したように、自由権に基づく重要なものであることは認める。しかし、強調されたのは、その権利が患者本人のインフォームド・コンセントを前提している点だった。その点を強調することで、ロバートソンは、本人の意思が明確ではないような状況では、前提となるインフォームド・コンセントが成り立たない以上、治療の拒否権は制限せざるをえないと結論しようとした。

また、プライバシー権についても、ロバートソンは次のように従来の判決を批判する。プライバシー権は、治療停止を認めてきた多くの判決がよりどころとしてきた権利である。しかし、「ミズーリ州憲法の下では無制限の（unfettered）プライバシー権はまったく見出せない」。他州の判決の出発点は、治療停止の「決定にプライバシー権を適用した最初の判決」、クインラン判決にある。クインラン判決は、七三年のロー判決をもじりながら、「おそらく、この権利はきわめて包括的で、特定の状況下での医学的処置を断る患者の決定をも含む」と述べていた。その結論は、六五年のグリズウォルド判決が認めたプライバシー権を「なんらの論証も経ずに」拡張したものにすぎない。しかし、ニュージャージー州最高裁の判決が依拠した「ロー判決そのものは、そうした拡大解釈をしないように注意を喚起している」。こう述べて、ロバートソンは、ロー判決から次の部分を引用する。

「したがって、関係するプライバシー権が絶対的であるとは認めることはできない。たしかに、一部の法廷助言者は、人は自らの身体を思うがままに扱う無制限の権利をもっていると主張している。しかし、われわれには、そうした主張がこれまで当連邦最高裁判所判決の認めてきたプライバシー権に密接な関連があるとはとても思われない。本裁判所はその種の無制限な権利を承認することを拒んできたのである」

これはロー判決でブラクマン判事が、妊娠が進むにつれて母体を保護する州の利益が増大することを論じた部分に登場する文言である。それをロバートソンは、プライバシー権を制限し、プロライフの立場を擁護するために利用しようとした。無制限ではありえないプライバシー権を根拠に、水分栄養の補給停止を求めることは不可能だというのがロバートソン判事の主張だった。

この水分栄養補給の停止をめぐっては、第一審は、ミズーリ州リビングウィル法の規定に疑義を呈していた。意思を明示する「明確で説得的な証拠」がなければ停止を禁じている州法が違憲性をもつのではないかという疑いである。州最高裁の判決は、そうした違憲性の疑念を正面から否定した。さらに、州最高裁の判決は、治療停止をめぐる裁判や医療専門職が通常の処置と通常以上の処置という区別をしだいに放棄するようになってきた点も、コンロイ事件を例にあげながら、強く批判した。たしかに、ロバートソン判事も水分栄養の停止をめぐっては見解が分かれていることは認める。全米医師会や米国脳神経学会、死ぬ権利協会などは、停止に賛成する法廷助言を出していた。しかし、同時に判事は、米国障害者協会やミズーリ州生命権協会等の停止に反対する声もまたきわめて強いことも指摘する。そして、わざわざ、クインラン事件で通常以上の手段の停止を求めたジョゼフ・クインランが、水分と栄養を補給する「点滴は食べ物です。それを取り除くのは許されません」と証言したことに注意を促している。ロバートソンによれば、水分栄養の停止をめぐる問題は、それが医療的処置であるかどうかという点にあるのではなく、患者にとって負担となるかどうかという点にある。水分栄養の補給が、「ナンシーにとって耐え難い負担となる」とは考えられない。そのうえ、検認裁判所が重視した事故の一年前に友人と交わした会話は、本人の意思を示す「明確で説得的な証拠」などにはなりえない。それは「本質的に信頼し得ないものであり、したがって、後見人がナンシーに代わって代理判断を行使するという主張の根拠としては不十分である」。こう述べて、判決は、「コモン・ローの治療の拒否権は絶対的ではない」と再度繰り返した。

では、個人の権利に対する、州の四つの利益については、どのように論じられるのか。州最高裁の結論は、「末期患者ではない」ナンシー・クルーザンの場合、生命保持という州の利益が「とりわけ法的な有効性をもつ」というものだった。判決によれば、「クインラン判決以前では、コモン・ローは誤るにしても生命の側に立って誤ることを選んできた。無能力者のための選択は生命を保持する形で下され、死を早めることはなかった。その計算をクインラン判決が変えてしまったのである」。これに対して、ミズーリ州は、「州の利益は生命の質のうちにはない。州の利益は生命に対する無条件の（unqualified）利益なのである」という立場を堅持しなければならない。こう述べて、判決は、クインラン事件以降、他の州で下されてきた治療停止をめぐる判決が指針とはならないことを再度強調した。特に「クインラン判決は、生命保持の停止の問題にかかわるきわめて多様な事例の要求を満たす十分なガイドラインを提示することに失敗した」ものだと断じている。

こうして、四名の判事による多数意見は、「大きく損なわれた生命の質にもかかわらず生きたいと願う可能性のある無能力の人の権利を尊重しつつ、われわれは生命の側に立って誤ることを選ぶ。第一審の判決は破棄する」と結論した。

州最高裁判決の背景：ミズーリ州中絶制限法　このミズーリ州最高裁の判決は、治療停止をめぐる他州での裁判の流れに対して、プロライフ派の立場から一矢を報いようとしたものだった。しかし、真の狙いは治療停止の問題とは少しずれたところにあった。これまでも見てきたように、クインラン判決以降の治療停止をめぐる裁判では、プロライフ派はことごとく敗れてきた。しかし、中絶の問題をめぐっては、一九八一年レーガン政権が誕生して以降、徐々に様相が変化しつつあった。ミズーリ州最高裁のクルーザン判決も、明らかに中絶反対の動きを側面から援助しようとするものだった。判決はミズーリ州が生命保護を高く掲げていることを強調して、次のように述べている。

「生命の始まりの時点において、ミズーリ州は生命保持を図る強い立場を採用している。一九八六年ミズーリ州法第一八八条一〇項は、《ミズーリ州議会の総意は、誕生後、誕生以前にかかわらず、すべての人間に生存権を保証することにある》と宣言している。第一八八条一五項（七）は、胎児は《誕生以前の子どもの生命が自然に、あるいは人工的生命維持装置によって子宮外で継続される可能性がある場合には》生きていると定めている。……生命の終わりの時点においても、ミズーリ州は生命を強く擁護する政策を維持するものである」

ここに言及される一九八六年のミズーリ州法は、中絶の厳しい制限を狙ったものだった。しかし、この州法は、その合憲性をめぐって裁判が起こされ、一九八九年のウェブスター判決が出されるまで、執行が差し止められていた（cf. ANNAS19, 51）。

そうした状況下で、ミズーリ州最高裁がその州法に言及し、それをひとつの根拠としてクルーザン事件に判決を下そうとした意図は明らかである。成人の治療停止に断固とした反対の姿勢を示すことは、反中絶のミズーリ州の立場を擁護する意味をもっていた。たしかに、人間の生命が問題である以上、誕生の場面についても考察が及ぶのは当然であるかもしれない。しかし、州最高裁のクルーザン判決はナンシーの治療停止の問題そのものよりも、中絶問題を念頭に置いたきわめて政治的なものだった。クインラン判決はロー判決のブラクマン判事の言葉になぞらえてプライバシー権を治療停止の根拠にすえた。これに対して、クルーザン判決はクインラン判決批判の形でロー判決を批判し、それを覆そうとしたミズーリ州中絶制限法の援護射撃を狙っていた。問題は、ナンシーの両親がそもそも裁判に訴えることになった個人的経験とはまったく別の次元に移っていたのである。

連邦最高裁ウェブスター判決（一九八九年七月）　ジョーとジョイスは州最高裁の判決を不服として連邦最高裁に上告する。両親の訴えは、一九八九年一二月に取り上げられることに決定する。ここに、治療の停止をめぐって連邦最高裁の判断がはじめて示されることになる。ただし、連邦最高裁に問題が移ることによって、事件の争点はミズーリ州リビングウィル法が定め、州最高裁が判決の理由として定めた「明確で説得的な証拠」という基準が合憲であるか否かという点に絞られることになった。しかし、結論はあらかじめ予想されるものだった（cf. ANNAS19, 85）。ジョー・クルーザンも、「わたしたちが勝つ見込みは少ないことはわかっていた」（Families, 72）。連邦最高裁は、この裁判が始まる直前の一九八九年七月三日に、ウェブスター対リプロダクティブ・ヘルス・サービシズ判決において、ミズーリ州中絶制限法を合憲と認めていたからである。

ウェブスター判決[154]は米国での中絶をめぐる八〇年代の動きを集約する意味をもつ判決である。特に八〇年代半ば以降、中絶をめぐるプロチョイス派とプロライフ派の対立は激しさを増し、中絶クリニックの爆破事件なども頻発するようになっていた[155]。そうした対立の大きな焦点は、ロー判決にあった。たとえば、米国生存権委員会が一九八九年に刊行した『希望の勝利――プロライフ派一九八八年度報告と将来への展望』と題された文書は、目次に「一九八九年、ロー対ウェイド判決転覆への道」という副題を掲げている。そして、各州でのプロライフ派の華々しい成果が強調され、八九年にレーガンから政権がジョージ・H・W・ブッシュへ受け継がれることで「希望」がさらに続くことになったことが宣言されている（ANDRUSKO）。この立場からすれば、出されたばかりのミズーリ州最高裁のクルーザン判決は、そうした希望の証左にほかならなかった（cf., MARZEN）。ウェブスター判決は、このようにロー判決転覆を公言するプロライフ派、共和党保守派の士気が高揚するなか、出されたものだった。

七三年のロー判決は、中絶を禁ずる州法を違憲とした。そのため、ミズーリ州も州法を改め、中絶を合法化することになった。しかし、反中絶派が大きな勢力をもっていたミズーリ州では、その後しだいに中絶を制限する方向で法律の改正が繰り返され、一九八六年六月、問題の州法が制定されるに至った。その州法は序言で「人間の生命は受胎の瞬間に始まる」と宣言し、「誕生以前の子どもも（受胎の時点から）、生命、健康、福祉の権利を保護される」ことを謳っていた。そして、中絶を厳しく制限する規定を課していた。州法によれば、妊娠一六週以後の中絶は病院で実施し、妊娠二〇週以降の中絶には胎児の母体外生存可能性（viability）を厳密に検査しなければならない。さらに、州法は中絶に公立の施設や公的資金を使うことを禁じていた。中絶する女性の数の山のひとつは一〇代に来る。そうした女性の多くは、経済的な理由から、中絶を公的施設や公的基金に頼らざるをえない。ミズーリ州法はそうした一〇代の女性にとっては、実質的に中絶禁止を意味するものだった。

ミズーリ州法が制定されると、翌月には、州立の施設の五名の医療専門職と二つの非営利施設から女性の中絶権を制限する州法は違憲だとする訴えが出される。その非営利施設のひとつが、セントルイスで最も長い歴史をもち、最新の設備を備えた中絶クリニック、リプロダクティブ・ヘルス・サービシズだった。その結果、八六年のミズーリ州法は連邦地方裁判所と連邦控訴裁判所でともに違憲とされ、執行が差し止められた。そこで、ミズーリ州司法長官のウェブスターが連邦最高裁に上告したのである。一九八九年六月三日に下された連邦最高裁の判決は、下級審の判断を退け、争点となっていた点はすべて合憲とする判断を示した。ただし、五対四で下された判決はロー対ウェイド判決を覆すことはしなかった。その点では、判決はレーガンを引き継いだブッシュ政権の期待を完全に満足させるものではなかった。とはいえ、この判決によって、中絶を大幅に規制する権限が州に委ねられることになった。

ウェブスター判決が五対四の僅差だったことには、中絶をめぐる世論の分裂が象徴されている。八〇年代後半の連邦最高裁の九名の判事たちは、その立場がかなり明確に分かれていた。八六年にレーガンによって主席判事に指名されたレンキストを始め、スカリア、ホワイト、ケネディの四名が保守派、これに対して、年長のブレナン、マーシャル、スティーヴンスそしてロー判決を書いたブラクマンの四名がリベラル派で、残る唯一の女性判事オコーナーはたいていは保守派に同調したが、場合によってはリベラル派に回ることもあった[156]。ウェブスター判決がロー判決を覆すに至らなかったのは、オコーナーがロー判決を取り上げることに強く反対したためだった。ともかく、こうした色分けが出来上がっている連邦裁判所のなかで、クルーザン事件の判決は下されることになる。

連邦最高裁クルーザン判決（一九九〇年六月）　連邦最高裁がナンシー・クルーザンの両親の聴聞を行ったのは、一九八九年一二月六日だった。裁判所の外では、「神のみがプラグを抜く権利がある」というプラカードを掲げたプロライフ派のデモが行われていた（FILENE, 176）。判決は、翌年の六月二五日に、ここでもまたウェブスター事件とまったく同様に判事たちの見解が分かれ、五対四の僅差で下された。治療停止について本人の意思を示す「明確で説得的な証拠」を定めたミズーリ州法の規定に違憲性はないというのが結論だった。

主席判事のレンキストが書いた多数意見は、両親が愛情をもってナンシーを介護してきたことは疑いないのであり、もし州が代理判断の権利を認めるとしたら、両親には「たしかにその資格があるだろう」と述べている。しかし、ミズーリ州が無能力者の生命維持処置の停止に関して「明確で説得的な証拠」を求める条項を置いたことは、合衆国憲法第一四修正のデュー・プロセス条項に反しておらず、違憲性はない。そうした基準を定めるかどうかは、各州の立法府の権限である。こう述べて多数意見は、ナンシーの場合、そうした証拠がないとしたミズーリ州最高裁の判決を妥当だとした。リビングウィル州法の規定の合憲性という唯一の争点については、ミズーリ州側が勝利を収め、州法の違憲性を理由に娘の水分栄養の補給を停止しようとした両親の訴えは却下されたのである。

しかし、この連邦最高裁判決がプロライフ派の勝利を意味するものだったかといえば、かなり疑わしい。レンキストの判決は、フィリーンがいうように、「原則からすれば、驚くほどリベラルな」ものだった（FILENE, 178）。レンキストは、クインラン判決以降の治療停止をめぐる各種の裁判を検討し、「コモン・ローのインフォームド・コンセントの法理は一般的に有能力の個人が医学的処置を拒否する権利を含むものとして理解される」と述べ、さらに有能力者は「憲法によって保護される権利として、救命的な水分と栄養補給を拒否する権利をもつ」ことも認めていた。しかも、連邦最高裁は、治療停止を禁ずるために使われてきたさまざまな区別についても、ミズーリ州最高裁とは違って、区別を否定する諸州の判決の流れを受け入れていた。そのため、水分と栄養補給は拒否できる処置として認められたのである。ただし、無能力者の場合には、インフォームド・コンセントが不可能で、自らの選択を表明できない以上、単純に治療の拒否権が保障されるわけではない、したがって、ミズーリ州のように無能力者の意思を示す明確で説得的な証拠を求めることも可能であるという形で、判決は書かれていた。この判決は州の規制の範囲を広く認めてはいるものの、連邦最高裁のレベルで治療の拒否権を憲法上の権利として認める意味ももつものだった。条件さえ整えば、無能力者の場合でも、水分栄養補給は停止できるのである。

プロライフ派のミズーリ州は、最高裁のクルーザン判決で勝訴した。しかし、それは州当局の意図を裏切る内容をもっていた。プロライフの巻き返しが頂点に達しつつあった一九九〇年の米国でも、治療の拒否権としての死ぬ権利はもはや否定することが不可能となっていた。ただし、最高裁のこの判決はそうした個人の権利に対して州が公然と制限を課し、個人の権利をコントロールできることも認めていた点は見逃すべきではない。個人の権利の確立は、同時にそれを支配する国家の巧妙な制御装置の完成も意味するものだった（cf., ANNAS18, 58; ANNAS19, 96–7）。

ナンシーの死（一九九〇年一二月）　ナンシーの両親は、連邦最高裁で敗訴し、大いに落胆した。しかし、両親に諦めるつもりはなかった。判決は両親に治療停止の権限を認める内容も含むものだった。ジョーとジョイスが考えた選択肢は二つあった。ひとつは、最初の検認裁判所が認めた判断を受け入れてくれる別の州にナンシーを移すことである。しかし、この案は、入院していたリハビリテーション・センターの所長ランキンズが受け入れそうもなかった。そこで両親は、「明確で説得的な証拠」をそろえて、再度検認裁判所へ訴えを起こすという第二の策をとることになった。

一九九〇年八月三〇日、両親の弁護士コウルビーは、ジャスパー郡巡回裁判所に再度訴状を提出する。訴状には、ナンシーが植物状態では生きていたくないといっていたことを証言する三人の新たな証人が申請されていた。証人たちは、ナンシーが結婚していたときの友人たちで、離婚して苗字が変わったために、事件が有名になるまで、ナンシーのことだとは気づかなかったのである。二人は州最高裁の判決が出た直後に、引っ越していた別の州から家族に連絡してきていた。

新たな証人が登場したことがわかると、反対派は再び、キャンペーンを開始する。しかし、意外なことに、州司法長官のウェブスターは、九月一八日に事件には介入しないことを表明する。司法当局は、連邦最高裁の判決が出た以上、すでにガイドラインは示されたのであり、どう対処するかは議会の問題だという見解を発表した。フィリーンによれば、ウェブスターが介入を控えたのは政治的な理由からだった。当時ウェブスターは知事選への出馬を考えていた。ミズーリ州でも、世論は圧倒的にナンシーの両親を支持していた。連邦最高裁判決の二月後の世論調査では、八九パーセントの住民が、ナンシーのような場合には、治療停止を望むと答えていた。中絶に反対するのとは違って、治療停止に関してクルーザン夫妻と対立するのは明らかにマイナスだった（FILENE, 181–2)。クルーザン事件の経過は、徹底して政治的なものだった。ともかく、不介入を表明した州司法当局の対応は、一〇月二三日、ジャスパー郡裁判所のティール判事によって法的に追認される。こうして、郡裁判所で再度審理が開始されることになった。

ティール判事は一一月一日に聴聞を行い、一二月一四日、ナンシー・クルーザンに死ぬ権利があることを認める判決を下した。判決は、出された一時間半後には、リハビリテーション・センターの医師たちに伝えられた。ただちに、水分栄養を補給するチューブが胃から外され、ナンシーはホスピス病棟に移された。病院の外には百人以上ものプロライフの活動家たちが集まり、報道陣にウェブスターが介入しなかったことを非難し、障害者差別につながるという抗議を語っていた。ジョーはその時のことを、こう回想している。

「ナンシーはそれまでフェノバルビタールなどを処方されていたが、それらを取りやめた。チューブを抜いて四日後に、ナンシーは少し発作をおこした。その二日後に、少し嘔吐があった。看護婦が発作と嘔吐を抑える薬を出すか尋ねたが、必要なら家族がお願いすると答えた。実際には、薬が与えられることはなかったし、処方を求めることもなかった。ナンシーの最期の日はとても平和だった。本当だったかどうかはわからないが、新聞には、ナンシーがホスピス病棟に移ったとき、ある看護婦は《ナンシーは恐ろしい死に方をすればいいのよ、あの家族にはそれだけの報いを受けるだけのことはあるわ》といったと報道されていた。だから、ホスピス病棟に移るときには、不安があった。だが、そこから出るときには、わたしたちは深い敬意を抱いていた。ナンシーは同情と、理解と、親切に満ちたすばらしいケアを受けたし、われわれ家族にはできる限りのことをしてくれた」(Families, 73)

医師のひとりはナンシーは苦痛も感情も感じられないのだから、苦しまないだろうと語っていた。ナンシーは、ティール判事の再度の判決が出されてから一二日後の一二月二六日、息をひきとった。

その墓石には、次にように刻まれたという。「ナンシー・ベス・クルーザン、最愛の娘、妹、おば。一九五七年七月二〇日生、一九八三年一月一一日旅立ち、一九九〇年一二月二六日故人となる」。判決から死に至る一二日という日数は、一九七五年のクインラン事件から始まった治療停止をめぐる米国の裁判所が一五年かけて辿り着いたひとつの結論を凝縮するものだった。クインラン事件はカレンが昏睡状態となってから三ヵ月後に裁判が起こされ、一一ヵ月半後に州最高裁判決が出された。これに対して、クルーザン事件ではナンシーが倒れてから五年近くなってから裁判が始まり、最後の判決に至るまで三年を要した。裁判が政治闘争の場と化すことで、長期化したからである。道徳的権利として登場した死ぬ権利は法的権利として確立されていくことで、政治を呼び出さざるをえなかったのである。

第一四章　死ぬ権利と生命倫理の転回

1　死ぬ権利と死の言説の脱タブー化

「死ぬ権利」という呼称　これまで一九七五年のクインラン事件から一九九〇年のクルーザン事件まで、主に米国における治療停止をめぐる裁判事例を追ってきた。それらは、当初から「死ぬ権利」を求める裁判と呼ばれてきた。

「死ぬ権利」という呼称は必ずしも当事者たちが積極的に選んだものではないし、裁判で求められていた思いを正確にいい当てていたわけでもない。それは、裁判に外から与えられた名称だった。ジョー・クルーザンは「わたしは《死ぬ権利》という言葉が好きではない。むしろ、《望んでもいない、役に立たない医療処置を拒否する権利》といいたい」と述べている（Families, 70）。ジョゼフ・クインランが求めたのは、娘のカレンを自然の状態に返すことだった。また、ここでいわれる「死ぬ権利」に、明確な定義があるわけでもなかった。たとえば、グリックは、「死ぬ権利」という言葉が「尊厳をもって死ぬ権利」、「尊厳死」、「自然死」、「消極的安楽死」、「治療の差し控え」といったさまざまないい方と重なりながら、「しばしば漠然と、最終的治療の理想的な環境と形態を指す概念」であることを指摘している（GLICK, 8）。一九八五年のコンロイ判決でも、この言葉は「医学的介入なしに自然な原因によって死ぬ権利」といった形で使われていた。それは、キャスリーン・フォーリーたちの反幇助自殺論集（cf., FOLEY）の副題にあるように、「生命の終わりのケアの権利（Right to End-of-Life Care）」と呼ぶべきかもしれない。

しかし、一般的には限定辞を省いて「死ぬ権利」という曖昧ではあるが喚起力のあるいい方が用いられてきた。それは、九〇年代以降、「本人の意思に基づく積極的安楽死」や「医師の幇助による自殺」、「本人の意思に基づかない積極的安楽死」をも意味することになる言葉である。拡張の兆しは、すでに一九八六年の第二ブーヴィア判決のコンプトン判事の補足意見にも示唆されていた。そうした展開を考えると、「死ぬ権利」という曖昧さを含むいい方はむしろ問題のつながりを明示できる利点をもつというべきである。ここでは、その展開のうち意味が拡張される直前までを見たことになる。というよりも、ここで見てきたのは、積極的安楽死肯定論の文脈に置かれていた「死ぬ権利」という言葉が、クインラン事件によって意味がずらされ、「医学的介入なしに自然な原因によって死ぬ」ことを求める治療の拒否権として認められてくる過程だった。それは死ぬ権利が一時的に限定された過渡期にすぎないともいえる。しかし、この過渡期がなければ、死ぬ権利が人々の意識に定着することはなかったはずである。その意味で、クインラン事件はたしかにその後の展開を予示する歴史的分水嶺となるものだった。

治療の拒否権の法的根拠について、「死ぬ権利」の歴史的展開を概観したアラン・マイズルは、プライバシー権への言及はクインラン事件だけに限定されていると述べている。マイズルによれば、プライバシー権は治療拒否権の法的根拠としては不十分だからである。「他の裁判所は判決の根拠をプライバシーの権利に求めることをほとんどしてこなかった」。その後の裁判では憲法上の根拠は第一四修正のデュー・プロセス条項に求められたというのである（MEISEL, 2387）。

だが、このマイズルの断定は明らかにいいすぎである。これまで見た範囲では、すでにブロウフィ判決で確認したように、治療の拒否権の根拠はプライバシー権と自己決定権に求められていた。たしかに、プライバシー権と自己決定権を単純に併置することは法解釈上は問題を含んでいるだろう。一方は憲法上の権利であり、他方はコモン・ロー上の権利とされ、法源が異なっている。しかも、連邦最高裁のクルーザン判決において、治療の拒否権が憲法上の権利として一般的に承認されるとともに、「明確で説得的な証拠」基準が合憲だとされた際、問題となっていたのは第一四修正だった。しかし、裁判で死の「権利」が語られるとき、根拠がプライバシー権と自己決定権に求められたのはさほど不思議なことではない。死は人間にとって最もプライベートなものだからである。それが裁判として問題になったとき、個人の権利が呼び出されたのは、当然の成り行きだった。

死の言説の脱タブー化　フィリーンは、米国では死ぬ権利が主張されるのに先立って、まず死そのものが語られ始めたことを指摘している（FILENE, 48）。たとえば、一九五七年にラエル・ワーテンベーカーが刊行した『ある男の死』である。ジャーナリストで小説家のチャールズ・ワーテンベーカーは米国籍を捨て、パリで生活していた。そして、末期の肝臓ガンとの闘いの末に自殺するに至る。『ある男の死』は、そのチャールズの最期の三カ月間を妻のラエルが記録したものだった（WERTENBAKER）。フィリーンによれば、この『ある男の死』が刊行されて以降、一〇年のうちに、死をめぐる著作がつぎつぎと現われる。代表例は、一九六五年のバーニィ・グレーザーとアンセルム・ストラウスの『死のアウェアネス』（GLASER）である。それはまだガンの告知が一般化していなかった時代の米国の病院で、スタッフと患者の相互作用のなかで死のプロセスがどのように進行していくのかを分析した医療社会学の優れた成果だった。グレーザーとストラウスはその後も精力的に一連の研究成果を発表し、七一年までには死をめぐる四部作を完成させることになる。

死に関する著作は、当初、グレーザーとストラウスの研究に代表されるように、大部分が専門家向けのものだった。しかし、その後、六〇年代後半には、死の話題は一般雑誌でも取り上げられるようになり、出版物もいっきょに増加する。特に末期ガン患者と残された妻を取り上げた本が売れ筋だった。一般の人も個人的な死を語り始めたのである。死と死別に関する英語文献をまとめたある書誌の場合、一九三五〜六八年版であげられた著作は二〇〇だったものが、五年後に増補された六八〜七二年版では、一二〇〇にまでなったという（FILENE, 49–50）。ブームは出版界だけにとどまらない。テレビも末期患者をめぐる番組をいくつも制作した。さらに七〇年代初頭には、死をめぐるさまざまなセミナーが開催され、「死生学（thanatology）」の講義が大学や高校で行われることになる。このブームの中心にいたひとりがキューブラー－ロスだった。こうして、死は性とともに語ることがタブーではなくなった。死への関心は非政治的で個人的なものだった。死に対比されるのは国民の生存ではなく、個人の生である。現代医学のテクノロジーのもとでの死がどのようなものでありうるのか、その点への個人的な関心から死は語られ始めていた。しかし、死の言説がタブーではなくなったということは、話が私的な領域に留まりえなくなるということでもあった。

一九八三年に大統領委員会が出した『生命維持処置の中止決定』も、「おそらく死はかつてとは違って、プライベートな問題ではなくなったのだ」という言葉から始められている。この報告書は、変化の背景を次のように説明する。現代の死の多くは病院や養護施設で起こり、「医学的管理（medical supervision）」のもとにある。そうした施設で生じる死に対しては、さまざまな立場の人が関与せざるをえない。必要なのは、暗黙の儀礼ではなく、明示された規則やさらには裁判である。個人的な死を、公けの場で語らなければならないのである。しかも、今日の医療技術は、ごく最近まで致死的と見なされてきた多くの病状を長期維持し、場合によっては見事なまでに改善する。しかし、そうした進歩は、コミュニケーションが困難な患者も生み出した。法的に有能力と見なされる患者でさえ、さまざまなチューブが装着されて治療を受けている時など、医療方針に指示を出すのは難しい。その時、どのように対処するのか、それを公けの手続きとしてあらかじめ示してやらなければならない。「かつて運命の摂理の問題であったものが、今日では人間の選択の問題、深い倫理的、法的意味をもつようになった」のである。今や「意思決定の仕方と生命維持処置の中止について、再吟味すべき」である。こう述べて、大統領委員会は膨大な報告書を書き始めた（*Deciding*, 1–2）。

レオン・カスは、「死ぬ権利」という主張が「自由主義社会において奇妙な」ものに見えることを指摘している。自由主義社会は「生存権を譲渡しえない権利として保証し、擁護する必要性に根拠を置く」からである。しかし同時にカスは、「奇妙であるかどうかはともかく、患者たちは攻撃的な医師たちが行使する強力な生命延長のテクノロジーに反対するにはあまりに弱いのであり、そうした患者にとって、死ぬ権利という主張は選択、自律、自己決定に根拠を置くものとして、たしかに理解できるものだ」とも述べている（KASS2, 18）。

現代の死に対する関心は、医療施設での死に向けられていた。それが死の言説の脱タブー化という現象をもたらした。そこに見られる漠たる不安、かつてとは何かが違うという意識が、クインラン事件の登場によって、現代医学の生み出すモンスターという明確な表象を伴った恐怖に結びついた。そうして主張されたのが、「死ぬ権利」だった。それはまずは道徳的権利として登場し、法的な権利の資格を要求していく。そこにあるのは、医療技術からの個人の死の奪還というテーマである。これは、成立期の生命倫理にとって、格好の主題だった。米国の生命倫理は医療における個人の権利の確保というテーマを中心に展開され始めたところだったからである。

2　生命倫理の成立と展開

社会運動とアンソロジーの時代　米国では生命倫理と呼べるような動きは、医療をめぐる人々の意識の変化とともに、一九六〇年代半ばあたりから現れていた[157]。黒人を中心とする市民的権利（公民権）運動を始め、女性解放運動や消費者運動など、社会的な弱者がさまざまな分野で自らの権利を主張していた時代である。特に医療にとって、消費者運動の影響が大きかった。ケネディ大統領は、一九六二年の教書で「消費者の四つの権利」をあげた。安全である権利、情報を得る権利、選ぶ権利、意見を反映させる権利、これらの権利を消費者はもつ。この消費者主権主義の思想が、医療の場にも及ぶのである。

消費者運動からすれば、医療もまた消費サービスの市場であり、医療サービスはヘルス・ケアの提供者と消費者が織りなす関係である。それは、伝統的な医療パターナリズムの支配する上下関係であってはならない。関係は、患者もまた権利をもつ人格である以上、水平対等であるべきである。その関係を実現することで、医療サービスは公平でよりよい医療を求める患者の要求に応えなければならない。ここでは、ケネディのあげた「情報を得る権利（right to be informed）」が鍵を握る。医療サービスの出発点が消費者としての患者の要求に求められるとすれば、医療情報が専門家から素人にもわかる形で提供されることが不可欠である。その情報によってはじめて、患者─医師関係を水平対等と捉える新しい医療モデルは機能しうる。

こうして、インフォームド・コンセントが医療そのものの成り立つ不可欠の前提とされることになった。この変革の自覚的表現は、米国病院協会が一九七三年に採択した「患者の権利章典」に典型的に示されている。また、現実に変化がもたらされたことは、たとえばガンの告知率に明らかである。一九六一年の医師に対する調査では九〇％が基本的に告知しないとしていた（OKEN）のが、同じ質問紙による七九年の調査では逆に九〇％が告知を基本とすると答えている（NOVACK）。調査したデニス・ノヴァックたちも指摘しているように、変化の要因のひとつは消費者運動による人々の意識の変化にあった。

こうした変化を生み出した社会運動、それが、従来わが国では、生命倫理と名指されてきた。すなわち、生命倫理を、パターナリズムを特徴とする医の倫理的な伝統的医療観に対して、インフォームド・コンセント概念を中心に患者の権利を確立しようとする医療の場の近代化の主張、一種の社会運動とする理解である。その理解に立てば、生命倫理の展開はもっぱら医療の場におけるインフォームド・コンセント実現の過程として捉えられることになる。

しかし、米国での生命倫理は患者中心の医療を目指す社会運動に尽きるのではない。というよりも、体系的研究への志向、学問（discipline）としての生命倫理は、そうした社会的な動きとは一定の距離を置く形で成立してくる。もちろん、体系的研究としての生命倫理も社会的意識の変化と無縁ではない。米国の生命倫理を代表するジェイムズ・チルドレスの最初の著作が『市民的不服従と政治的責務』（CHILDRESS）であったことをとっても、その点は明らかである。だが、社会運動が生命倫理をただちに学問として定着させていくのではない。生命倫理の成立にとって決定的な役割を果たしたのは、医学研究における人体実験という、ある意味ではきわめて限定された場面の問題だった。

いわゆる生命倫理的な問題については、アカデミズムの一部でも、六〇年代からすでに議論は始まっていた。しかし、それらの議論の多くは、問題を散発的に指摘するにすぎなかった。七〇年代後半に当時の関連文献を書評したジョンセンは、さまざまな論文を集めたアンソロジーはいくつも刊行されてはいるものの、「生命倫理が文字通り諸問題の寄せ集め」に留まっていることを嘆いている（JONSEN1, 41）。生命倫理は、そのままでは打ち上げ花火のように「結局は、はじけて消え去ってしまうかもしれない」（GOODFIELD, 162）状況にあった。米国の生命倫理がそうした「アンソロジーの時代」を脱することを可能にしたのが、人体実験の問題だったのである。

国家委員会：規制の倫理、原則アプローチ、最小限倫理　非倫理的な人体実験の問題は、六六年のハーバード大学医学部麻酔科教授ビーチャーが発表した論文「倫理学と臨床研究」あたりから表面化し、七二年に報道されたタスキーギ梅毒研究という一大スキャンダルを経て、七四年の医学研究を対象とする初の連邦レベルの法律、「国家研究法（National Research Act）」をもたらした。この国家研究法には、三年間の期限付きの「生物医学および行動科学研究における人間の被験者保護のための国家委員会」の設置が盛り込まれていた。医学実験スキャンダルの続発に満足に対応できない医学専門家集団に対しては、外部的な規制が必要である。この考え方に立って設置された「国家委員会」は、米国の生命倫理に政府の委員会という公的な制度的裏づけを与えるものだった。ジョンセンのいう「政府委員会生命倫理」である（cf., JONSEN2, 90ff.）。

国家委員会の主な役割は、医学実験全体にわたって人権と福祉の擁護を目指す法的規制を健康教育福祉省長官に勧告することに置かれていた。委員会は胎児研究から始めて、全部で九つの『報告と勧告』を次々に発表し、そのうち七つは立法に結びついた。さらに国家委員会は、一九七九年の『ベルモント・レポート、人間の被験者保護のための倫理的な原則およびガイドライン』によって、医学実験を実施する際に「基礎となるべき基本的な倫理原則」を明示する仕事も行った。

こうした国家委員会の活動によって、米国の生命倫理は制度的地歩を固める手がかりを得るとともに、規制の倫理、原則アプローチ、最小限倫理という特徴をもって成立してくることになる。まず生命倫理は、医学研究に対して、場合によっては法的規制も含め、外部的な規制策を提示しなければならない。ダニエル・キャラハンのいう「規制の倫理」(CALLAHAN2, S8)である。ただし、規制とはいっても、それは医療技術の否定を意味しない。規制の倫理は、全面的な否定も肯定もせず、禁止と放任の中間の道を示し、合意形成を目指す。生命倫理は、価値観の多様性を前提としながら、合意形成によって医療技術の社会的受容に道をつけることを自らの課題として引き受けることで成立する。

では、規制の倫理はどのようにして果たされるのか。『ベルモント・レポート』、そしてそのレポートに協力したトム・ビーチャムとチルドレスが同じ七九年に刊行した『生命医学倫理の諸原則』は米国の生命倫理に原則アプローチという明確な方法論を与えるものだった。ビーチャムとチルドレスは一般的な社会倫理の原則を自律、無危害、恩恵、正義の四つに整理し、それらの原則との関係で、医療における個々の道徳的ディレンマを分析する方法を提示した。二人によれば、生命倫理とは、一般的な道徳原則を出発点としながら、それを個別的、具体的問題へと応用していく「応用倫理(applied ethics)」である。こうした原則アプローチによって、規制の倫理は具体的に成立する。そこで選ばれた原則は、米国の生命倫理が個人主義的自由主義に立つことを明らかにしている。四つの原則のうち、中心は個人の自律にある。その立場は患者中心の医療を目指す社会運動に呼応している。こうして、実際の生命倫理は、多元的価値観を前提にするとはいっても、個人主義的自由主義の立場を堅持しながら、社会医療政策の立案に参画しようとすることになる。その結果、これもまたキャラハンのいう「最小限倫理」という生命倫理の特徴が出てくる。

キャラハンによれば、「最小限倫理」とは、「個人は、道徳的に見て、他者に危害を及ぼさないかぎり、選択したとおりのやり方で行為してかまわない」、行為の道徳性は他者危害を避けているかどうかということだけで決まるという考え方を指す（CALLAHAN1, 20）。キャラハンは、これは『自由論』のミルの思想が、道徳的生活そのものの原則として誤って解釈されたことから生まれたものだという。しかし、誤解であるにせよ、生命倫理にとって、そうした最小限倫理は不可避だった。規制の倫理が多様な価値観を認めながら、合意形成を目指すとすれば、その倫理的前提は最小限にきりつめられざるをえない。米国における生命倫理は、規制の倫理と原則アプローチを特徴として始まることによって、最小限倫理に結びつく。そこで選び取られた立場は、自律を旗印とする極端に切り詰められた形での個人主義的自由主義だった。

こうした経緯が、米国の生命倫理の成立期をなす。生命倫理は規制の倫理、原則アプローチ、最小限倫理を特徴とし、国家の委員会のなかに公的な活動の場を見出すことで登場してきた。決定的だったのは、そもそもの問題が人体実験を含む医学研究にあったことである。医学研究の場面では、インフォームド・コンセント概念を前面に立て、個人の権利や自律を声高にいわざるをえないような状況が存在していた。真空地帯であり続けてきた医学、医療の領域を、社会の倫理的原則にしたがって正しく社会の中に位置づけてやらなければならない。その際、特に人体実験に関わる医学研究においては、自律を中心とする諸原則を基にガイドラインを設定することが有効でありえたのである。

そうしたところにクインラン事件は起こった。それは米国の生命倫理が、ルネ・フォックスのいう「第二期」に入ったことを告げる出来事だった。七〇年代半ば以降、生命倫理の主たる関心は医学実験から、「しだいに生と死および人格性の定義、生命誕生の人間の手による処理、死に行く人のケア、とりわけ医学的な生命維持装置を取り外すことの正当化可能性」（FOX, 266）へと変化する。クインラン事件はそうした争点の移動を象徴していた。

大統領委員会　まず指摘すべきは、クインラン事件が生命倫理の存続に有利に働くものだったことである。事件は医療問題に対する社会的関心を持続させ、「医学と生物医学及び行動科学研究における倫理的問題研究のための大統領委員会」の設置を後押ししたからである（WEBB, 148）。大統領委員会設置法案は、エドワード・ケネディ上院議員によって提案され、当時のカーター大統領が署名して成立した（JONSEN2, 107–8）。先に設置された国家委員会がその活動を終えようとしていた一九七八年のことである。その設置法案では、委員会の検討課題として死の定義の問題が第一にあげられている。それはたぶんに誤解から、クインラン事件が世論をかきたてた争点だった。そうした社会的関心を背景に、大統領委員会は設置された。クインラン事件は、国家委員会に対するタスキーギ事件とちょうど同じ役割を、大統領委員会に対して果たしたのである。

設置法案の成立後、大統領委員会が本格的に始動し始めるのは、七九年も半ばになってからだった。委員として生物医学、行動科学の研究者三名、医療関係の専門家三名、それに他分野の専門家五名が選ばれ、委員長に市民的権利運動で知られる弁護士モリス・B・エイブラムが就任した。最初のメンバーには、フォックスやジョンセンも加わっていた。第一回の会合は一九八〇年一月に開催され、その後、委員会は当初の予定を三ヶ月延長し、レーガン大統領時代の八三年三月末まで、活動することになる（*Summing Up*, 4［5］）。

大統領委員会の体制は、この種の委員会の模範となるものだった。委員会は設定された課題について現状を把握、分析し、広くさまざまな立場の見解を集めることだけを目指したのではない。活動の視野には、研究者養成も収められていた。委員会の下に事務局がおかれ、多くのスタッフが配されていた。ペンシルバニア大学の法学者アレクザンダー・ケイプロンが事務局長に就任し、医学、法学、経済学、倫理学、医療政策、社会学の専門家がスタッフに加わり、それぞれ関連する研究の調整にあたった。委員会の会合は月一回、二日間のペースで一九八〇年一月から八三年三月まで、計二八回、すべて一般に公開した形で開かれた。会合に先立つ準備はきわめて周到で、事務局は既存の関連文献を収集、整理するとともに、外部の研究者にも依頼して新たな研究を実施する場合もあった。そうした作業を踏まえて問題の全体的な状況が概観できる冊子が準備され、会合に臨む委員に事前に手渡された。また公開の会合では、広く専門家や関係団体の関係者、一般人の証言を集めただけではなく、問題に合わせて組織された専門委員会からの意見も聴取されている。証言や専門的助言をした人たちは、総計四五〇名を超えている（*Summing Up*, 97–121）。また、奨学金制度を整えて、毎年受け入れた多数の「哲学、医学、法学及び関連分野の学生に生命倫理の実践的意味合いを手ほどきするための」教育研修プログラムも実施された。運営にあたったのは、ヘイスティングズ・センターである（*Summing Up*, 8 [9–10]）。委員会には当初、全体で二千万ドルの連邦予算が支出される予定だったが、実際に執行されたのは四百万ドル弱だったという。それでも、少なからぬ国家予算が生命倫理の議論創出のために投下されたというべきだろう。ともかく、この大統領委員会は三年という短期間に集中的な活動を展開し、総括報告書も含め、全部で一一種類、一六巻、四三〇〇頁を越える膨大な報告書を発表することになった。

大統領委員会は、設置法の定めにしたがって、死の定義の問題から議論を開始し、短期間のうちに最初の報告書『死の定義』をまとめあげた。そこでは、「死は、心臓と肺の機能の不可逆的停止であるという従来の基準か、または全脳のすべての機能の不可逆的喪失であるという基準のいずれかによって、正確に立証可能な単一の現象である」（*Defining*, 1［9］）とする立場が採用された。そして、その立場に沿って「死の判定に関する統一法」を各州が採択するよう、勧告が出されている（*Defining*, 2［10］）。その勧告は全米法律家協会、全米医師会、それに統一州法委員会全国会議と共同で出されたものだった。

このように、大統領委員会でも、先の国家委員会と同様の手法が基本的には維持されることになった。問題の検討結果を踏まえて、関係団体とも協力し、法につながる勧告に至ることが、委員会の目標だった。米国の生命倫理は、政府の委員会という活動の場を確保できたことで、規制の倫理という性格を維持していくことになるのである。

大統領委員会報告書一覧（報告書名は *Summing Up* の邦訳による、括弧内の数字は本文の頁数）

１９８１年７月　『死の定義（*Defining Death*）』（166）
１９８１年９月　『生物医学研究への警鐘（*Whistleblowing in Biomedical Research*）』（208）
１９８１年12月　『研究被験者の保護（*Protecting Human Subjects*）』（271）
１９８２年６月　『研究によって障害を受けた被験者の補償（*Compensating for Research Injuries*）』: Volumes 1–2（149; 507）

1982年10月	『医療における意思決定（*Making Health Care Decisions*）』: Volumes 1–3（196; 477; 251）
1982年11月	『生命の操作（*Splicing Life*）』（115）
1983年1月	『遺伝性疾患のスクリーニングとカウンセリング（*Screening and Counseling for Genetic Conditions*）』（122）
1983年3月	『生命維持処置の中止決定（*Deciding to Forego Life-Sustaining Treatment*）』（554）
1983年3月	『ヒトを用いた研究の実施規制（*Implementing Human Research Regulations*）』（219）
1983年3月	『医療の受け易さの確保（*Securing Access to Health Care*）』: Volumes 1–3（223; 305; 418）
1983年3月	『総括報告書（*Summing Up*）』（137）

『生命維持処置の中止決定』　『死の定義』以降、大統領委員会が対象とした問題群は大きく二つに分けることができる。ひとつは先の国家委員会と同じく、医学と行動科学における実験と研究をめぐる問題で、機関内審査委員会（IRB）制度の検討から被験者保護、法規制について、五種類の報告書がまとめられている。国家委員会と比較すると、遺伝子工学の問題がひとつの報告書にまとめられている点が目につく。もうひとつは、医療全般にわたる問題で、大統領委員会で新たに取り上げられることになった問題である。そこには、生命倫理第二期の問題の多くが集中しており、死をめぐる二つの報告書と、インフォームド・コンセントを始め、医療全般をめぐる問題を扱う三つの報告書が含まれる。そのうち、治療停止をめぐる議論を概観しておこう。

大統領委員会は最初に死の定義を検討した際に、関連するさまざまな問題、特に「カレン・クインランのような患者の状態」に注目し、その生命維持治療の停止は別個に検討すべき課題であることを確認したという（*Deciding*, 10）。その後、委員会は、あしかけ三年、つまり委員会の設置期間全体をかけて、『生命維持処置の中止決定』を発表することになった。それは、大統領委員会の数ある報告書のなかでも「一般の人々の最も大きな反響を生み出した」（*Summing Up*, 34〔45〕）。

三年にわたる検討の過程の概要は、報告書の付録に収められた審議経過の記録によって知ることができる（*Deciding*, 259–74）。第一回の会合は一九八一年四月に、フロリダ州マイアミで行われた。マイアミで開催されたのは、委員会は問題の検討を前年にフロリダ州最高裁が判決を下したパールマッター事件から始めることにしていたからである。公聴会はパールマッターの弁護士だったデイヴィッド・ホイネスの証言から開始され、裁判の関係者の証言が続いた。この第一回を皮切りに、治療停止をめぐる会合は、八二年一二月まで、裁判の続いていたマサチューセッツ州ボストンや自然死法の成立したカリフォルニア州ロサンジェルスでの公聴会も含め、四回の公聴会と八回の委員会の計一二回に及んでいる。

『生命維持処置の中止決定』は、その前に出されたインフォームド・コンセントについての報告書『医療における意思決定』を議論の出発点に置いていた。医療に関する意思決定は、生命維持治療も含め、最終的に有能力患者に委ねられている。それが、パールマッター事件の検討から活動を開始した委員会の基本的立場だった。委員会は「《死ぬ権利》、《生命への権利》、《尊厳死》、《生命の質》、《安楽死》といった語句」はあまりにも曖昧で、単なるスローガンとして使われる「空虚なレトリック」にすぎないと断じている。しかし、同時に、「患者は《尊厳をもって死ぬ権利（right to die with dignity）》をもつという主張」や「《尊厳死（death with dignity）》という言葉は、死に行く患者の願いを受け入れ、尊重するということを意味する限りでは、本委員会の支持する考え方である」ともいわれる（*Deciding*, 24）。報告書は「死ぬ権利」を「尊厳死」に限定することで承認することから出発して、逆に権利が制限される場合を明らかにする形をとろうとしていた。そこで議論されているのは、あくまでも治療停止の問題、消極的安楽死の問題のみであり、積極的安楽死は論じられていない。大統領委員会にとって、積極的安楽死は道徳的、法的に受け入れられるものではなかった。

『中止決定』は二部構成になっている。第一部は全般的な問題状況の検討を目指すもので、まず、「序論」で指摘されたように、医療施設で起こる現代の死が人々の関心事となってきた点を再度詳しく論じている（第一章）。現在では、そうした死に対する関心から、患者の自律の意識とともに、治療停止の要求が高まっている。しかし、逆に、滑りやすい坂の議論に典型的に示されているように、行き過ぎへの懸念も大きく、適切な対応策が明示されることが望まれている。こうした状況に対して大統領委員会が強調したのは、医療陣と患者が意思決定を共有していく重要性だった（第二章）。この強調を受けて、意思決定に大きな影響を及ぼす他の要因として、家族や医療専門職の行動、医療施設の方針も分析されることになる（第三章）。続く第二部では、治療停止の問題が対象患者群ごとに論じられる。意思決定能力を欠く患者については、代理判断と事前の意思表示の妥当性の条件が検討され（第四章）、恒久的に意識を失った患者については、治療継続の利益という観点を中心に治療停止のプロセスが説明される（第五章）。また、重度障害新生児の治療停止については、新生児の利益、医師の立場、そして親の決定の関係が検討され、医療施設が明確な方針を打ち出すべきであることが強調された（第六章）。最後に、心肺蘇生処置の禁止命令が考察され、医療施設が方針を明示し、バランスの取れた患者の保護を心がけ、常に内部的に検討を行う必要が指摘されている（第七章）。

このうち、「恒久的に意識を喪失した患者」について、報告書の「序論」はその結論を次のように要約している（*Deciding*, 6）。まず強調されるのは、脳機能の医学的解明によって信頼できる形で恒久的な意識喪失が診断可能となってきたことである。大統領委員会によれば、確定診断が下された患者の場合、生命維持治療をするかどうかは他の患者の場合ほど重要ではない。そうした恒久的に意識を喪失した患者の治療方針の決定は患者の家族によるべきで、法も、「患者の尊厳を確保し、患者を尊重するために必要な基本的ケアを除けば」、特定の治療を継続するように求めてはいないし、求めてもならない。ここには、意識喪失が恒久的であれば、生命維持処置は必要ではないとする大統領委員会の判断が示されている。ただし、報告書の序論は同時に、こうした要約が複雑な問題のあくまでも要約にすぎず、その結論に至る考察を省いて利用できるガイドラインであるかのように受け取られてはならないことも強調している。

しかし、これまで見てきた裁判事例を見ると、この報告書がしばしば引用され、一種のガイドラインの役割を果たしたことは明らかである。特に影響が大きかったのは、報告書第二章の「伝統的な道徳的区別の役割」をめぐる批判的考察である（*Deciding*, 60–90）。そこでは消極的安楽死と積極的安楽死をめぐって問題となってきた作為と不作為の区別から始まり、治療の差し控えと中止の区別、意図された結果と予見できる結果の区別を経て、通常の処置と通常以上の処置の区別が検討されている。

報告書はそれらの区別が治療停止の正当化の指標として、健全な意思決定をする際に有用であることを認める。たとえば、治療せずに死なせるという決定が患者や代理人によって行なわれるときは通常受け入れられるし、殺人罪にはあたらない。これに対して、毒薬で死に至らしめるといった積極的な安楽死は道徳的にも法的にも重大な誤りであるといえる。しかし、この報告書が強調したのは、「にもかかわらず、作為と不作為との単なる区別は……決してそれ自体では何が道徳的に受け入れられるのかを決定しない。むしろ、個々の作為や不作為が受け入れられるものであるかどうかは、他の道徳的に重要な点の考察、たとえば達成可能な危害と利益のバランス、死に行く人に対する責任、作為や不作為による他の人々への危害、結果の確実性といった考察に依存している」(*Deciding*, 61) ということだった。つまり、伝統的区別を固定し、その区別に当てはめることで結論を下してはならないのである。このことは実質的には旧来の区別を排し、個々の事例に合わせて判断を下すことで、生命維持治療の停止を認めていくことを意味するものだった。こうした立場を大統領委員会は、生命倫理関係の文献やクインラン事件などすでに出されていた判例も参照しながら、打ち出した。それがさらにその後の裁判の参照枠となり、権威として働くのである。このように、「死ぬ権利」は、大統領委員会報告書に代表される生命倫理の議論と司法の判断との相互作用によって確立されたのである。

3　生命倫理の転回

事例分析としての生命倫理　生命倫理が目指すのは、医学医療の問題を専門家の問題としてではなく、社会の問題として論じることである。それが生命倫理に原則アプローチによる規制の倫理という特徴をもたらした。「医学と科学の活動が公的援助に値するのと同じように、それらの活動によって提起される広範囲にわたる生命倫理の諸問題（bioethical issues）は公共の討論（public forum）で検討するべき価値がある」。この「連邦議会の結論」を受けて、大統領委員会は設置された（*Summing Up*, 2［2–3］）。大統領委員会の『生命維持処置の中止決定』は、公聴会で当事者たちや関係者の意見を聴取し、公開の会合を経てまとめられた。それは、現代の医療施設における死の問題を公共の議論空間に位置づけるものだった。そして、この報告書は、統一州法の勧告に辿り着いた『死の定義』の報告書と同様に、その第二部の各章で医療施設や公共政策に対する勧告をまとめている。もちろん、公共の討論であることが、そこで展開される議論の質や勧告の妥当性を保証するわけではない。しかし、問題を密室に閉じ込めるのではなく、公共の論題にのぼせ、議論の場を設定しようと努めることは望ましいし、健全であるといえるだろう。その点では、大統領委員会に始まる第二期の生命倫理の活動は正当に評価されてしかるべきである。大統領委員会は誕生した生命倫理に公的な活動の場を与え、連続的な発展を可能にするものだった。そこにこの委員会設置を後押ししたクインラン事件が生命倫理に対してもった意味がある。しかし、クインラン事件は、米国の生命倫理に単なる連続的発展ではなく、ある種の転回も要求するものだった。

人体実験の問題をめぐって成立した生命倫理は、原則によるアプローチをもって問題に対処しようとした。そうして打ち出された規制の倫理は、被験者の自律原則を中心に、その法的保護を徹底しようとし、一定の成果を収めた。そうして始まった生命倫理は死の問題についても、大統領委員会に見たように、基本的に同じ路線を維持しつつ、対処しようとした。しかし、ジョンセンは、大統領委員会が組織された時、国家委員会の『ベルモント・レポート』と同様に、原則の提示が議論となったもののの、結局は「諸原則の一般的言明を定式化することはなかった」ことを伝えている（JONSEN2, 109）。問題が医学研究の範囲を超えて、医療一般に広がった時、原則アプローチをそのまま単純に維持することは不可能である。その点は、右に見た大統領委員会の『中止決定』の報告書の伝統的区別をめぐる議論にも示唆されている。特に生命倫理の第二期では、個人の名を付した事例が問題の中心である。一般的な原則や区別を応用するだけでは妥当な結論を導き出すことは難しいし、不当な一般化の危険性もある。問題は徹底的に個別化して論じられることを要求していた。

生命倫理の議論は、こうして、個別的な事例研究、カトリックの道徳神学が生命倫理の成立に先立って展開していたカズイストリの方法に急速に接近していく。たしかにそこでも、原則に基づくアプローチが消え去ったわけではない。というよりも、第三章でケリー神父の著作について指摘したように、むしろ原則アプローチはその起源に帰るのだともいえる。しかし、議論の質が微妙に変化したことも見逃せない。たとえば、『中止決定』は有能力患者の治療の拒否権を一般的に承認するとともに、それが制限される場合を問題にしようとしていた。問題は、一般的な原則の応用というよりも、個別事例に合わせて原則を制約し、個別事例の事情を救い上げることにある。それは事柄自体の要求することであり、当然の変化、ある意味では望ましい変化だった。そうした変化がなければ、無力な個人を法と医学の権威から救うことはできないだろう。その点ではクインラン事件で通常／通常以上の区別をめぐって、カトリックの議論が大きな役割を果たしたのは象徴的意味をもつ。カトリックの場合も、大原則は厳として存在している。しかし、実際のカトリックの道徳神学における議論は、個別的事例に即してきわめて柔軟に行われる。少なくとも方法論的に見れば、生命倫理はその第二期に生命倫理以前に蓄積された医療倫理の伝統を回復することになる。死ぬ権利の問題の登場とともに、生命倫理は徹底した事例分析とならざるをえなかった。個人名をもった事例は、生命倫理の方法論的な転回を促す。クインラン事件はその出発点だった。米国の生命倫理では、九〇年代から「原則主義批判」(cf., CLOUSER; DUBOSE) という形で、原則アプローチに対するさまざまな内部的批判が姿を現してくる。そうした批判の源泉のひとつは、クインラン事件に求めることができるのである。

自律の原則：最小限倫理　しかし、こうした方法論的転回を要求する事態の到来とともに、米国の生命倫理は逆に原則アプローチが前提とした個人主義的自由主義の立場を先鋭化していくことになる。問題は医療技術のコントロールからいかにして個人の死を奪還するかという点にあった。このテーマに対して、米国の生命倫理は個人の自律を徹底的に主張することで、事例の個別的な事情を救い上げようとした。典型的な議論はこれまでもしばしば引用してきたアナスの議論に見ることができる。

アナスからすれば、治療停止の問題も患者の自律をどこまで徹底できるのか、という問題にほかならない。クインラン事件以降の判決に対する論評を集めた論文集で、アナスは自己の立場を次のように説明している。

「わたしは、能力のある個人は、結果の如何にかかわらず、いっさいの医学的治療を拒絶する権利をもつべきである、と考えている。予後や治療の種類や疾患の性質などを基にする区別は、すべて医師が治療を望んでいない個人に強制するのを許すいい訳にすぎない。もっぱら患者の願いに焦点を合わせることだけが、法にとって価値がある。そして、この点で個人の患者の権利を擁護する法のみが、支持に値する」（ANNAS14, 260）

こうして、アナスの場合、決定権を患者と家族以外に置く立場は、徹底的に批判された。たとえばクインラン判決のように決定を医療専門職に委ねることは許されないし、また逆に第一ブーヴィア判決のように法が個人の決定権を奪うことも許されない。個人のプライバシー権、自己決定権によって、死の場面についても対処すべきだというのが、アナスの基本的な態度だった。

もちろん、アナスは原則を振り回して済ませるような議論を展開していたわけではない。アナスは単純な一般化を許すような原則を提示するだけでは、極論が生じる危険性があることも十分に意識していた。事例にふさわしい制限をどのようにして原則に加えるかという点に、アナスの関心は向けられている。また、アナスは、そもそもの出発点が、クインラン事件にしろ、サイケヴィッチ事件にしろ、法的に無能力な患者の治療停止の問題にあり、プライバシー権や自己決定権はそのままの形では適応できず、「偽りの」理由とならざるをえないことも承知していた。にもかかわらず、アナスは自律を前面に立て、治療停止を肯定する形で個別事例を救い上げようとした。それは、生命の質を語ることなしには、医療技術の支配から個人の死を奪還することは不可能だと判断されていたからである。(158)右に見た『生命維持処置の中止決定』は、「恒久的に意識を喪失した患者」については、確定診断が下されていれば、治療停止に大きな問題はないとしていた。アナスの立場もまったく同じである。それを前提として、アナスは個人の自律を前面に立てる形で議論を組み立てようとした。そこに、生命倫理第二期の典型的議論がある。医療技術は死なせるべき生命を生み出した。個人の自律、自己決定が、生命の質的区別によって死なせることを可能にする魔法の杖だった。事例に合わせた検討の必要性が逆に米国の生命倫理がよって立つ原則的立場と最小限倫理という性格を際立たせることになった。

失われた可能性　こうした生命倫理の主流の議論については、そこでいわれる自律、自己決定、プライバシーの虚構性やそれが前提にしている生命の質的区別の危険性を指摘することは可能だし、必要なことかもしれない。しかし、ここでは、医療技術のコントロールから個人の死を奪還するというテーマとの関連についてのみ触れておきたい。この問題に対して、生命倫理は個人の権利に力点をおいて議論を組み立ててきた。医療技術のコントロールという点は、必ずしも、議論の主題とはされなかった。その点は、第九章で見たクインラン事件のニュージャージー州高等裁判所判決に対する生命倫理学者たちの反応と宗教家たちの論評との違いを思い出せば、明らかである。生命倫理学者たちが強調したのは、あくまでも個人の権利であった。その結果、クインラン事件以降、個人の死ぬ権利は、根拠がプライバシー権、自己決定権に求められ、法的に一定の地位を獲得することになったといえる。

しかし、これが生命倫理の議論が求めたような個人の死の奪還に至りついたかといえば、大いに疑わしい。個人の権利を徹底して主張することは、基本的な価値観の衝突を際立たせ、激しい政治的対立をもたらすものだった。その点は、クルーザン事件の推移にはっきりと現われていた。個人的で非政治的な死の問題は司法に委ねられ、議論が続いていくうちに、はっきりと政治が介入する問題となった。その果てに、最近わが国でも関心を呼んだテリー・シャイボ事件が来ることになる。[159]史上最多の三八にも上る裁判、それに対抗するために出されたフロリダ州と連邦政府の立法合戦、事はもともとの問題から、遠くかけ離れてしまった。そうならざるを得なかった原因のひとつは、個人の権利にもっぱら焦点を合わせる生命倫理の議論の狭さにあったのではないか。

生命科学・医学を社会的観点から吟味するという生命倫理の役割は、規制の倫理、原則アプローチ、最小限倫理といった組み合わせを唯一の選択肢とするわけではない。その意味では、現実に米国で成立し、展開された生命倫理は、成立期以前の「アンソロジーの時代」に伏在していた多くの可能性のひとつを実現したものにすぎず、そこから抜け落ちた視点があると見ることもできる。たとえば、小松美彦は、米国における生命倫理の議論における医療経済的視点の奇妙な欠落に着目し、それを医療専門職主導のテクノロジー・アセスメントと非専門職の生命倫理との巧妙なすみわけから説明する卓抜な議論を展開している（小松 3）。その刺激的な洞察については別に詳細な検討が必要であるが、小松が注目したテクノロジー・アセスメントという観点も、現実の展開のなかで抜け落ちることになった可能性のひとつだろう。

一九七八年に刊行された『生命倫理百科事典』の「テクノロジー・アセスメント」の項目で、ルロイ・ウォルタースは、「一つのテクノロジーが導入、拡張、あるいは変更されるときに生じる可能性のある社会への影響についての体系的研究であり、社会的影響のうちでも特に非意図的、間接的、長期的影響に力点が置かれる」というジョゼフ・コーツの定義を引いている（WALTERS, 1650）。ここにいわれる社会的影響の評価という観点から生命科学や医療技術の意味を問おうとする志向は、先に「アンソロジーの時代」とよんだ一九七〇年代には、たしかに存在していた。たとえば、カスの七〇年の論文、「新しい生物学」（KASS1）である。

カスは、その論文のなかで、生物学と医学が人間工学というまったく新たな技術の段階に入りつつあることに注意をうながしている。カスの議論は、こうである。従来の技術は技術者が道具を設計、操作して対象としての自然に働きかけることを目的としていた。これに対して、人間工学は技術者が技術者自身を対象にして設計、操作しようとする。技術の性格がまったく異なるのである。多くの人たちは、そのことに注意せず、医学や遺伝子工学、神経生理学などの発展が従来の技術と同様に人類の改善に寄与するものと素朴に信じこんでいる。しかし、予想される結果は本当に改善なのであろうか。医学は死や老化をあたかもひとつの疾病であるかのように扱い、治療の対象に化しつつある。生殖医学の研究はまもなく体外受精や人工胎盤を可能にするであろう（ちなみに、最初の体外受精児ルイーズ・ブラウンが英国に誕生するのは、一九七八年である）。優生学的目的でのクローンの利用や、心理学や神経生理学的操作による知的能力の増強、快を生み出す機械の実用化もそう遠いことではないかもしれない。人間工学的な技術は人間の条件を根本から改変する力をもつ。しかし、何が人間や社会にとってよいといえるのか、問われることは稀である。そのうえ、われわれの文明には、こうした新段階の技術に対処できる知恵が欠けている。その点を謙虚に認めれば、新しい生物医学研究に対して、従来の放任主義でいくことは許されない。十分な知恵を欠く以上、われわれは規制、延期、中断という態度をもって処するほかない。カスは、こうして、新しい技術の意味や価値を問いながら、生物医学研究を制度的に規制する必要性を説いていた。

こう主張したカスは、当時、国立科学アカデミー国立研究協議会の事務局長を務めており、一九七一年には、生命科学や医学の研究者だけではなく、科学史、心理学、人類学、哲学、社会学、経済学、政治学、法学など多様な研究者を集めた二週間にわたるシンポジウムを組織している。それが、一九七五年の国立研究協議会報告書『生物医学テクノロジーの評価』（*Assessing*）を生む。これは、生物医学技術を対象とする初の本格的なテクノロジー・アセスメントの試みであった。取り上げられたのは、体外受精、男女産み分け技術、老化抑制技術、神経学的行動変容・行動コントロールの四つの問題である。それが、技術の現状、範囲、他の技術との関連、モニタリングとコントロール、不可逆性、社会的影響、公共政策といった観点から考察されたのである。ここで注目されるのは、報告書が、そうした考察とともに、新しい技術自体の評価や目的、人間の本性の理解、選択されるべき価値といった哲学的問いの重要性を強調している点である。そうした問いを研究し、答えを与えることは難しい。しかし、人間とは何であり、何であるべきかという問いを問うことなしには、個々の技術評価は十分なものとはなりえない。それがカスを中心に報告書をまとめた生命科学と社会政策委員会の確信だった。

ここには、生命倫理がまだ形をとっていなかった時代における問題意識を見ることができる。新しい段階を迎えつつある生物学や医学の研究が予測させる未来社会への懸念、それは生物医学研究の意味とともに、人間の条件や社会のあり方を根本的に問いなおそうとする志向を呼び起こすものであった。その意味では、カスのいう制度的規制は、規制の倫理とはかなりニュアンスを異にしている。規制の倫理では、医療技術そのもののもつ意味よりも、その技術の受容の仕方に議論が集中するからである。そこには、カスの論文に見られるような文明論的視野に立つ問いかけと評価の意識は希薄である。むしろ、当時のジョンセンなどの論文を見ると、そうした大きな問いへの志向は現実的な合意形成にとって障害として意識されたことがわかる(160)。たしかに、生命科学や医療をめぐる問いの多くは猶予を許さない。それを考えれば、規制の倫理としての生命倫理では大きな問いへの志向が背景に退くのは当然ともいえる。しかし、そのことによって、生命倫理には失われた可能性があったのではあるまいか。そのことは、現代の死の問題を語る際に見られる生命倫理の議論の偏りにも結びついているはずである。死ぬ権利をめぐる議論の推移は、大きな問いへの必要性も思い知らせる。クインラン事件は生命倫理に多くを与えるとともに、多くを失わせたことを知るべきなのである。

註

（1） 以下、引用は文献表の略語または筆頭著者名に続けて頁数を（ ）内に示し、邦訳がある場合は続けて［ ］に邦訳の頁数を付記する。

（2） カレンの血液検査で見つかった薬剤についても、裁判での証言は矛盾しており、これもまた明確なことは分らない。Cf., (PENCE, 30 [1, 42–3]).

（3） *John F. Kennedy Memorial Hospital v. Heston*, 58N.J. 576 (1971) については、(*Briefs* I, 130–32, 163–8; Ⅲ, 33–8) に拠る。

（4） この教皇の声明 (Prolongation) は、原告側が高等裁判所で敗訴した後、州最高裁に上告した際に提出された上訴趣意書の付録として、全文が引用されている (*Briefs* II, 31–40; cf., WEIR 3, 23–4; JONSEN2, 236–7)。ジョンセン (JONSEN2, 271–2, note 14) によれば、教皇が書簡を送ったのは、通常いわれるような麻酔学の国際学会（右の *Brief II* では、An Address of Pope Pius XII to an International Congress of Anesthesiologists という副題がついている）ではなく、グレゴール・メンデル遺伝研究所の主催した国際集会である。

（5） このジャーナリストのフィリス・バッテル (Phyllis Battelle) による最初の記者会見の要約は、第四章で検討するように、アームストロングがカレンの状態を死とする立場を審理開始直前に変えたことを考えると、実際の会見を忠実に再現したものというより、裁判の終了した時点から、争点を振り返ってまとめられた可能性が高い。

（6） フィリーン (FILENE, 69) は「ある計算によれば、アメリカの歴史における医療過誤裁判の九〇%は一九六五年から七七年にかけて起っている」と述べている。

（7） 六八年のハーバード大学基準は、わずかでも回復のチャンスを残す患者から臓器が摘出される危険性をできるだけ回避するように設定されていた。それにともなって、生命維持装置を外してもよい場合が、死と定義された不可逆的昏睡に限られた。それは従来の治療停止の慣行を大幅に狭めることを意味した。そのため、ビーチャーなどハーバード大学のマサチューセッツ総合病院の医師たちは、「不可逆的昏睡の定義」の翌年には、その基準に合致しなくとも生命維持装置を撤去しうる不可逆的な脳損傷患者について語ることになる。その論文（BEECHER, 405）は、まず前年の「不可逆的昏睡の定義」（Definition）が示した脳死症候群患者への対応手順を確認した後、「そうした脳死症候群を示す以外の患者で（家族の協力を得ながら）生命維持装置を切ることができるかもしれない患者の種類」（強調は原文）の条件を三つ列挙している。

(8) ペンスもこのエデリン事件がクインラン事件の法的な環境を構成していたことを指摘している（PENCE, 32 [1, 46]）。なお、エデリン医師は、一九七六年に、最終的に無罪となる。

(9) 報道では、夫妻は一貫して敬虔なカトリック信者として紹介されている。その典型例は、クインラン家のマリア像の写真を掲載した『タイム』（*Time* 2, 61）の記事に見ることができる。

(10) 裁判の証人尋問によれば、神父は通常の手段と通常以上の手段との区別について、教皇が「生命の延長」（一九五七年）で触れるよりも前に、一九四五年から四九年まで在学した神学校で、「カトリックの伝統、カトリックの道徳論、カトリックの神学を基礎としている」区別として、学んでいた（*Briefs* I, 391, 397–8）。

(11) ただし、第六章で述べるように、ジェイヴドは裁判の証人尋問では、カレンの治療にはあくまでも主治医モースの指導の下、相談役として関わっていたに過ぎないことを強調し、レスピレータの停止をクインラン夫妻やメアリー・エレンと話し合ったことはないと証言する（*Briefs* I, 278–9, 363–4）。このジェイヴドの証言の背景には、刑事責任への恐れとともに、パキスタン出身のレジデントという微妙な立場を見るべきかもしれない。

(12) 母親のジュリアも、州高等裁判所の証人尋問のなかで、同様の助言があったことを証言し、ジェイヴド医師の言葉がジョゼフにとって「カレンが死ぬのだということを受け入れられるようになる……転換点に多少ともなったように感じた」と述べている（*Briefs* I, 441–2）。

(13) とはいえ、『生命倫理の基礎づけ』(ENGELHARDT1) もキリスト教的背景を抜きにしては十分な理解は不可能である (この点は、土井健司に教えられた)。なおエンゲルハートは、一九七〇年代の生命倫理が非宗教的 (secular) であった理由について、興味深い分析を行なっている (cf., ENGELHARDT2, chapter 1)。

(14) ちなみに、トラパッソ神父の証人尋問では、郡検察官のコレスターは、代表的な道徳神学者の著作として Häring の *The Law of Christ: Moral Theology for Priests and Laity* の第三巻の「ケアの通常の手段」をめぐる議論 (HARING, 239–40) を引用しながら、何を通常とするか、したがって、何を通常以上とするかは、道徳神学者にとっても困難ではないかといった趣旨の質問を行っている (*Briefs* I, 403)。また、カレンが入院するセントクレア病院付きのカトリック司祭、カカヴァレ神父は、カトリックの神学校の教科書として、McFadden の *Medical Ethics* (McFADDEN) に言及している (*Briefs* I, 413)。

(15) ケリーの著作は、六〇ある「指令 (Ethical and Religious Directives for Catholic Hospitals)」のうち、四二をとりあげている。

(16) 一一月一日に公表されたパターソン教区大司教の見解、「カレン・アン・クインランの生命維持のために通常以上の手段を使用することについて」は、(*Karen*, 332ff. [327ff.]) に付録として収められている。

(17) なお、モース医師は裁判の中では、この文書に署名しておらず、その存在を後になってから知ったと証言する (cf., *Briefs* I, 446)。

(18) このあたりの日時は、(*Karen*, 115ff. [124ff.]) の記述には混乱があり、正確ではない可能性があるが、ここでは (*Karen*) にそのまましたがっておく。この日時の点については、モース医師への証人尋問 (*Briefs* I, 264) でも、父親のジョゼフへの尋問 (*Briefs* I, 383–4) や母親のジュリアへの尋問 (*Briefs* I, 444–6) でも問題になるが、最終的には主治医たちの弁護士ポージオがいうように「日時は重要ではないかもしれない」(*Briefs* I, 384) ということで特定されなかった (cf., WEBB, 138ff.)。

(19) たとえば、モースは事実審理のなかで「伝統からの逸脱」の恐れを強調し、「医学の伝統とともに進み、伝統に留まることができるのか」を問題にしている（*Briefs* I, 233, 263）。

(20) タッカー事件については、（VEATCH2, 21–3; FILENE, 56–8）のほか、一九七二年五月二三日のリッチモンド市裁判所による判決 *Tucker v. Lower*（WEIR1, 125–8）を参照した。

(21) 州高等裁判所の事実審理のなかで、被告側は、「予審聴聞会の前も、予審聴聞会においても、さらにはその後でも……原告側弁護士、アームストロング氏は、……《ニュージャージー州で現在認められている法的及び医学的定義に照らせば、カレン・アン・クインランは死亡している》……という立場をとっていた」ことを確認している（*Briefs* I, 455）。

(22) また、モース、ジェイヴド両医師の弁護人ポージオの準備書面には、カンザス州法以下、四つの州の脳死法が付録として収められている（*Briefs* I, 140–142）。なお、大統領委員会の報告書（*Defining*, 61［83］）は、クインラン事件が死の定義の問題への関心を高める出来事であったことを指摘している。

(23) ただし、この『タイム』の記事は、アームストロングの主張に対して、「カレンの医師たちは同意していない。カレンの心臓が動いているだけではなく、レスピレータの助けなしでも散発的に呼吸できる、と病院の弁護士は語っている」と付け加えている。なお、すでに第一章で紹介したように、バッテルが語る物語（*Karen*, 143ff.［151ff］）では、最初の記者会見の時点から、アームストロングはカレンが脳死ではないと主張していたことになっていた。

(24) この点は、スティーヴンス（STEVENS, 135）が強調した。また、ヴィーチ（VEATCH1, 329）は、事件は死の定義の問題とは何ら関係がないにもかかわらず、州高裁判決の日も、マスコミは判決が死の定義についての法的規定が八州しかない状況に影響を及ぼすだろうと報道したことを苦々しく伝えている。なお、小松美彦（小松5）は死の「定義」といういい方の問題点を鋭く指摘しているが、本文では引用に合わせて曖昧な形でその語を使用する。

(25) カンターは本章の冒頭で言及したコロンビア大学のシンポジウムにコバーンとともに参加し、ニュージャージー州最高裁判決が「画期的判決」で、以後の裁判を導く手引きとなる判例だと述べることになる（GRAD, 493）。

(26) LOUSIELL, D. W., "Transplantation: existing legal contraints" (WOLSTENHOLME, 78ff.)

(27) ただし、すぐに本文でも触れるハーバード大の移植医ムーアの指摘に見られるように、米国でも臓器移植との関連で（脳）死の判定が問題となることは意識されていなかったわけではない。しかし、死の問題は当時まだ広く移植医たちの関心を集めるまでには至っていなかった。

(28) ただし、スターツルは、自伝ではすぐに「この心配は杞憂に過ぎなかった」と付け加えている。「脳機能の消滅を死とすることによって、かえって重症患者が適切な治療を受けるチャンスは、……心停止と呼吸停止を基準に死を定義する場合より、大幅に増加」すると考えるようになったというのである。絶望的と思われる重症患者すべてが公平に蘇生の試みを受け、しかるのちに「心臓と肺は機能しているが患者は死んでいるのか、あるいは脳機能は回復の見込みがあるのかが決定される。医療の質の向上と、質の高い医療の公正な適用は、移植医学がもたらした偉大な副産物の一つである」というのがスターツルの最終的な評価だった。

(29) CORTESINI, R., "Outlines of a legislation on transplantation" (WOLSTENHOLME, 171 ff.). 教皇の発言は、POPE PIUS XII, 1959, *Discorsi ai Medici*, pp. 465-8, Orizzonte Medico が指示されている。

(30) アーノルドたち（ARNOLD）は、心臓や肝臓などの一つしかない臓器移植が、脳死概念を受け入れていない一般の人々に早すぎる埋葬への恐怖を生み出しかねないことを指摘し、専門家だけではなく一般の人々をも含む議論によって新しいルールを設定し、死の宣告のあり方を改善することが必要だと説いている。

(31) ケネディ（KENNEDY）は、心臓移植が、米国のカントロヴィッツによる無脳児からの移植も含め、五例行われた段階で、死の判定に関して疑義が存在することを指摘している。

(32) エルキントン（ELKINTON2）は、医療における死の問題を一般的に考察するなかで、臓器移植に関して、移植の成功率が上がってきていることは認めながらも、ドナーとなりうる患者に対するケアがおろそかになり、早すぎる死の宣告が行われる恐れがあることを指摘し、厳密な死の判定を要求している。

(33) 一九六八年に開催された第一七回米国心臓学会年次科学大会での議論を報じたニュース（*Science News*）は、その大会では招待されたクリスチャン・バーナードが心臓移植の推進を主張したのに対して、米国の心臓外科のトップ三名がすでに実施された臓器移植の医学的評価が定まるまではモラトリアム期間を置くように主張したことを伝えている。

(34) また、先に触れたチバ財団シンポジウムで、アレクサンドルが脳死について触れることになったのも、死体からの腎移植が生体腎移植に比べ成功率が劣る点にあった（WOLSTENHOLME, 66ff.）。

(35) Henry Beecher to Robert H. Ebert, 30 October 1967（ROTHMAN, 160–1［224］）.

(36) 「不可逆的昏睡の定義」がある意味できわめて「政治的な」文書であることは、ここととはやや異なる角度から、小松美彦（小松 2；小松 4, 131–136）が指摘している。

(37) この論文の末尾にあげられている専門部会のメンバーをそのまま引用すれば、Eric Cassell, MD, and Leon R. Kass, MD, PhD (co-chairmen)；Marc Lappe, PhD (staff associate)；Henry K. Beecher, MD; Daniel Callahan, PhD; Renee C. Fox, PhD; Michael Horowitz, LLB; Irving Ladimer, SJD; Robert Jay Lifto MD; William F. May, PhD; Joseph A. Mazze PhD; Robert S. Morison, MD; Paul Ramsey, PhD; Alfred Sadler, MD; Blair Sadler, LLB; Jar Schick, MD; Robert Stevenson, PhD; Robert Veatch, PhD であり、Hans Jonas の名が抜けている。その点を、この論文について、キャラハンとビーチャーの往復書簡を基に詳しく分析したスティーヴンス（STEVENS, 97–109）は、専門部会内に激しい対立があったことを明らかにし、最終的にビーチャーと臓器移植推進派が勝利を収めた結果、ヨナスの名が外されたと述べている。しかし、本文で触れるように、レポートを見るとヨナスが少数派委員であったことは明示されており、スティーヴンスの解釈は穿ち過ぎであると思われる。

(38) 論文は、少数派のヨナスとラムジーの主張として、(JONAS; RAMSEY I, 101–112) をあげている。

(39) これは、州高等裁判所の判決でも詳しく引用されている (*Briefs* I, 557, n. 8)。

(40) カリフォルニア州上訴裁判所、*In re Estate of Schmidt*, 261 Cal. App. 2d 262 判決。これは交通事故で死亡したシュミット夫妻の相続に関して、夫と妻の死亡時刻が問題となった裁判である。再婚して一年で夫妻は事故にあったが、それぞれ前の結婚で三人の息子と二人の息子がおり、妻の方だけが自分の二人の子供を相続人に指名した遺言を残していた。妻の相続人側は、心臓移植をめぐる医学の進歩を考えると伝統的な死の判定基準に従うのはアナクロニズムだとして、脳死概念の採用によって相続権の移動を認めるべき、つまり夫妻は警察などが考えたように同時に亡くなったのではなく、夫が先に亡くなり、妻がその後に亡くなったとすべきだとして、裁判を起こした。これに対して、裁判所は伝統的な死の定義を根拠にその訴えを斥けた。

(41) ハーバード基準が脳死概念の準拠枠、権威として機能している点は、他の被告側の準備書面も同様で、ポージオの「準備書面 (Brief on behalf of Dr. Arshad Javed and Dr. Robert J. Morse)」はその全文を付録として採録している (*Briefs* I, 143–150)。また、セントクレア病院の弁護士アインホーンは、最終弁論の中で、「医師を助けるために」、ハーバード基準を死の判定基準として裁判所が認めるように要求している (*Briefs* I, 514)。

(42) "Declaration of Sydney," World Medical Association Declaration on Death, Statement on Death, Adopted by the 22nd World Medical Assembly, Sydney, Australia, August 1968.

(43) *People* v. *Lyons*, Cal. Super. Ct. May 21, 1974. なお、この時期の臓器移植をめぐる裁判については、(STEVENS, 87–9) を参照。

(44) *State* v. *Brown*, 8 Or. App., 491 P. 2d 1193 (Ct. App. 1971).

(45) *New York City Health and Hospitals Corporation* v. *Sulsona*, 367 N. Y. S. 2 d 686 (Sup. Ct. 1975).

(46) さらに、当時のニュージャージー州では、カンザス州法と同じく、自発的な呼吸と心臓機能の停止と脳死概念を並立させて、死の定義とする法案が議会に上程されており、ハイランドの準備書面の付録（*Briefs* I, 115–6）に法案が収録されている。

（47）ジェネットは二〇〇二年に、遷延性植物状態をめぐる問題を詳しい医学的説明から始めて、倫理的な問題まで総合的に論じた著作を刊行している（JENNETT2）。なお、邦語文献として、遷延性植物状態患者の治療停止そのものについて正面から論じたものとしては、（金森, 97ff.）がある。

（48）この点については、第八章で再説するように、審理の三日目に母親のジュリアが法廷で証言することになる（*Briefs* I, 432–435）。

（49）以下の、*Strunk* v. *Strunk*, 445 S.W. 2d. 145（Ky. Ct. App. 1969）及び *Hart* v. *Brown*, 289 A. 2d 386（Conn. Super. Ct. 1972）の概要については、（LEBIT, 112ff.）による。なお、（*Briefs* I, 41）の *Mort* v. *Brown* は *Hart* v. *Brown* の明らかな誤植。

（50）以下では、（*Briefs* I, 44–7）の記述を軸にプライバシー権の形成過程を略述するが、その詳細についてはギャローの大著（GARROW）が詳しい。その他、（唄, 65–67 ; ALLEN）、及び判例についての各種データベースを利用した。

（51）*Union Pacific Railway Company*, Plff. in Err. v. *Clara L. Bostsford*, 141 U.S. 250, 251（1891）. Cf., GARROW, 590ff.

（52）*Schloendorff* v. *Society of New York Hospitals*, 1914.

（53）*Olmstead* v. *United States*, 277 U. S. 438（1928）.

（54）*Meyer* v. *Nebrasuka*, 262 U.S. 390（1923）.

（55）*Pierce* v. *Society of Sisters*, 268 U. S. 510（1925）.

（56）*Griswold* v. *Connecticut*, 381 U.S. 479（1965）については、（GARROW, 131–269 ; WAWROSE）による。

（57）*Eisenstadt* v. *Baird*, 405 U.S. 438（1972）; *Roe* v. *Wade*, 410 U.S. 113（1973）. 両判決の簡単な概観としては、（WAWROSE, 112–26）を参照。

（58）ただし、この判決はプライバシー権を根拠にしたわけではなかった。グリズウォルド判決ではプライバシーの権利を主張するために結婚関係の特殊性が強調されたのに対して、この判決では、州法の違憲性の根拠は避妊具の提供を結婚している者に限定する不平等に求められた。だが、この判決も、プライバシー権をカップルの権利ではなく、あくまでも個人の権利として考えるべきだとするなど、プライバシー権の展開にとって見逃せない内容を含んでいた（cf., GARROW, 541–4）。

（59）ロー対ウェイド判決については、第一三章で再度詳しく取り上げる。

（60）「憲法第八修正、過大な額の保釈金を要求し、または過重な罰金を科してはならない。また残酷で異常な刑罰を科してはならない」（合衆国憲法, 233）。

（61）安楽死論の歴史についての初期の生命倫理関係の文献のひとつに、（GRUMAN）があるが、そこではルネサンス以降を中心にしながら、古代についても言及して、歴史が概観されている。

（62）以下の安楽死の一九世紀から二〇世紀にかけての動きについては、この論文以外に（HUMPHRY, 10–19）を参照した。

（63）二つの随筆は、Lionel, Tollemache, "The New Cure for Incurables," *Fortnightly Review* (Feb., 1873) : 218–230 と Samuel Williams, "Euthanasia," *Popular Science Monthly* (May, 1873) : 91 というものだという。

（64）"Permissive Euthanasia," *Boston Medical and Surgical Journal* 110 (1884) :19–20.

（65）この点については多くの研究がなされているが、簡潔な叙述としては（JONSEN2, 167–172）。

（66）ミューア判事がカレンの許を訪れるようにという訴えを最終的に却下した点については、第八章で触れる。

（67）コラインは、脳死の問題に関わるようになった事情を説明して、こう証言している。「一九六八年、ニューヨーク大学病院とベルビュー病院の医療チームに参加していた麻酔科医たちがひとつの基準を定め、その基準を用いて、死亡宣告をし、移植のために腎臓などを使うことができるようにしたいと望んだのです。ちょうど、ハーバード基準などが出された時期です。わたしが関心をもち、この問題に関わるようになったのも、その頃でした」（*Briefs* I, 293）。さらに、コラインは、コレスターの反対尋問の中ではもっと簡潔に、「彼ら、ベルビューと大学の病院の医師たちは、移植との関連で、死の概念をめぐる新たな基準を望んでいたのです」(*Briefs* I, 342) と述べている。ここには、先に第五章で検討した点、つまり、死の再定義が臓器移植のためであったことがはしなくも示されている。

(68) コラインは、二〇年後のウエッブによるインタヴューのなかで、カレンのような遷延性植物状態の場合には「すべての治療が通常以上の治療だと思うし、抗生物質も投与されるべきではない。そのままにしておけば、一週間で亡くなるでしょう。何でもするというのは医療技術の濫用です」と答えている (WEBB, 136)。

(69) 第五章で遷延性植物状態に関して引用したジェネットたちの論文によれば、「閉じ込め症候群」という言葉はプラムたちが一九六五年に作った用語である。この症候群の場合、患者は昏睡状態に似た症状を示すものの、意識は完全にある。ただコミュニケーションの手段が欠けているのである。また、ジェネットたちは、一年半以上生存の閉じ込め症候群の患者例を報告している (JENNETT1, 736)。

(70) フィリーンによれば、ジュリアはコラインがカレンを「屈曲拘縮」として説明している途中で、証言を聞いていられなくなって退席した (FILENE, 32)。

(71) この部分については、この箇所を引用した (*Karen*, 201〔207〕) にあるように、six months ではなく、six weeks である可能性が高いように思われるが、ここでは (*Briefs* I) の原文に従っておく。

(72) たとえば、ペンス (PENCE, 35〔1, 51〕) も「無脳症のモンスター」というコラインの言葉を引いているし、バッテル (*Karen*, 202〔207〕) は母親のジュリアが退席したのがそのやり取りの途中だったかのような書き方をしている。また、コバーン自身も後の州最高裁の事実審理の際に新しい後見人の代理人という立場から証言することになるが、そこでもこの無脳児の例についての説明を「かなり生々しい」ものとして引き合いに出している (cf., *Briefs* II, 248)。

(73) コラインへのインタヴューは、(COLEN, 106-109) (引用は、p. 106)。また、現代のフランケンシュタインについては、コーレンはその著作の第四章 (*ibid.*, 67ff.) で集中的に論じている。

(74) このことは、テリー・ピーターソンもスティーヴンスの著作（STEVENS）に対する書評（PETERSON, 2788）で指摘している（この書評については、中島理暁の教示に負う）。

(75) この水分、栄養についてのジョゼフの発言は、後にクルーザン事件のミズーリ州最高裁の判決（一九八八年）で引用されることになる（第一三章、参照）。

(76) なお、この問題については、翌日の証人尋問三日目の午前中に、ジェイヴド医師が再喚問されている。ポージオはジョゼフが証言した点について尋問し、ジェイヴドから、レスピレータを切るように助言したことなど「絶対にない」（*Briefs* I, 439）という証言を引出している。ジェイヴドは治療の一環としてカレンを短時間レスピレータから「乳離れ」させることは、他の患者の場合と同様に、試みたことはあるが、主治医でもない自分がレスピレータを切るように勧めることなどはありえないと初日の主張を繰り返した。これに対しては、アームストロングもジュリアを再度喚問し、ジョゼフが証言したとおりだったことを確認しようとした。しかし、ジュリアの証言には、まずジェイヴドと話し合ってレスピレータを切るように勧められた後でモースが出先から戻ってきて話し合いに加わった七月一一日のことと、病院側と話し合いレスピレータの停止のための免責書類を作成した七月三一日のこととを混同しているところがあった。ポージオは、その点を残っていた免責書類のコピーによってジュリアに指摘することで満足して、この問題に関する尋問を終えている。

(77) ちなみに、この『医療倫理』で治療の停止の問題を扱った章の討論用の問題には、次のような記述が見られる。「近年、医学専門職には絶望的な治療しえない患者に《尊厳死（die with dignity）》を許す傾向がはっきりと現れてきている。すなわち、生命を保持するすべての通常の手段は使用するものの、通常以上の手段を使って避けがたい死をほんの少しだけ遅らせるようなことはすべきではないという見解が、医師の間で（一般の人々の間と同様に）しっかりと根を張るようになってきているのである」。マクファーデンは、こうした傾向が慈悲殺につながるものなのかどうかを討論によって検討するように求めている（McFADDEN, 270）。

(78) なお、コバーンは、後の最高裁での事実審理の証言でも、「クインラン家の人々自身は、カレンが昏睡状態に陥る以前には、カトリックの教義では通常以上の手段についてどうなっているかという点に気づいてさえいなかった」ことを強調している (*Briefs* II, 255)。

(79) この専門家の証言については、後にポージォが州最高裁の裁判時に提出する準備書面 (*Briefs* II, 113–119) でその要点を手際よくまとめることになる。

(80) (PENCE, 35 [I, 51]) は、この発言をプラムに帰しているが、それは誤りである。

(81) ミューア判事が証拠採用した看護記録には、「五月七日、看護婦たちがカレンがまばたきするように求めると二度まばたきし、言われたとおりに目を動かす反応をしたように思われたが、それ以後この種の反応を示す証拠は得られなかった」(*Briefs* I, 545) とある。

(82) 生命倫理の安楽死をめぐる議論は、まず積極的と消極的という区別をめぐって展開されていた。そうした古典的な議論のひとつとして有名なレイチェルズの論文が発表されたのは、クインラン事件が始まる少し前の一九七五年一月のことだった (RACHELS)。

(83) フィリーン (FILENE, 64–67) は、そうした人々の意識の背景にヤンケロヴィッチが認めた米国文化の地殻変動を指摘している。ヤンケロヴィッチ (cf. YANKELOVICH, 49 ff.) によれば、一九六〇年代から米国では、伝統的な「自己否定の倫理 (the ethics of self-denial)」を離れて「自己充足の探求 (the search for self-fulfillment)」へと向かう個人への回帰の傾向が強まってきた。そうした「世界がひっくり返された」ような変動のなかで、文学者のマーリア・マニスの言う「最後の権利」(MANNES) も含め、個人の死がさまざまな形で意識され始め、キューブラ－ロスの『死ぬ瞬間』(KUBLER-ROSS, Elisabeth, 1969, *On Death and Dying*, Macmillan Publishing Company) のような仕事も生まれてくる。そうしたところに出現したクインラン事件は、その家族の証言によって、死ぬ権利の問題を一般の人々の問題として意識させ、従来からの死ぬ権利をめぐる議論を再び活気づけることになるものだった。もちろん、こうした死ぬ権利をナチスの場合と切り離せるとする主張は「本当なのか」と問うことができる（cf., 市野川）。

(84) *Hastings Center Report*6（1）, 1976, "The Quinlan decision: five commentaries—Guardian, physicians, and medical technology": 8–19.

(85) この全米医師会代表者会議（the American Medical Association House of Delegates）が採用した声明は、前年にニューヨーク市立大学医学部が患者の「尊厳をもって死ぬ権利（the right to die with dignity）」を認めたことなどから、安楽死に関心が高まりつつあるのを受けて出されたもので、基本的にニューヨーク市立大学医学部の方針を採用しつつ、積極的安楽死（慈悲殺）を斥けるものだった（HUMPHRY, 101）。ちなみに、前章の註(82)で触れた生命倫理における安楽死をめぐる古典的議論は、この声明に対してレイチェルズが積極的安楽死擁護の立場から批判する論文（RACHELS1）を発表し、それをビーチャム（BEAUCHAMP）がさらに批判する形で形成されることになる。

(86) インフォームド・コンセントの開示基準に関して、それまでの「専門家慣行基準（the professional practice standard）」に対して、「合理的人間基準（the reasonable person standard）」をとった有名なカンタベリー判決が出されたのは一九七二年である（cf., 香川2, 89ff.）。

(87) この点は、先に触れた『ヘイスティングズ・センター・リポート』のラムジーの議論（RAMSEY2, 14–7）にも指摘することができる。ラムジーは、医療倫理は倫理学の一分野であって、そこでは「原則や行為指針を事例に対して適用するのであって、原則や行為指針が事例から引き出されるのではない」という従来からの自説の確認からコメントを始めている。しかし、実際に展開されたのは、従来の通常と通常以上の区別を医学的な適応の有無の区別と患者の治療の拒否権の要素に分ける議論だった。そうした要素に分けることで、治療停止の問題が純粋に医学的な判断と価値的な選択とから成ることを示そうというのである。そして、レスピレータの使用が患者の現在の状態を改善せず、たんに死に行く過程を引き延ばしているに過ぎない場合、その使用に医学的な適応はないと論じている。ラムジーによれば、父親のジョゼフが撤去を拒否した水分と栄養の補給も医学的な適応はない。この主張は、すでに『人格としての患者』(RAMSEY1, 113ff., esp. 128–9)で、ケリー神父の通常／通常以上という区別を引き継いでいわれていた。ただし、第一二章で紹介するように、ラムジーは、その後、この立場は生命の質的区別を認めるもので容認しがたいとする立場に移行し、治療停止一般に反対することになる(RAMSEY3, 157–9)。

(88) 医療陣が遷延性植物状態患者のレスピレータと強制栄養の停止を求めたのに対して、患者の夫と子供がその要求を拒否し、裁判となった事件(cf. ANGELL; CAPRON2; TRUOG)。裁判では医療陣の主張する治療の無益性が争点となった。夫は生命がどのような状況であろうとも可能なかぎり維持されるべきだと信じており、妻も同じ信念をもっていたと主張し、マスコミに「妻が逝く準備が出来たら、神がお召しになるだろう」と語っていた。

(89) 全米医師会は、このガイドライン(AMA, 1871)で、「心肺蘇生処置が無益(futile)であるか、患者の希望や最善の利益に合致しないことが示される状況」では、「蘇生処置禁止(DNR)」命令が患者の同意をとらなくとも認められるとした。

(90) コレスターは、この主席判事の仮定に対して、そうした事態にはなっていないのは幸いだと応え、現行法は治療の継続を求めているのだと述べている(*Briefs* II, 270)。

(91) ハイフェッツの小著はクインラン事件をきっかけに出版されたもので、「わたしはひとりの患者が死ぬのを許してきたところだ。もう時間だった」という言葉から始まり、治療停止した実例を幾つもあげていた。「死ぬ権利は言論の自由や宗教の自由の権利と同じく根本的なものである。最も基本的な意味における自由は自己決定の権利を含んでいる」(HEIFETZ, 168)というのが、ハイフェッツの基本的立場だった。そして、その立場から、患者の権利を守るためには、患者の求めに応じる医師を守る必要があることを説き、そのためにはいわゆるリビングウィルを制度化すべきだと主張している。なお、(*Briefs* II, 229)のHeisetzはHeifetzの誤記。

(92) 最高裁もピウス一二世の声明を詳しく引用し、その論点を五つに整理している(*Briefs* II, 297–8)。

(93) シーグラーの臨床倫理については、（JONSEN 5）があるが、シーグラー自身の生命倫理批判としては、（SIEGLER1; SIEGLER2）を参照。

(94) ロスマンは右の引用に続いて、判決に対する敵意のある反応を例示している。しかし、すでに第二章でスティーヴンスによるロスマン批判でも触れたように、いずれも一九七五年のもので、州最高裁の判決に対する反応とは見なしがたい。クインラン事件判決をめぐるロスマンの記述は混乱していると言わざるをえない。

(95) 前章で触れたように、州最高裁判決は倫理委員会という装置に関して、「専門職の責任の拡散（the diffusion of professional responsibility）」（*Briefs* II, 312）という言い方をしていた。

(96) アナス（ANNAS14, 266）によれば、この判決以後、ニュージャージー州の病院で設置された「倫理委員会」はすぐに医師のみから構成される「予後判定委員会（prognosis committee）」という名称に変更された。

(97) アナスがあげるのは *Maine Medical Center v. Houle*（Sup. Ct. Cumberland Co., Maine, docket no. 74 to 145, Feb. 14, 1974）である。これは重度障害新生児の親が治療停止を求めたのに対して、裁判所が、重い脳障害が残る可能性が新生児にあるという理由で、医学的に必要で適切な治療をしないことは親の養育義務違反（neglect）にあたるとして、病院に手術を命じた判決である（cf., WEIR1, 185–186; WEIR2, 93-4［118-9］）。

(98) 全米医師会の見解は、心肺蘇生をしないという決定についてはカルテに記載し、医療スタッフ全員にその点を周知するように求めている（Standards）。

(99) ラブキンらの論文では、能力の有無については、法的な意味よりも広く解されるべきだとされている。

(100) 治療停止の問題をめぐるさまざまなガイドラインについては、（*Guidelines*, 142–146, "Bibliography"）を見よ。

(101) この一〇通の通信には、最適医療委員会の構成について質問を受けたマサチューセッツ総合病院の回答も含まれている。

(102) こう書いたのは、メンフィス聖ジュード小児研究病院の Sharon Murphy 医師（PARHAM, 1140）。

(103) ROETTINGER, Ruth, (Ph. D.), (PARHAM, 1141).

(104) この“A Living Will”の一九七四年版は、(*Contemporary*1, 306) にある。

(105) この曖昧さについては、ボック (BOK, 367–8) も指摘している。

(106) 「自然死法」は「自然な死法」と訳す方が誤解が少なくてすみそうだが、ここでは通例にしたがっておく。

(107) AMERICAN HOSPITAL ASSOCIATION, 1973, “A Patient's Bill of Rights.”

(108) STATE OF CALIFORNIA, 1976, “Natural Death Act,” (*Ethical issues*, 298–304; 町野, 155–8).

(109) 一例は、第一三章で取り上げるバートリング事件に見ることができる。

(110) 実際、キーンはすぐに法改訂の作業にとりかかり、一九七九年には改正案を仕上げることになる。しかし、この修正案は成立しない。キーンはその後方針を転換し、一九八三年に「医療に関する継続的効力をもつ委任状法」案を提出する。この新たな法案は、本文ですぐに触れる同種の法律で最初に成立するものとなる (GLICK, 101–2)。

(111) NATIONAL Conference of commissioners on uniform state laws, 1985, “Uniform Rights of the Terminally Ill Act.” これに追加訂正がほどこされた一九八九年版の邦訳は (町野, 159ff.)。

(112) たとえば、BEAUCHAMP, Tom L., and CHILDRESS, James F.; *Principles of Biomedical Ethics*, First Edition, Oxford University Press は一九七九年の初版から、現行版に至るまですべての版で、この事件を事例集に収録している。以下、事件に関しては、SUPREME JUDICIAL COURT OF MASSACHUSETTS, HAMPSHIRE, 1977, “*Superintendent of Belchertown State School v. Saikewicz*,” により (cf., *Source Book*, 153–8; 町野, 183–5)、(*Source Book*) に該当箇所がある場合のみ、その頁を示した。なお、事件の概要については、(RAMSEY3, 300–317) も参照した。

(113) この《 》内の言葉は、クインラン判決、「当法廷の考えるところでは、そうした決定を裁判所に訴えて確認することは、一般的には不適切である。

というのは、医療専門職の職能分野へのいわれのない侵害（gratuitous encroachment）になるからというのではなくて、考えられないほどの負担になるからである」（*Briefs* II, 312）から取られている。

(114) ANNAS2, 21–3; ANNAS14, 244–50.

(115) ディナースタイン事件 *In re Dinnerstein*, 6 Mass. App. 466, 380 N.E. 2d 134, 138–39（1978）, *overr'ld, Re Spring*, 8 Mass. App. 831, 399 N.E. 2d 493（1979）, *superseded, Re Spring*, 380 Mass. 629, 405 N.E. 2d 115（1980）については、（WEIR3, 113–4; VEATCH3, 125–6）による。

(116) 州最高裁の検認裁判所の判決の追認を受けて書かれたのは、"The Strange Case of Joseph Saikewicz," in（RAMSEY3, 300–17）であり、翌年の法廷意見を受けて書かれたのが、（RAMSEY4）である。

(117) ラムジーは生命倫理の主流が結局は生命の質を基準とする議論になっていることを、マコーミックの論文（McCORMICK1）を詳しく取り上げ、徹底的に批判している（RAMSEY3, 171–81）

(118) ワイヤーは、「非自律的患者の治療停止」をめぐる裁判が一九八八年までに「わずか二五件」にすぎないという言い方をしている（WEIR3, 108）。ただし、裁判所ごとに数えれば、六五件にのぼる（SOCIETY, 149–52）。なお、以下、一九八七年のジョーブズ事件に至るまでの裁判事例については、それぞれの判決とワイヤー（WEIR3, 106–169）の概観の他に、特に（HUMPHRY, 240–76; VEATCH3, 107–36; GLICK, 133–66）を参照した。

(119) スプリング事件 *In re Spring*, 380 Mass. 629, 405 N.E. 2d 115, 121（1980）（cf., PARIS; WEIR3, 116–7）.

(120) セヴァンズ事件 *Severns v. Wilmington Medical Center, Inc.*, 421 A. 2d 1334, 1344（Del. 1980: and *In re Severns*, 425 A. 2d 156, 160（Del. Ch. 1980）（cf., WEIR3, 118–9）.

(121) フォックス事件 *In re Eichner*, 102 Misc. 2d 184, 423 N.Y.S. 2d 580（Sup. Ct. 1979）, *modified sub nom, Eichner v. Dillon*, 73 A.D. 2d 431, 426 N.Y.S. 2d 517（App. Div. 1980）, *modified*, 52 N.Y. 2d 363, 438 N.Y.S. 2d 266, 420 N.E. 2d 64（1981）（cf., WEIR 3, 119–21; ANNAS 4; ANNAS 6; AN-

NAS7).

(122) コウリアー事件 *In re Colyer*, 99 Wash. 2d 114, 660 P. 2d 738, 748 (1983), overruled in part, *In re Guardianship of Hamlin*, 102 Wash. 2d 810, 689 P. 2d 1372 (1984) (cf., WEIR3, 122–3).

(123) ストーラー事件 *In re Storar*, 106 Misc. 2d 880,433 N.Y.S. 2d 388 (Sup. Ct.), affd, 78 A.D. 2d 1013, 434 N.Y.S. 2d 46 (App. Div. 1980), rev'd, 52 N.Y. 2d 363, 438 N.Y.S. 2d 266, 275, 420 N.E. 2d 64, cert. denied, 454 U.S. 858 (1981) (cf., WEIR3, 121–2; ANNAS7).

(124) ワイヤー (WEIR3, 165, n. 13) によれば、非自律的患者の治療停止を拒否したもうひとつの判例としては、*New Mexico ex rel. Smith v. Fort*, No. 14, 768 (N.M. 1983) がある。その判決が出された時点では、ニューメキシコ州には非自律的な患者の治療（この場合は、腎透析）の停止を後見人が求めることを許す法律はなかった。そのため、判決の翌年の一九八四年に、ニューメキシコ州では「ニューメキシコ死ぬ権利法 (the New Mexico Right to Die Act)」が修正され、非自律的患者の治療停止が法的に可能となっている。

(125) バーバー事件 *Barber v. Superior Court*, 147 Cal. App. 2d 1006, 195 Cal.Rptr. 484, 490 (1983) (cf., WEIR3, 124–6).

(126) リーチ事件 *Leach v. Akron General Medical Center*, 68 Ohio Misc. 1, 22 Ohio Ops. 3d 49, 52, 426 N.E. 2d 809 (Corn. P1. 1980) ; and *Estate of Leach v. Shapiro*, 13 Ohio App. 3d 393, 469 N.E. 2d 1047 (1984) については、(WEIR3, 126–8) のほか、(HUMPHRY, 247–8) も参照した。

(127) ALSについては、次章のパールマッター事件との関連で取り上げる。

(128) ジョン・F・ケネディ記念病院事件 *John F. Kennedy Memorial Hospital, Inc. v. Bludworth*, 452 So. 2d 921, 922, 926 (Fla. 1984) (cf., WEIR3, 129–31).

(129) ハイヤー事件 *In re Hier*, 18 Mass. 200, 464 N.E. 2d 959, appeal denied, 392 Mass. 1102, 465 N.E. 2d 261 (1984)) (cf., WEIR3, 128–9).

(130) コンロイ事件 *In re Conroy*, 98 N.J. 321, 486 A. 2d 1209, 1236 (1985) (WEIR 3, 131–3; FILENE,

139–45; ANNAS11; LYNN2, 227–307). 州最高裁の判決の主要部分については、(*Source Book*, 220–8; STEINBOCK, 323–33; 町野, 189–94) を参照。

(131) この点については、アナスは有能力患者であっても、非人間的治療を医師に要求する権利はないと述べ、判決を批判している (ANNAS11, 25)。

(132) コベット事件 *Corbett v. D'Alessandro*, 487 So. 2d 368 (Fla. Dist. Ct. App.), *review denied*, 492 So. 2d 1331 (Fla. 1986) (cf., WEIR3, 135).

(133) ブロウフィ事件 *Brophy v. New England Sinai Hospital, Inc.*, 398 Mass. 417, 497 N. E. 2d 626 (1986) (cf., WEIR 3, 135–7; STEINBROOK; ANNAS12; FILENE, 164–8).

(134) ジョーブズ事件 *In re Jobes*, No. C–4971–85E (N.J. Super. Ct. Ch. Div. Morris Cty., April 23, 1986; *In re Jobes*, 108 N.J. 394, 529 A. 2d 434 (1987) (cf., WEIR3, 133–5; Families, 68–9).

(135) ブロウフィ判決は、「医療的処置を拒否する患者の権利は、コモン・ローと、成文化しておらず、明示されていない憲法上のプライバシーの権利に由来する」と述べた後、この主張の根拠としてサイケヴィッチ判決以降の一連の判決をあげている。Supreme Judicial Court of Massachusetts, *Patricia E. Brophy v. New England Sinai Hospital, Inc.*, 398 Mass. 417, 497 N.E. 2d 626 (1986).

(136) なお、ワイヤー (WEIR3, 73–7, 102–3) によれば、エホバの証人の輸血拒否をめぐる裁判は、一九六〇年代半ばから、各州で起こっている。*Application of the President and Directors of Georgetown College, Inc.*, 331 F. 2d 1000, *reh. denied*, 331 F. 2d 1010 (D.C. Cir. 1964), *cert. denied*, 377 U.S. 978 (1964); *United States v. George*, 239 F.Supp. 752 (1965); *Powell v. Columbia Presbyterian Medical Center*, 49 Misc. 2d 215, 267 N.Y.S. 2d 450 (1965); *In re Brooks' Estate*, 32 Ill. 2d 361, 205 N.E. 2d 435, 441–42 (1965).

(137) パールマッター事件 (*Satz v. Perlmutter*, 362 So. 2d 160, 163 (Fla. Dist. Ct. App. 1978), *aff d*, 379 So. 2d 359 359, 360 (Fla. 1980)) (cf., WEIR3, 79–80; FLORIDA DISTRICT COURT OF APPEAL (Fourth District), *Satz* v. *Perlmutter*, in (*Contemporary*3, 256–8)).

(138) バートリング事件 *Bartling v. Superior Court* (Glendale Adventist Medical Center) (1984) 163 Cal.App. 3d 186 , 209 Cal.Rptr. 220 (cf., HUMPHRY, 256–7, 264–5; WEIR3, 80–2).

(139) この判決を受けて、バートリングの妻は夫の治療によって被った損害賠償を病院側に求める民事訴訟を起こすが、その訴えは一九八六年に却下された。*Bartling v. Glendale Adventist Medical Center* (1986) 184 Cal.App. 3d 97, 228 Cal.Rptr. 847.

(140) ブーヴィア事件については、(町野, 185–9; ANNAS8; ANNAS13; HUMPHRY, 149–59; WEIR3, 82–4; PENCE, 63–69 [1, 91–101]) を参照した。

(141) *Bouvia v. Co. of Riverside*, No. 159780, Sup. Ct., Riverside Co., Cal., Dec. 16, 1983, Tr. 1238–1250.

(142) *Bouvia v. County of Los Angeles* (1987) 195 Cal.App. 3d 1075 , 241 Cal.Rptr. 239.

(143) ベビー・ドゥ事件に始まる障害新生児の治療停止の問題については多数の文献がある (cf., PENCE, 196ff. [1, 296ff.]; WEIR2, 128ff. [145ff.]; FILENE, 108–14; ANNAS 10; RHODEN; YORK; LYON, 21–58)。

(144) 中絶問題の推移については、(香川 2, 67–9)。詳しくは、(荻野, 91ff.) を参照。

(145) このローは後に自伝を発表し、実名を公表している (cf., McCORVERY)。

(146) なお、プロライフの反中絶運動が八〇年代に入り、新生児の治療停止に対する反対運動を活動中心のひとつにすえた経緯については、(PAIGE, 255 ff.) が詳しく分析している。

(147) ベビー・ジェーン・ドゥ事件については、(ANNAS 14, 137–42; FILENE, 119–24; PENCE, 203–6 [1, 305–11]) による。

(148) The United States Court Of Appeals For The Second Circuit, *United States v. University Hospital*, 729 F. 2d 144 (1984).

(149) *Bowen v American Hospital Association* 476 U.S. 610, 106S. Ct. 2101 (1986)

(150) この「最終規則」(UNITED STATES DEPARTMENT OF HEALTH AND HUMAN SERVICES, "Child Abuse and Neglect Prevention and Treatment") は、(*Source Book*, 238–46) にある。

(151) また、その後の経過については、(PENCE, 206 [1, 311]) も参照。ただし、フィリーンによれば、ペンスが典拠とした『ニューズデイ』紙の記事は見当たらないとのことである (FILENE, 121)。

(152) クルーザン事件については、多数の文献があるが、ここでは一九八八年のミズーリ州最高裁判決 (Supreme Court of Missouri, CRUZAN V. HARMON, 760 SW2d 408 (1988) (cf., 町野, 194–200) のほか、(FILENE, 168–83; HOEFLER, 131–6, 170–5, 202–27; JUSSIM, 21–30; WEBB, 154–68; FIRESIDE; PENCE, 38–41 [1, 54–9]; STANDLER, 93–139) などの研究書と、両親と姉に対するインタビュー (CRUZAN; Families, 70–7) を参照したが、以下の記述は (FILENE) と (FIRESIDE)、それに (Families) の家族の証言に負う所が大きい。

(153) 連邦憲法第一四修正第一節は「州は、何ぴとからも、法の適正な過程 (due process of law) によらずに、その生命、自由または財産を奪ってはならない。また州は、その権限内にある者から法の平等な保護 (equal protection of the law) を奪ってはならない」(合衆国憲法, 234–6) と規定している。

(154) ウェブスター判決 U.S. Supreme Court, *Webster v. Reproductive Health Services*, 492 U.S. 490 (1989) 492 U.S. 490 (cf., GARROW, 673–81; 荻野, 123–46; ANNAS15; ANNAS16).

(155) 中絶をめぐる米国の八〇年代の複雑な動きは、(荻野, 105–23) が詳しく分析している。

(156) この最高裁判事の色分けは、(FIRESIDE, 69–71) によるものだが、(FILENE, 176–7) によれば、レンキスト、スカリア、ホワイトの3名が保守派、ブラクマン、ブレナン、マーシャルの3名がリベラル派、どちらともいえない中間派が、オコーナー、スティーヴンス、ケネディの3名となる。

(157) 以下、成立期については若干の補則を加えながら。前著 (香川2) をごく簡単に要約する。

(158) この点は、アナスが「偽り」について語ったスプリング事件の論評 (本書、第一二章2) に明らかである。

(159) テリー・シャイボ事件については、(STANDLER; 拓植) を参照。

(160) 「わたしの考えでは、倫理学が最も有効に適応できるのは、《医師の倫理》の名残とそれに対応するより現代的な医師患者倫理学においてである。誠実、真実告知、守秘義務、治療と治療停止の義務に関する長い倫理学の伝統を反省し、それを現代の問題に投射することができる。それ以外の大きな話題に対して、倫理学的推論を適用するのは、困難であり、おそらく不可能であろう。いくつかの問題は確かに公共政策に関係するかもしれないが、公共政策は、たしかに価値が関わっているとはいっても、厳密な倫理学的分析にはなじまないことが多い。技術の将来への影響を想像して作られるシナリオのような他の問題は、具体的状況としては決して起こらない可能性があり、(多くの倫理学者が《道徳的な世界観》を不適切にも要求するとはいえ)倫理学的分析には不可欠な《特定の場所と名前》を欠いているのである」(JONSEN1, 42)

あとがき

クインラン事件のことを本格的に調べ始めたのはいつ頃からだったろうか。

ほぼ一〇年ほど前から、米国に誕生した生命倫理の展開を歴史的に追ってきた。そうすることで、米国生命倫理の特徴を浮かび上がらせ、批判的考察の出発点を得たいと考えてきたからである。

生命倫理として問題となっている事柄の多くは、過去の歴史を振り返るだけでは対応しきれない切実さと緊急性を備えている。求められているのは、明確な方向を指し示す議論といえる。必要なのは悠長な歴史談義ではなく、わかりやすい断定であり、そうした緊急性に応えるきっぱりとした結論を提示してみせる「生命倫理学者」は日本でも育ちつつある。だが、それにしても、明確でわかりやすい結論が元気よく出されれば、それで十分というわけにはいかないだろう。そうした元気よさには、時として、事実による裏づけと粘り強い思考、つまりは知恵が欠けているように見えることがないとはいえない。しかも、少し調べてみればとてもいえそうにもないようなことを平気でいいきるのは、痛切な緊急性をもつ生命倫理的な問題の場合には、たんなる迷惑をこえた害をもたらしかねない。そうした恐れを避けるには、問題から距離をとり、生命倫理なるものや自己の立場を相対化する努力も同時にするほかないだろう。歴史的な検討が必要だというのは、そうした意味においてである。

最近、ある優れた科学史家がさる研究会で生命倫理の問題を取り上げ、丹念な歴史的分析を介して現状批判に説き及ぶ報告を行ったとき、もうそうした細かなことをいうのはやめて、大局的な立場に立って（つまり、批判はやめて）行動しましょうといった類の反応が若手の「生命倫理学者」から出たという話を友人から聞いて驚いたことがある。歴史のもつ意味についても、今や、あからさまにいわなければならない時代なのかもしれない。

ともかく、米国の生命倫理の歴史的展開を追い始めた当初から、クインラン事件が重要な検討対象となるだろうとは考えていたと思う。米国での生命倫理の展開を振り返ると、クインラン裁判が逸することのできない出来事であったことは誰もが認めるところである。自分でも、この事件については生命倫理の簡単な通史の中ですでに触れたことがあった。しかしそれでも、当時、この事件を中心にした本を書くことになるなどとはまったく予想していなかった。

クインラン事件については、日本でも、ニュージャージー州高等裁判所と最高裁判所の判決が出されてすぐに、唄孝一氏によるすぐれた解題が発表されている（『ジュリスト』六一六号、一九七六年七月、六二二号、一九七六年一〇月）。後に唄氏の『生命維持治療の法理と倫理』（一九九〇年）に収められる論考である。また、フィリス・バッテルがクインラン夫妻に取材したドキュメンタリーも、州最高裁判決から三年後には、『カレン・アンの永い眠り、世界が見つめた安楽死』（常盤新平訳）として、読みやすい日本語になっていた。そうしたこともあって、この事件についてはすでにわかっており、特に付け加えることはないものと考えていたのかもしれない。

しかし、クインラン事件と周辺の資料を集中的に読み始めてみると、この事件が、米国における生命倫理の展開を理解する鍵のすべてを含むものとしてたち現われるように思えてきた。米国における生命倫理の展開を一九七〇年代末まで人体実験の問題を中心に追った前著、『生命倫理の成立』（二〇〇〇年）を書いてしばらくしてからのことである。そしてさらに資料を読み続けていくうちに、思いは確信に変わり、クインラン事件を中心とした本を書かなければならないと考えるようになった。そこでまず、二冊からなる大部の裁判記録を始め、バッテルやフィリーンやウェッブ等々の関連文献を参考にしながら、事件の経過と背景と含意を自分なりにまとめることから始めた。いうまでもなく、事柄の性質上、読むべき資料は多く、容易に終わりが見えず、作業は難航した。執筆がはかどらないまま、かなりの期間、有名なカレンの高校時代の写真に取り憑かれたような気分が続くことになった。それでもようやく昨年末にクインラン事件からクルーザン事件までをたどった原稿が一応の完成を見た。その後分量を減らす形で調整し、最終稿にたどりついた。本書で「死ぬ権利」をめぐる問題をすべて論じ尽くせたわけではないし、触れることのできなかった問題も多い。しかし、この最終稿で現在に至る問題群の出発点と主な論点については一応のまとまりをつけ、米国における生命倫理に関して、その成立に続く展開の重要な局面を描くことはできたのではないかと考えている。

この遅々たる歩みの終りの頃に、金森修氏を中心とするメタ・バイオエシックス研究会に参加することができたのは幸運だった。その研究会は主に歴史的な検討を介して生命倫理のメタ分析を目指して組織されたもので、活発な研究活動を展開してきた。その成果の一部は『思想』（岩波書店）の二〇〇五年九月号の「メタ・バイオエシックス」特集号に見られる通りである。金森氏の他、研究会に参加された市野川容孝、小松美彦、田中智彦、土井健司、中島理暁、廣野喜幸の諸氏には、生命倫理についての歴史的反省をめぐってたえず生産的な示唆を与えていただいたことを深く感謝したい。また、金森氏と知り合うきっかけを作ってくれた畏友小泉義之氏にも、この機会に、一言、心からのお礼の気持ちを記しておきたい。氏の長年にわたる尽きることのない知的刺激なしには、この程度の研究でさえ続けることができなかっただろう。そして、感謝ということでは、今回もまた最後に勁草書房の富岡勝氏のお名前をあげないわけにはいかない。富岡氏から、何か書いてみませんかといっていただいたのは、前著を出していただいて、ほどなくだったと思う。それが、延々、完成までに思いもかけぬ時を費やすことになってしまった。時々、執筆をあきらめそうになっているときにいただく氏の電話がなかったなら、本書は出来上がらなかったはずである。その点にだけは、自信がある。氏への感謝をもって本書を結ぶゆえんである。

二〇〇六年八月

香川知晶

香川知晶　生命倫理の成立　人体実験・臓器移植・治療停止　四六判　二九四〇円

赤林朗編　入門・医療倫理Ⅰ・Ⅱ　A5判　Ⅰ三四六五円　Ⅱ二九四〇円

香西豊子　流通する「人体」　献体・献血・臓器提供の歴史　A5判　三六七五円

▼双書現代哲学：最近二〇年の分析的な哲学の古典を紹介する翻訳シリーズ　［四六判・上製］

F・ドレツキ　行動を説明する　因果の世界における理由　水本正晴訳　三五七〇円

柏端達也・青山拓央・谷川卓編　現代形而上学論文集　（ルイス、メリックス、インワーゲン、キム、デイヴィドソン、プライアほか、サイモンズ）　柏端・青山・谷川訳　三五七〇円

J・キム　物理世界のなかの心　心身問題と心的因果　太田雅子訳　三一五〇円

S・P・スティッチ　断片化する理性　認識論的プラグマティズム　薄井尚樹訳　三六七五円

岡本賢吾・金子洋之編　フレーゲ哲学の最新像　（ダメット、パーソンズ、ブーロス、ライト、ルフィーノ、ヘイル、アクゼル、スントホルム）　岩本・小川他訳　三九九〇円

D・ルイス　反事実的条件法　吉満昭宏訳　三九九〇円

＊表示価格は二〇〇八年三月現在。消費税は含まれております。

著者略歴

1951 年　北海道北見市に生まれる
1981 年　筑波大学大学院博士課程哲学・思想研究科単位取得退学
現　在　山梨大学医学部教授
主　著　『生命倫理の成立』(勁草書房)
　　　　『バイオエシックス入門 (第三版)』(共編著、東信堂)
　　　　『いのちの倫理学』(共著、コロナ社)
　　　　『ケアの社会倫理学』(共著、有斐閣)、他

死ぬ権利　カレン・クインラン事件と生命倫理の転回

2006 年 10 月 5 日　第 1 版第 1 刷発行
2008 年 3 月 10 日　第 1 版第 2 刷発行

著 者　香《か》川《がわ》知《ち》晶《あき》

発行者　井 村 寿 人

発行所　株式会社　勁《けい》草《そう》書 房

112-0005　東京都文京区水道2-1-1　振替　00150-2-175253
(編集) 電話 03-3815-5277／FAX 03-3814-6968
(営業) 電話 03-3814-6861／FAX 03-3814-6854
理想社・鈴木製本

ISBN978-4-326-15389-3　Printed in Japan

＊落丁本・乱丁本はお取替いたします。

http://www.keisoshobo.co.jp

人名索引

ア　行

アーノルド（John D. Arnold）　371
アーバン（Mary Urban）　213
アームストロング（Paul W. Armstrong）　3, 9, 11-12, 14, 17, 20, 33, 49, 51, 55, 57, 60-65, 78-79, 82, 85-86, 88-96, 100, 102-104, 105-111, 119-120, 124-128, 145-147, 151, 152, 168-169, 174-175, 178, 190-198, 199, 208, 212, 224, 288-289, 367, 370, 377
アイクナー（Philip Eichner）　265-266
アインホーン（Theodore E. B. Einhorn）　48, 105, 107, 112-113, 131-132, 134, 192, 193, 373
アナス（George J. Annas）　143, 221-224, 239-240, 244, 253-254, 259, 262-263, 264, 270-271, 285-286, 291, 296-297, 304, 360-362, 381, 385, 387
アレクザンダー（Leo Alexander）　118
アレクサンドル（G. P. J. Alexandre）　69-72, 372
ヴィーチ（Robert M. Veatch）　54, 142, 180, 182-186, 192, 195-196, 370
ウィケット（Ann Wickett）　162-164
ウィリアムズ（サミュエル）（Samuel Williams）　114
ウィリアムズ（ロバート）（Robert H. Williams）　50
ウェッブ（Marilyn Webb）　18, 20, 322, 376
ウェブスター（William L. Webster）　325, 333, 336-337
ウォシュバーン（Larence Washburn）　311
ウォルタース（LeRoy Walters）　363
ウォレン（Samuel Warren）　96
ウドラフ（Michael F. A. Woodruff）　68
エイブラム（Morris B. Abram）　350
エデリン（Kenneth Edelin）　24, 368
エバート（Robert Ebert）　74
エリュール（Jacques Ellul）　21
エルキントン（J. Russel Elkinton）　67-68, 72, 371
エンゲルハート（H. Tristram Engelhardt）　42, 369

オーデン（Thomas C. Oden）　104, 178–179, 186
オコーナー（Sandra D. O'Connor）　333, 387
オスラー（William Osler）　117

カ　行

カーター（James E. Carter）　350
カーティン（Thomas R. Curtin）　190, 199, 211
カードゾ（Benjamin N. Cardozo）　97
カーン（R. Y. Calne）　70–71
カカヴァレ（Paschal Caccavalle）　40, 47, 48, 151–152, 369
カス（Leon R. Kass）　237, 343–344, 363–365
ガスタフソン（James M. Gustafson）　189–190
カトナー（Louis Kutner）　233
カラン（William J. Curran）　249–250
カレン　→クインラン（カレン・アン）
カンター（Norman L. Cantor）　65, 370
カントロヴィッチ（Adrian Kantrowitz）　371
キーツ（John Keats）　114, 142
キーン（Barry Keene）　233–237, 382
キャラハン（Daniel Callahan）　76, 348–349, 372
ギャロー（David J. Garrow）　374
キューブラ－ロス（Elisabeth Kübler-Ross）　253, 342, 378
キルブランドン卿（Lord Kilbrandon）　68–69
クインラン（カレン・アン）（Karen Ann Quinlan）　3–9, 11–12, 17–18, 22, 34–35, 38, 45, 48, 51, 58–59, 62, -64, 66, 79, 83, 88, 89–90, 93, 102–104, 107–112, 119–120, 126–127, 129, 130, , 134–138, 140–142, 145, 147–150, 152–157, 164, 167, 169, 171–175, 180, 182, 198–200, 202–203, 205–207, 211, 219, 222, 223, 229, 235, 255, 273, 283, 285, 288, 324, 338, 339, 354, 367, 368, 370, 375, 376, 378
クインラン（ジュリア）（Julia Quinlan）　3–6, 33–40, 45, 47–49, 64, 91, 105–106, 132, 135, 146, 148, 150, 152–154, 198–199, 212–215, 368, 369, 374, 376, 377
クインラン（ジョゼフ・トーマス）（Joseph Thomas Quinlan）　3–6, 9, 29, 33–40, 47–49, 51, 60, 90–92, 105, 120, 123, 132, 143, 145–150, 158–160, 164–165, 168, 170, 174–175, 199, 201–203, 207, 210–211, 212–215, 255, 324, 328, 339, 368, 369, 377, 380
クインラン（ジョン）（John Quinlan）　3–4, 37, 39, 105, 154–155
クインラン（メアリー・エレン）（Mary Ellen Quinlan）　3–4, 37–39, 47, 154, 368

クーリー（Kenneth Courey） 48, 94
クック（Stuart Cook） 156
グランツ（Leonard H. Glantz） 286
グリズウォルド（Estelle Griswold） 99–100
グリック（Henry R. Glick） 235, 340
クルーザン（クリスティ，Christy Cruzan） 318
クルーザン（ジョイス，Joyce Cruzan） 317, 318, 319, 320, 321, 322, 331, 334–336
クルーザン（ジョー，Joe Cruzan） →クルーザン（レスター・ジョー）
クルーザン（ナンシー，Nancy Beth Cruzan） 317–328, 330, 333, 334, 336, 338
クルーザン（レスター・ジョー，Lester “Joe” Cruzan） 289, 317–324, 331, 334–337, 339
グレーザー（Barney G. Glaser） 342
グローヴァー（Jacqueline J. Glover） 284
クローリー（James M. Crowley） 60, 105, 190–191, 195
ケイシイ（Lawrence B. Casey） 202
ケイプロン（Alexander M. Capron） 179–180, 351
ゲイリン（Willard Gaylin） 76, 180, 182–185
ケースビア（Kenneth Casebeer） 176–177
ケネディ（アンソニー，Anthony M. Kennedy） 333, 387
ケネディ（エドワード，Edward M. Kennedy） 350
ケネディ（ジョン，John H. Kennedy） 371
ケリー（Gerald Kelly） 43–45, 46, 152, 359, 369, 380
コウプ（C. Everett Koop） 312
コウリアー（Bertha Colyer） 266–267
コウルビー（William Colby） 319, 321, 336
コーツ（Joseph F. Coates） 363
コーレン（B. D. Colen） 137, 139–143, 231–232
コナリー（John R. Connery） 191–192
コバーン（Daniel R. Coburn） 58–60, 62–65, 85–86, 106–109, 130, 136–139, 145, 147, 154, 158–159, 174, 190, 192, 193, 370, 376, 378
コベット（Helen Corbett） 283
小松美彦 363, 370, 372
コライン（Julius Korein） 123–137, 139–140, 143, 145, 146, 148–149, 156, 159, 170, 201, 208, 375, 376, 376
コルテシニ（R. Cortesini） 71
コレスター（Donald G. Collester） 9, 11–12, 14, 57–60, 105, 107, 109, 125, 130,

133, 138–139, 150, 168, 192, 193, 197, 369, 375, 380
コンチェッティ（Gino Concetti） 46
コンプトン（Lynn D. Compton） 302, 340
コンロイ（Claire Conroy） 279–280, 283

サ 行

サイケヴィッチ（Joseph Saikewicz） 239–240, 242, 244
シーグラー（Mark Siegler） 214–215, 381
ジェイヴド（Arshed Javad） 4, 6, 34, 37–39, 48, 60, 106, 119–120, 125, 146, 150, 169, 213, 368, 370, 377
ジェネット（Brian Jennett） 86–88, 374, 376
シェリー（Mary Shelley） 141
ジャコミニ（Mita K. Giacomini） 73
シャピーロ（Howard Shapiro） 274–275
シュライナー（G. E. Schreiner） 69
ジュリア →クインラン（ジュリア）
ジョーブズ（Nancy Ellen Jobes） 288–290
ジョゼフ →クインラン（ジョゼフ・トーマス）
ジョンセン（Albert R. Jonsen） 28, 41, 42, 68, 118, 191, 347, 348, 350, 359, 366, 367
シン（Roger L. Shinn） 180–182
スカリア（Antonin Scalia） 333, 387
スターツル（Thomas E. Starzl） 70–71, 371
スタインブルク（Robert Steinbrook） 288
スティーヴンス（ジョン・ポール，John Paul Stevens） 333, 387
スティーヴンス（ティナ，M. L. Tina Stevens） 20–24, 26–28, 51, 73, 75, 143, 189, 370, 372, 381
ストーラー（John Storer） 268–270
ストラウス（Anselm L. Strauss） 342
スプリング（Earle Spring） 260–261
スミス（Harmon L. Smith） 180–182
セヴァンズ（Mary R. Severns） 263–264

タ 行

ダイアモンド（Sidney Diamond） 156, 159, 201, 208
ダグラス（William O. Douglas） 100
タッカー（ウィリアム）（William Tucker） 53–54

タッカー（ブルース）(Bruce Tucker)　52
チルドレス（James F. Childress）　346
ティール（カレン，Karen Teel）　208-209
ティール（チャールズ，Charles Teel, Jr.）　318-322, 336-337
デシッコ（John De Cicco）　61
デジュネット（René-Nicolas Dufriche Desgenettes）　114
土井健司　369
トゥールミン（Stephen Toulmin）　41, 105
トゥルオグ（Robert D. Truog）　196
トールマーシュ（Lionel Tollemache）　114, 117
トム神父　→トラパッソ
トラパッソ（Thomas Trapasso）　35-36, 39, 41, 45, 147-148, 151, 198, 212, 213, 369

ナ　行

中島理暁　377
ナポレオン（Napoléon）　113-114
ネジェル（Robert Nejdl）　271-272
ノヴァック（Dennis H. Novack）　345

ハ　行

ハーシュ（Harold Hirsh）　25
バーデニラ（Sandra Bardenilla）　272
バートリング（William Bartling）　295-297
バーナード（Christiaan Barnard）　372
バーバー（Neil Barber）　272
ハーバート（Clarence Herbert）　271-273
ハーモン（Robert Harmon）　320
パールマッター（Abe Perlmutter）　293-294
ハイド（Bruno Haid）　12-14, 36, 374
ハイフェッツ（Milton D. Heifetz）　197, 380
ハイヤー（Mary Hier）　278
ハイランド（William F. Hyland）　61, 65—66, 78-83, 85, 105, 107, 109, 125, 138, 192, 193, 197
バクストン（Charles Lee Buxton）　99-100
バッテル（Phyllis Battelle）　14, 29, 34, 40, 61, 191, 198, 367, 370, 376
パリス（John J. Paris）　262

ハンフリー（Derek Humphry）　162–164, 232
ピーターソン（Terri Peterson）　376
ビーチ（J. Beach）　301–302
ビーチャー（Henry K. Beecher）　23, 73–76, 190, 347, 368, 372
ビーチャム（Tom L. Beauchamp）　348, 379
ピウス 12 世（Pope Pius XII）　12–13, 36, 42, 45, 47, 151, 175, 202, 221, 265, 367, 368, 380
ヒューズ（Richard J. Hughes）　192, 193, 196–197, 204, 220, 221, 227
ヒューム（David M. Hume）　52, 54, 71, 72
ファインバーグ（Joel Feinberg）　160
フィリーン（Peter G. Filene）　51, 106, 135, 157–158, 192, 212, 284, 312–314, 317, 323, 334, 336, 341, 342, 367, 376, 378, 387
ブーヴィア（Elisabeth Bouvia）　298–304, 319
フォーリー（Kathleen Foley）　340
フォックス（ジョゼフ，Joseph Fox）　264–266, 269
フォックス（ルネ，Renée Fox）　349, 350
ブッシュ（George Herbert Walker Bush）　331, 333
ブラクマン（Harry A. Blackmun）　102, 204, 309, 327, 330, 333, 387
プラム（Fred Plum）　86–88, 156, 376, 378
ブランソン（Roy Branson）　176–177
ブランダイス（Louis Brandeis）　96–98
フリード（Charles Fried）　224, 227–228, 250
フレッチャー（Joseph Fletcher）　41, 50, 161–164, 191
ブレナン（William J. Brennan, Jr.）　333, 387
ブロウフィ（Paul & Patricia Brophy）　284–288
ベアド（William R. Baird）　101
ベイム（David S. Baime）　61, 138, 153
ヘックラー（Margaret Heckler）　306
ベルリオーズ（Louis Hector Berlioz）　114, 142
ヘレガース（Andre E. Hellegers）　231
ペンス（Gregory E. Pence）　24, 104, 303–305, 368, 376, 387
ベンダー（Morris Bender）　48
ホイットモア（Thomas Whittemore）　279–280
ホイネス（David Hoines）　354
ポージオ（Ralph Porzio）　61, 105, 107, 110–113, 119, 128, 130–131, 150, 163, 167, 192, 193, 369, 370, 373, 377, 378
ボック（Sissela Bok）　228–230, 382

ホワイト（Byron White）　333, 387

マ 行

マーシャル（Thurgood Marshall）　333, 387
マイズル（Alan Meisel）　341
マイヤー（Robert Meyer）　98
マクファーデン（Charles J. McFadden）　152, 377
マコーミック（Richard A. McCormick）　191–192
マッキンタイア（Russell L. McIntyre）　18, 26, 139
マッカーンス（Thad McCanse）　325
マニス（Marya Mannes）　378
マルクーゼ（Herbert Marcuse）　21
マレー（Joseph E. Murray）　67, 70, 73, 74
マンニ（Corrado Manni）　46
マンフォード（Lewis Mumford）　21
ミューア（Robert Muir, Jr.）　58, 60–62, 85, 106, 119, 126–128, 134, 146, 150, 155–156, 169–174, 177–180, 182, 186, 197, 209, 375, 378
ミラード（C. Killick Millard）　115–116
ムーア（Francis D. Moore）　73, 371
メイ（William F. May）　76
モース（Robert Morse）　4, 6, 8, 35, 37, 47–49, 51, 60, 106, 119–120, 125, 131–132, 150, 169, 170, 172, 201, 212–213, 369, 370, 377
モスコプ（John C. Moskop）　313

ヤ 行

ヤンケロヴィッチ（Daniel Yankelovich）　378
ヨナス（Hans Jonas）　19, 76, 372

ラ 行

ライアンズ（Cathie Lyons）　180, 182
ライザー（Stanley Joel Reiser）　113, 118, 191
ラブキン（Mitchell T. Rabkin）　226–227, 381
ラムジー（Paul Ramsey）　76, 179–180, 186, 237, 244, 254–259, 372, 379, 380, 383
ランキンズ（Donald Lamkins）　318–320, 335
ランディ（Francis Landy）　276
ラントス（John D. Lantos）　310
リーチ（Edna Marie Leach）　274

リス（Henry R. Liss）　124–125
ルヴァイン（Melvin D. Levine）　177–178
レイチェルズ（James Rachels）　378, 379
レーガン（Donald W. Reagan）　195, 306, 331, 333, 350
レーザー（Eugene Loeser）　156
レルマン（Arnold S. Relman）　249–251
レンキスト（William H. Rehnquist）　333, 334, 387
ロヴィンスキー（Josephine Rovinski）　48
ロスマン（David Rothman）　19–22, 68, 73, 220–221, 223, 381
ロッティンガー（Ruth Roettinger）　228
ロバートソン（Edward Robertson）　325–328

ワ　行

ワーテンベーカー（チャールズ，Charles Wertenbaker）　341–342
ワーテンベーカー（ラエル，Lael Tucker Wertenbaker）　341–342
ワイヤー（Robert F. Weir）　259, 292, 300, 383, 384, 385
ワイルダー（Douglas Wilder）　53

事項索引

か　行

さ　行

た　行

な　行

は　行

ま　行

や，ら行

引用文献表

ALEXANDER, Leo, 1949, "Medical Science under Dictatorship," *The New England Journal of Medicine* 241 (2) : 39–47.

ALLEN, Anita L., 2004, "Privacy in Health Care," in POST, Stephen L. (ed.), 2004, *Encyclopedia of Bioethics*, 3rd edition, Macmillan Reference USA, Thomson Gale, 2120–2130.

AMA : AMERICAN MEDICAL ASSOCIATION, COUNCIL ON ETHICAL AND JUDICIAL AFFAIRS, 1991, "Guidelines for the Appropriate Use of Do-Not-Resuscitate Orders," *Journal of the American Medical Association* 265 (14) : 1868–71.

ANDRUSKO, Dave (ed.), 1989, *The Triumph of Hope : A Pro-Life Review of 1988 and a Look to the Future*, National Right to Life Committee.

ANGELL, Marcia, 1991, "The Case of Helga Wanglie - A New Kind of 'Right to Die' Case," *The New England Journal of Medicine* 325 (7) : 511–2.

ANNAS1 : ANNAS, George J., 1976, "In re Quinlan : legal comfort for doctors," *Hastings Center Report* 6 (3) : 29–31.

ANNAS2 : ANNAS, George J., 1978, "The incompetent's right to die : the case of Joseph Saikewicz," *Hastings Center Report* 8 (1) : 21–3.

ANNAS3 : ANNAS, George J., 1979, "Reconciling Quinlan and Saikewicz : decision making for the terminally ill incompetent," *American Journal of Law and Medicine* 4 (4) : 367–96.

ANNAS4 : ANNAS, George J., 1980, "Quinlan, Saikewicz, and now Brother Fox," *Hastings Center Report* 10 (3) : 20–1.

ANNAS5 : ANNAS, George J., 1980, "Quality of life in the courts : Earle Spring in Fantasyland," *Hastings Center Report* 10 (4) : 9–10.

ANNAS6: ANNAS, George J., 1981, "Termination of life support systems in the elderly: Legal issues: the cases of Brother Fox and Earle Spring," *Journal of Geriatric Psychiatry* 14 (1): 31–43.

ANNAS7: ANNAS, George J., 1981, "Help from the dead: the cases of Brother Fox and John Storar," *Hastings Center Report* 11 (3): 19–20.

ANNAS8: ANNAS, George J., 1984, "When Suicide Prevention Becomes Brutality: *The Case of Elizabeth Bouvia*," *Hastings Center Report* 14 (2): 20–1, 46.

ANNAS9: ANNAS, George J., 1984, "Prisoner in the ICU: *The Tragedy of William Bartling*," *Hastings Center Report* 14 (6): 28–9.

ANNAS10: ANNAS, George J., 1984, "The Baby Doe Regulations: Governmental Intervention in Neonatal Rescue Medicine," *American Journal of Public Health* 74: 618–20.

ANNAS11: ANNAS, George J., 1985, "When procedures limit rights: from Quinlan to Conroy," *Hastings Center Report* 15 (2): 24–6.

ANNAS12: ANNAS, George J., 1986, "Do feeding tubes have more rights than patients?" *Hastings Center Report* 16 (1): 26–8.

ANNAS13: ANNAS, George J., 1986, "Elizabeth Bouvia: Whose Space Is This Anyway?" *Hastings Center Report* 16 (2): 24–5.

ANNAS14: ANNAS, George J., 1988, *Judging Medicine*, Humana Press.

ANNAS15: ANNAS, George J., 1989, "Webster and the Politics of Abortion," *Hastings Center Report* 19 (2): 36–8.

ANNAS16: ANNAS, George J., 1989, "The Supreme Court, Privacy, and Abortion," *New England Journal of Medicine* 321 (26): 1200–3.

ANNAS17: ANNAS, George J., 1990, "Mapping the human genome and the meaning of monster mythology," *Emory Law Journal* 39 (3): 629–64.

ANNAS18: ANNAS, George J., 1991, "The long dying of Nancy Cruzan," *Law, Medicine & Health Care* 19 (1–2): 52–9.

ANNAS19: ANNAS, George J., 1993, *Standard of Care: The Law of American Bioethics*, Oxford University Press.

ARNOLD, John D., et al., 1968, "Public Attitudes and the Diagnosis of

Death," *Journal of the American Medical Association* 206 (9) : 1949–54.

Assessing : NATIONAL RESEARCH COUNCIL. COMMITTEE ON THE LIFE SCIENCES AND SOCIAL, 1975, *Assessing Biomedical Technologies : An Inquiry into the Nature of the Process*, Washington, National Academy of Sciences, U.S. Government Printing Office

BEAUCHAMP, Tom L., 1978, "A Reply to Rachels on Active and Passive Euthanasia," in BEAUCHAMP, Tom L., and PERLIN, Seymour (eds.), 1978, *Ethical Issues in Death and Dying*, Englewood Cliffs, N.J.: Prentice-Hall, 246–258 (トム・L・ビーチャム, 守屋唱進訳「レイチェルスの安楽死論に応えて」in『バイオエシックスの基礎』122–35).

BEECHER, Henry K., ADAMS, Raymond D., and SWEET, William H., 1969, "Procedures for the Appropriate Management of Patients Who May Have Supportive Measures Withdrawn," *The Journal of the American Medical Association* 209 (3, July 21) : 405.

BOK, Sissela, 1976, "Personal Directions for Care at the End of Life," *The New England Journal of Medicine* 295 (7) : 367–9.

BRANSON, Roy, and CASEBEER, Kenneth, 1976, "Obscuring the role of the physician," *Hastings Center Report* 6 (1), 8–11.

Briefs I : *In the Matter of Karen Quinlan : The Complete Legal Briefs, Court Proceedings, and Decision in the Superior Court of New Jersey*, 1975, University Publications of America, Inc.

Briefs II : *In the Matter of Karen Quinlan, Volume II : The Complete Briefs, Oral Arguments, and Opinion in the New Jersey Supreme Court*, Introduction by ROBINSON, Daniel N., 1976, University Publications of America, Inc.

CALLAHAN1 : CALLAHAN, Daniel, 1981, "Minimalist Ethics : On the Pacification of Morality," *Hastings Center Report*, 11 (October 1981) : 19–25.

CALLAHAN2 : CALLAHAN, Daniel, 1993, "Why America Accepted Bioethics," *Hastings Center Report* A Special Supplement, November-December 1993, S8–9.

CAPRON1: CAPRON, Alexander M., 1976,. "Shifting the Burden of Decision Making," *Hastings Center Report*. 6 (1) : 17–9.

CAPRON2: CAPRON, Alexander M., 1991, "In Re Helga Wanglie," *Hastings Center Report*, 21 (5) : 26–28.

CHILDRESS, James F., 1971, *Civil Disobedience and Political Obligation : A Study in Christian Social Ethics*, Yale University Press, New Haven and London.

Christianity: GAYLIN, Willard ; LYONS, Cathie ; SMITH, Harmon L. ; SHINN, Roger L. ; VEATCH, Robert M., 1976, "Who should decide? The case of Karen Quinlan," *Christianity & Crisis* 35 (22) : 322–31.

CLARK, Matt, et al., 1975, "A right to die?" *Newsweek* 86 (18, Nov 3) : 42–8.

CLOUSER, K. Danner, and GERT, B., 1990, "A Critique of Principlism," *The Journal of Medicine and Philosophy* 15 : 219–36.

COLE, Garrick F. et al., 1978, "The Saikewicz Decision (Letters and a reply)," *The New England Journal of Medicine* 298 (21) : 1208–9.

COLEN, B. D., 1976, *Karen Ann Quinlan : Dying in the Age of Eternal Life*, Nash Publishing (B・D・コライン著, 吉野博高訳, 1976, 『カレン生と死』二見書房, ただしこの邦訳は忠実な翻訳とはいいがたい)

COLLESTER, Donald G., Jr., 1977, "Death, Dying and the Law : A Prosecutorial View of the Quinlan Case," *Rutgers Law Review* 30 : 304–328.

Contemporary 1 : BEAUCHAMP, Tom L., and WALTERS, LeRoy (eds.), 1978, *Contemporary Issues in Bioethics*, 1st Edition, Wadsworth Publishing Company.

Contemporary 3 : BEAUCHAMP, Tom L., and WALTERS, LeRoy (eds.), 1989, *Contemporary Issues in Bioethics*, Third Edition, Wadsworth Publishing Company.

CRITICAL : CRITICAL CARE COMMITTEE OF THE MASSACHUSETTS GENERAL HOSPITAL, 1976, "Optimum Care for Hopelessly Ill Patients—A Report of the Critical* Care Committee of the Massachusetts General Hospital," *The New England Journal*

of Medicine 295 (7) : 362–4. 原文表題の Clinical は Critical の誤り。

CRUZAN, Joe, and WHITE, Christy Cruzan, Interview by VILLAIRE, Michael, 1992, "[Interview] : The Cruzans Talk About Nancy, the Critical Care Experience and Their New Mission," *Critical Care Nurse*. 12 (8) : 80–7.

CURRAN, William J., 1978, "Law-medicine notes. The Saikewicz decision," *The New England Journal of Medicine* 298 (9) : 499–500.

Deciding : PRESIDENT'S COMMISSION FOR THE STUDY OF ETHICAL PROBLEMS IN MEDICINE AND BIOMEDICAL AND BEHAVIORAL RESEARCH, 1983, *Deciding to Forego Life-Sustaining Treatment : A Report on the Ethical, Medical, and Legal Issues in Treatment Decisions*, U.S. Government Printing Office.

Defining : PRESIDENT'S COMMISSION FOR THE STUDY OF ETHICAL PROBLEMS IN MEDICINE AND BIOMEDICAL AND BEHAVIORAL RESEARCH, 1981, *Defining Death : A Report on the Medical, Legal and Ethical Issues in the Determination of Death*, U.S. Government Printing Office (厚生省健康政策局総務課監訳, 1991,『死の定義——アメリカ，スウェーデンからの報告』第一法規).

Definition : AD HOC COMMITTEE OF THE HARVARD MEDICAL SCHOOL TO EXAMINE THE DEFINITION OF BRAIN DEATH, 1968, "A Definition of Irreversible Coma," *Journal of the American Medical Association* 205 (6) : 85–8.

DOUDERA, A. Edward, and PETERS, J. Douglas (eds), 1982, *Legal and Ethical Aspects of Treating Critically and Terminally Ill Patients*, AUPHA Press.

DUBOSE, Edwin R., HAMEL, Ronald P., and O'CONNELL, Laurence J. (eds.), 1994, *A Matter of Principles? Ferment in U.S. Bioethics*, Trinity Press International.

ELKINTON1 : ELKINTON, J. Russel, 1964, "Moral Problems in the Use of Borrowed Organs, Artificial and Transplanted," *Annals of Internal Medicine* 60 (2) : 309–13.

ELKINTON2 : ELKINTON, J. Russel, 1968, "When Do We Let the Patient Die?" *Annals of Internal Medicine* 68 (3) : 695–700.

ENGELHARDT1: ENGELHARDT, H. Tristram, Jr., 1986, *The Foundations of Bioethics*, Oxford University Press (H.T. エンゲルハート, 加藤尚武・飯田亘之監訳, 1989,『バイオエシックスの基礎づけ』朝日出版社)

ENGELHARDT2: ENGELHARDT, H. Tristram, Jr., 2000, *The Foundations of Christian Bioethics*, Swets and Zeitlinger Publishers.

Ethical issues: Beauchamp, Tom L., and Perlin, Seymour (ed.), 1978, *Ethical issues in death and dying*, Prentice-Hall.

FADEN Ruth R. and BEAUCHAMP Tom L., 1986, *A History and Theory of Informed Consent*, Oxford University Press (フェイドン・ビーチャム, 酒井忠昭・秦洋一訳, 1994,『インフォームド・コンセント』みすず書房).

Families: QUINLAN, Joseph (Mr. and Mrs.), LAIRD, Robert (Mr. and Mrs.). CRUZAN, Joseph (Mr. and Mrs.), 1993, "From the families...," [Interview] *Trends in Health Care, Law & Ethics*. 8 (1, Winter): 65–77.

FEINBERG, Joel, 1992, "In Defense of Moral Rights: Their Bare Existence (1990)," in FEINBERG, *Freedom and Fulfillment, Philosophical Essays*, chap. 8, Princeton UP (ファインバーグ, 香川知晶訳, 1995,『千葉大学　生命・環境・科学技術倫理研究資料集 I』: 3–26).

FILENE, Peter C., 1998, *In the Arms of Others: A Cultural History of the Right-to-Die in America*, Ivan R. Dee.

FIRESIDE, Bryna J., 1999, *Cruzan v. Missouri: The Right to Die Case*, Enslow Publishers, Inc.

FLETCHER1: FLETCHER, Joseph, 1954, *Morals and Medicine: The Moral Problems of: The Patient's Right to Know the Truth, Contraception, Artificial Insemination, Sterilization, Euthanasia*, Princeton University Press (J・フレッチャー, 岩井祐彦訳, 1965,『医療と人間――科学と良心の接点』誠信書房).

FLETCHER2: FLETCHER, Joseph, 1960, "The Patient's Right to Die," *Harper's Magazine* (October): 139–143.

FLETCHER3: FLETCHER, Joseph, 1973, "Ethics and Euthanasia," in WILLIAMS, Robert H. (ed.), *To Live and To Die: When, Why, and How*, Springer-Verlag, 113–22 (ジョーゼフ・フレッチャー, 菊

地恵善訳「倫理学と安楽死」in『バイオエシックスの基礎』：135–48).

FOLEY, Kathleen, and HENDIN, Herbert (eds.), 2002, *The Case against Assisted Suicide : For the Right to End-of-Life Care*, The Johns Hopkins University Press.

FOX, Renée, 1989, *The Sociology of Medicine : a participant observer's view*, Prentice Hall.

FRIED, Charles, 1976, "Terminating Life Support : Out of the Closet!" *The New England Journal of Medicine* 295 (7) : 390–1.

GARROW, David J., 1994, *Liberty and Sexuality : The Right to Privacy and the Making of* Roe *v.* Wade, A Lisa Drew Book, Macmillan.

GAYLIN, Willard, 1976, "Who should decide? The case of Karen Quinlan," in (*Christianity*, 322–4).

GIACOMINI, Mita K., 1997, "A Change of Heart and a Change of Mind? Technology and the Redefinition of Death in 1968," *Social Science and Medicine* 44 (10) : 1465–82.

GLASER, Barney G., and STRAUSS, Anselm L., 1965, *Awareness of Dying*, Boston, Aldine Publishing Company, Chicago.. (B・G・グレーザー，A・L・ストラウス，木下康仁訳，1988,『「死のアウェアネス理論」と看護』医学書院)

GLICK, Henry R., 1992, *The Right to Die : Policy Innovation and Its Consequences*, Columbia University Press.

GLOVER, Jacqueline J., and LYNN, Joanne, 1989, "Afterward : Update since Conroy : 1985–1988," table 3, in (LYNN2, 267–307).

GOODFIELD, June, 1977, *Playing God : Genetic Engineering and the Manipulation of Life*, Random House, New York.

GRAD, Frank P., CANTOR, Norman L., CASSELL, Eric J., and COBURN, Daniel R., 1976, "Is there a right to die?" *Columbia Journal of Law & Social Problems* 12 (4) : 489–529.

GRUMAN, Gerald J., 1978, "Death and Dying : Euthanasia and Sustaining Life, I. Historical Perspectives," in REICH, Warren Thomas (ed.), 1978, *Encyclopedia of Bioethics*, 4 vols., The Free Press, 261–8.

Guidelines : THE HASTINGS CENTER, 1987, *Guidelines on the Termi-*

nation of Life-Sustaining Treatment and the Care of the Dying, Indiana University Press.

GUSTAFSON, James M., 1991, "Ethics: An American Growth Industry," *The Key Reporter*, 56 (3): 1–5.

HARING, Bernard, translated by KAISER, Edwin G., 1966, *The Law of Christ: Moral Theology for Priests and Laity*, Volume Three: *Special Moral Theology*, The Newman Press.

HEIFETZ, Milton D., with MANGEL, Charles, 1975, *The Right to Die*, A Berkley Medallion Book.

HOEFLER, James M., with KAMOIE, Brian E., 1994, *Deathright: Culture, Medicine, Politics, and the Right to Die*, Westview Press.

HUMPHRY, Derek, and WICKETT, Ann, 1986, *The Right to Die: Understanding Euthanasia*, Harper & Row, Publishers.

HYLAND, William F., and BAIME, David S., 1976, "In Re *Quinlan*: A Synthesis of Law and Medical Technology," *Rutgers Camden Law Journal* 8: 37–64.

JENNETT1: JENNETT, Brian, and PLUM, Fred, 1972, "Persistent vegetative state after brain damage. A syndrome in search of a name," *Lancet* 1 (7753, Apr 1): 734–7.

JENNETT2: JENNETT, Brian, 2002, *The Vegetative State: Medical Facts, Ethical and Legal Dilemmas*, Cambridge University Press.

JONAS, Hans, 1969, "Philosophical Reflections on Experimenting with Human Subjects," *Daedalus* 98: 219–247 (ハンス・ヨナス, 谷田信一訳「人体実験についての哲学的考察」in『バイオエシックスの基礎』: 193–204).

JONSEN1: JONSEN, Albert R, 1978, "Books on bioethics: a commentary," *Pharos* 41: 39–43.

JONSEN2: JONSEN, Albert R., 1998, *The Birth of Bioethics*, Oxford University Press.

JONSEN3: JONSEN, Albert R., 2000, *A Short History of Medical Ethics*, Oxford University Press.

JONSEN4: JONSEN, Albert R., 2001, "Beating Up Bioethics (review of Stevens, *Bioethics in America: Origins and Cultural Politics*, and Smith, *Culture of Death: The Assault on Medical Ethics in*

America)," *Hastings Center Report* 31 (4) : 40–5.

JONSEN 4 : JONSEN, Albert R., and TOULMIN, Stephen, 1988, *The Abuse of Casuistry : A History of Moral Reasoning*, University of California Press.

JONSEN5 : JONSEN, Albert R., SIEGLER, Mark, and WINSLADE, William J., 1992, *Clinical Ethics : A Practical Approach to Ethical Decisions in Clinical Medicine*, Third Edition, McGraw-Hill (赤林朗・大井玄監訳, 1997,『臨床倫理学』新興医学出版社).

JUSSIM, Daniel, 1993, *Euthanasia : The "Right to Die" Issue*, Enslow Publishers, Inc.

Karen : QUINLAN, Joseph and Julia, with BATTELLE, Phyllis, 1977, *Karen Ann : The Quinlans Tell Their Story, Doubleday & Company*, Inc., Garden City, New York (フィリス・バッテル, 常盤新平翻訳, 1979,『カレン・アンの永い眠り：世界が見つめた安楽死』講談社) (引用は, 基本的に邦訳による).

KASS1 : KASS, Leon R., 1971, "The New Biology : What Price Relieving Man's Estate? Efforts to eradicate human suffering raise difficult and profound questions of theory and practice," *Science* 174 (4011) : 779–90.

KASS2 : KASS, Leon R., 2002, ""I Will Give No Deadly Drug" : Why Doctors Must Not Kill," in (FOLEY, 17–40).

KEENE, Barry, 1978, "The Natural Death Act : a well-baby check-up on its first birthday," *Annals of the New York Academy of Science* 315 : 376–93.

KELLY, Gerald, S. J., 1958, *Medico-Moral Problems*, The Catholic Hospital Association of the United States and Canada.

KENNEDY, John H, 1968, "Cardiac Transplantation—a Current Appraisal," *Journal of the American Medical Association* 203 (6) : 172–3.

KUTNER, Louis, 1979, "Due Process of Euthanasia : The Living Will, A Proposal," *Indiana Law Review* 44 (Summer) : 539–54.

LANTOS, John D., 1987, "Baby Doe Five Years Later : Implications for Child Health," *The New England Journal of Medicine* 317 (7) : 444–7.

LEBIT, Lynn E., 1992, "Compelled Medical Procedures Involving Minors and Incompetents and Misapplication of the Substituted Judgment Doctrine," *Journal of Law and Health* 7: 107–130.

LEVINE, Melvin D., 1976, "Disconnection: The Clinician's View," *Hastings Center Report* 6 (1) : 11–2.

LYNN1 : LYNN, Joanne, and CHILDRESS, James F., 1983, "Must patients always be given food and water?" *Hastings Center Report* 13 (5) : 17–21.

LYNN2 : LYNN, Joanne (ed.), 1989, *By No Extraordinary Means : The Choice to Forgo Life-Sustaining Food and Water*, Expanded edition, Indiana University Press.

LYON, Jeff, 1985, *Playing God in the Nursery*, W. W. Norton & Company, New York, London.

LYONS, Cathie, 1976, "Who should decide? The case of Karen Quinlan," in (*Christianity*, 325–6).

MANNES, Marya, 1974, *Last Rights : A Case for the Good Death*, William Morrow & Company, Inc.

MARZEN, Thomas J., 1989, ""Insane Roots and Serpent's Teeth" : Death and the Law in 1988," in (ANDRUSKO, 159–69).

McCORMICK1 : McCORMICK, Richard A., 1974, "To Save or Let Die—The Dilemma of Modern Medicine," *Journal of American Medical Association* 299 (2) : 172–6.

McCORMICK 2 : McCORMICK, Richard A., 1975, "Editorial : The Karen Quinlan Case," *Journal of the American Medical Association* 234 (10) : 1057.

McCORVERY, Norma, with MEISLER, Andy, 1994, *I Am Roe : My Life, Roe v. Wade, and Freedom of Choice*, Harper Collins Publishers.

McFADDEN, Charles J., 1946 [1967] , *Medical Ethics*, F. A. Davis Co.

McINTYRE, Russell L., 1993, "The Significance Of The Legacy Of Karen Ann Quinlan," *Trends in Health Care, Law and Ethics* 8 (1, Winter) : 7–16.

MEISEL, Alan, 2004, "Right to Die, Policy and Law," in POST, Stephen L. (ed.), 2004, *Encyclopedia of Bioethics*, 3rd edition, Macmil-

lan Reference USA, Thomson Gale, Vol. 4, 2385–96.

MOORE, Francis D., 1964, *Give and Take: The Development of Tissue Transplantation*, W. S. Saunders Company.

MOSKOP John C. and SALDANHA Rita L., 1986, "The Baby Doe Rule: Still a Threat," *Hastings Center Report* 16 (2): 8–14.

MURRAY, Joseph E, et al., 1958, "Kidney Transplantation Between Seven Pairs of Identical Twins," *Annals of Surgery* 148 (3): 343–59.

NOVACK, Dennis H., et al., 1979, "Changes in Physician's Attitudes Toward Telling the Cancer Patient," *The Journal of the American Medical Association* 241 (9): 897–900.

ODEN, Thomas C., 1976, "Beyond an Ethic of Immediate Sympathy (The Quinlan decision: five commentaries),"*Hastings Center Report* 6 (1): 12–4.

OKEN, Donald, 1961, "What to Tell Cancer Patients: A Study of Medical Attitudes," *The Journal of the American Medical Association* 175 (13): 1120–8.

PAIGE, Constance, and KARNOFSKY, Elisa B., 1986, "The antiabortion movement and Baby Jane Doe," *Journal of Health Politics, Policy & Law* 11 (2): 255–69.

PARHAM, Allan M. et al., 1976, "Correspondence: Last Rights," *The New England Journal of Medicine* 295 (20): 1139–42.

PARIS, John J., 1982, "Death, Dying, and the Courts: The Travesty and Tragedy of the Earl Spring Case," *Linacre Quarterly* 49: 26–41.

PENCE, Gregory E., 2000, *Classic Cases in Medical Ethics: Accounts of cases that have shaped medical ethics, with philosophical, legal, and historical backgrounds*, Third Edition, McGraw-Hill Higher Education（グレゴリー・E・ペンス，宮坂道夫・長岡成夫訳，2000, 2001,『医療倫理——よりよい決定のための事例分析 1，2』みすず書房）.

PETERSON, Terri, 2001, "Bioethics ine America: Origins and Cultural Politics," *Journal of the American Medical Association* 285 (21): 2787–88.

Private: ANONYMOUS, 1982, "'Private' Death," *New York Times*, Apr 27, A22.

Prolongation: Pope Pius XII, 1958, "The Prolongation of Life," in (REISER2, , 501–504).

RABKIN, Mitchell T., et al., 1976, "Orders Not to Resuscitate" *New England Journal of Medicine*, 295 (12) : 364–6.

RACHELS, James, 1975, "Active and Passive Euthanasia," *The New England Journal of Medicine* 292 (2) : 78–80 (ジェイムズ・レイチェルス，小野谷加奈恵訳「安楽死と消極的安楽死」in『バイオエシックスの基礎』: 113–121).

RAMSEY1: RAMSEY, Paul, 1970, *The Patient As Person : Explorations in Medical Ethics*, Yale University Press.

RAMSEY2: RAMSEY, Paul, 1976, "Prolonged dying: not medically indicated," *Hastings Center Report*. 6 (1) : 14–7.

RAMSEY3: RAMSEY, Paul, 1978, *Ethics at the Edges of Life: Medical and Legal Intersections*, Yale University Press.

RAMSEY4: RAMSEY, Paul, 1978, "The Saikewicz precedent: what's good for an incompetent patient?" *Hastings Center Report* 8 (6) : 36–42.

REINHOLD, Robert, "Harvard Panel Asks Definition of Death Be Based on Brain; Death Redefined by Harvard Panel," *New York Times*, Aug 5, 1968: 1, 35.

REISER1: REISER, Stanley Joel, 1975, "The Dilemma of Euthanasia in Modern Medical History: The English and American Experience," in (REISER2, 488–494).

REISER2: REISER, Stanley Joe, DYCK, Arthur J., and CURRAN, William J., 1977, *Ethics in Medicine: Historical Perspectives and Contemporary Concerns*, The MIT Press.

RELMAN, Arnold S., 1978, "The Saikewicz Decision: Judges as Physicians," *The New England Journal of Medicine* 298 (9) : 508–9.

RHODEN, Nancy K., and ARRAS, John D., 1985, "Withholding treatment from Baby Doe: from discrimination to child abuse," *Milbank Memorial Fund Quarterly* 63: 18–51.

ROTHMAN, David J., 1991, *Strangers at the Bedside : A History of*

How Law and Bioethics Transformed Medical Decision Making, Basic Books（デイヴィッド・ロスマン，酒井忠昭監訳，2000，『医療倫理の夜明け――臓器移植・延命治療・死ぬ権利をめぐって』晶文社）.

Science News: ANONYMOUS, 1968, "A Plea for a Transplant Moratorium," *Science News* 93 (March 16), p. 256.

SHINN, Roger L., 1976, "Who should decide? The case of Karen Quinlan," in (*Christianity*, 328–9).

SIEGLER1: SIEGLER, Mark, 1979, "Clinical Ethics and Clinical Medicine," *Archives of International Medicine*, 139, pp. 914–915.

SIEGLER2: SIEGLER, Mark, 1982, "Bioethics: A Critical Consideration," *Eglise et Théologie* 13 (October), pp. 295–309.

SIEGLER3: SIEGLER, Mark, 1992, "A Medicine of Strangers or a Medicine of Intimates: The Two Legacies of Karen Ann Quinlan," *Second Opinion* 17: 64–9.

SMITH, Harmon L., 1976, "Who should decide? The case of Karen Quinlan," in (*Christianity*, 326–7).

SOCIETY: SOCIETY FOR THE RIGHT TO DIE, 1987, *Handbook of Living Will Laws: 1987 Edition*, Society for the right to die.

Source Book: JONSEN, Albert R., VEATCH, Robert M., and WALTERS, LeRoy (eds.), 1998, *Source Book in Bioethics*, Georgetown University Press,

Standards: ANONYMOUS, 1974, "Standards for cardiopulmonary resuscitation (CPR) and emergency cardiac care (ECC). V. Mediocolegal considerations and recommendations," *Journal of the American Medical Association* 227 (Suppl): 864–6.

STANDLER, Ronald B., 2005, "Annotated Legal Cases Involving Right-to-Die in the USA," www.rbs2.com/rtd.pdf.

STARZL, Thomas E, 1992, *The Puzzle People, Memoirs of a Transplant Surgeon*, University of Pittsburgh Press（トーマス・スターツル，小泉摩耶訳，1992，『ゼロからの出発――わが臓器移植の軌跡』講談社）（引用は邦訳による）.

STEINBOCK, Bonnie, ARRAS, John D., and LONDON, Alex John (eds.), 2003, *Ethical Issues In Modern Medicine*, 6th edition, McGraw-Hill.

STEINBROOK, Robert, and LO, Bernard, 1988, "Artificial Feeding—Solid ground, not a slippery slope," *The New England Journal of Medicine* 318 (5) : 286–90.

STEVENS, M. L. Tina, 2000, *Bioethics in America : Origins and Cultural Politics*, The Johns Hopkins University Press.

STRYKER, Jeff, 1989, "In re Conroy : History and Setting of the Case," in (LYNN2, 227–35).

Summing Up : PRESIDENT'S COMMISSION FOR THE STUDY OF ETHICAL PROBLEMS IN MEDICINE AND BIOMEDICAL AND BEHAVIORAL RESEARCH, 1983, *Summing Up : Final Report on Studies of the Ethical and Legal Problems in Medicine and Biomedical and Behavioral Research*, U.S. Government Printing Office, Washington D.C. (厚生省医務局医事課監訳, 1984,『アメリカ大統領委員会　生命倫理総括レポート』篠原出版).

TASK FORCE: Task Force on Death and Dying of the Institute of Society, Ethics and the Life Sciences, 1972, "Refinements in Criteria for the Determination of Death : An Appraisal. A Report by the Task Force on Death and Dying of the Institute of Society, Ethics and the Life Sciences," *Journal of the American Medical Association* 221 (1) (July 3), pp. 48–53.

TEEL, Karen, 1975, "The Physician's Dilemma : A Doctor's View : What the Law Should Be," *Baylor Law Review* 27 (6) : 6–9.

Time 1 : ANONYMOUS, 1975, "The Right to Live—or Die," *Time*, 106 (17, Oct 27) : 42–3.

Time 2 : ANONYMOUS, 1975, "A life in the balance," *Time*, 106 (18, Nov 39) : 52, 57, 58, 61.

TRUOG, Robert D., BRETT, Allan S. and FRADER, Joel, 1992, "The Problem with Futility," *New England Journal of Medicine*, 326 (23) : 1560–1564.

VEATCH 1 : VEATCH, Robert M., 1976, "Who should decide? The case of Karen Quinlan," in (*Christianity*, 329–31).

VEATCH2 : VEATCH, Robert M., 1976, *Death, Dying, and the Biological Revolution : Our Last Quest for Responsibility*, Yale University Press.

VEATCH3: VEATCH, Robert M., 1989, *Death, Dying, and the Biological Revolution : Our Last Quest for Responsibility*, Revised Edition, Yale University Press.

WALTERS, LeRoy, 1978, "Technology Assessment," in Warren T. Reich, ed., *Encyclopedia of Bioethics* New York : Free Press, 1978, Vol. 4, 1650–4.

WARREN, Samuel, and BRANDEIS, Louis, 1890, "The Right to Privacy," *Harvard Law Review* 4 (5). (http : //www.lawrence.edu/fac/boardmaw/Privacy_brand_warr2.html)

WAWROSE, Susan C., 1996, *Griswold v. Connecticut : Contraception and the Right to Privacy*, Franklin Watts.

WEBB, Marilyn, 1997, *The Good Death : The New American Search to Reshape the End of Life*, Bantam Books.

WEIR1 : WEIR, Robert F. (ed.), 1977, *Ethical Issues in Death and Dying*, Columbia University Press,

WEIR 2 : WEIR, Robert F., 1984, *Selective Nontreatment of Handicapped Newborns*, Oxford University Press (ロバート・F・ワイヤー，高木俊一郎・高木俊治監訳，1991，『障害新生児の生命倫理』学苑社).

WEIR3 : WEIR, Robert F., 1989, *Abating Treatment With Critically Ill Patients : Ethical and Legal Limits to the Medical Prolongation of Life*, Oxford University Press.

WERTENBAKER, Lael T., 1957, *Death of a Man*, Random House.

WILLIAMS, Robert H., 1969, "Our Role in the Generation, Modification, and Termination of Life," *Archives of Internal Medicine*, 124 : 230–8.

WOLSTENHOLME, G. E. W., and O'CONNOR, Maeve (ed.), 1966, *Ciba Foundation Symposium, Ethics in Medical Progress : with special reference to transplantation*, J. & A. Churchill Ltd.

YANKELOVICH, Daniel, 1981, *New Rules : Searching for Self-Fulfillment in a World Turned Upside Down*, Random House.

YORK, Glyn Y., GALLARNO, Robert M., and YORK, Reginald O., 1990, "Baby Doe regulations and medical judgment," *Social Science & Medicine* 30 (6) : 657–64.

市野川容孝，1994，「死への自由？　メディカル・リベラリズム批判」『現代思想』22（5）: 308–29.
大谷いづみ，2005，「「いのちの教育」に隠されてしまうこと——「尊厳死」言説をめぐって」，松原洋子・小泉義之編『生命の臨界——争点としての生命』人文書院：91–127.
荻野美穂，2001，『中絶論争とアメリカ社会——身体をめぐる戦争』岩波書店.
香川1：香川知晶，1995，「人工妊娠中絶」（今井道夫・香川知晶編著，一九九五，『バイオエシックス入門（第二版）』東信堂，66–81）.
香川2：香川知晶，2000，『生命倫理の成立』勁草書房.
合衆国憲法：「合衆国憲法：対訳」，田中英夫訳，1993，田中英夫（編集代表），『BASIC 英米法辞典』東京大学出版会：212–45.
金森：金森修，2004，「PVS 患者の生と死」，桑子敏雄編著，『いのちの倫理学』コロナ社，97–118.
小松1：小松美彦，1999，「臓器移植の登場と展開——その技術史的・社会史的考察」，中山茂（編集代表），『通史　日本の科学技術　第5巻・II』学陽書房.
小松2：小松美彦，2002，「今日の生命操作の淵源を考える——「ハーバード大学基準」とはなんであったのか」，『生物学史研究』70: 115–118.
小松3：小松美彦，2002，「バイオエシックスの成立とは何であったのか」，『アソシエ』9: 34–57.
小松4：小松美彦，2004，『脳死・臓器移植の本当の話』PHP 新書.
小松5：小松美彦，2005，「「有機的統合性」概念の戦略的導入とその破綻」，『思想』977: 24–51.
柘植あづみ，2005，「終末期医療をめぐる諍い——テリ・シャイボの事例が映すアメリカの現在」，『思想』976: 45–61.
『バイオエシックスの基礎』：エンゲルハート・ヨナスほか著，加藤尚武・飯田亘之編，1988，『バイオエシックスの基礎——欧米の「生命倫理」論』東海大学出版会
唄孝一，1990，『生命維持治療の法理と倫理』有斐閣.
町野朔他編著，1997，『安楽死・尊厳死・末期医療』信山社.